国医大师

专科专病用方经验（第1辑）

——脾胃肝胆病分册

主　编　宁泽璞　蔡铁如

副主编　徐　琦　刘　珍　邓天好

中国中医药出版社

·北　京·

图书在版编目（CIP）数据

国医大师专科专病用方经验 . 第 1 辑 . 脾胃肝胆病分册 / 宁泽璞，蔡铁如主编 . —北京：中国中医药出版社，2015.10（2021.12重印）

ISBN 978-7-5132-2484-0

Ⅰ . ①国… Ⅱ . ①宁… ②蔡… Ⅲ . ①脾胃病—验方—汇编 ②肝病（中医）—验方—汇编 ③胆道疾病—验方—汇编 Ⅳ . ① R289.5

中国版本图书馆 CIP 数据核字（2015）第 099878 号

中 国 中 医 药 出 版 社 出 版

北京经济技术开发区科创十三街31号院二区8号楼

邮政编码 100176

传真 010 64405721

保定市西城胶印有限公司印刷

各地新华书店经销

*

开本 880×1230 1/32 印张 14.5 字数 337 千字

2015 年 10 月第 1 版 2021 年 12 月第 2 次印刷

书号 ISBN 978-7-5132-2484-0

*

定价 45.00 元

网址 www.cptcm.com

服务热线 010 64405510

购书热线 010 64065415 010 64065413

微信服务号 zgzyycbs

书店网址 csln.net/qksd/

官方微博 http: //e.weibo.com/cptcm

淘宝天猫网址 http://zgzyycbs.tmall.com

国医大师

专科专病用方经验

九九叟朱良春题 乙未春

国医大师朱良春教授题

辑名医经验
传大师精义

为《国医大师专科专病用方经验》出版题

刘祖贻
乙未年七月

国医大师刘祖贻研究员题

首届国医大师基本情况

1. 王玉川，男，汉族，1923 年 9 月出生，北京中医药大学主任医师、教授，1943 年 3 月起从事中医临床工作，为"首都国医名师"。

2. 王绵之，男，汉族，1923 年 10 月出生，北京中医药大学主任医师、教授，1942 年 1 月起从事中医临床工作，为全国老中医药专家学术经验继承工作指导老师、"首都国医名师"，国家级非物质文化遗产传统医药项目代表性传承人。

3. 方和谦，男，汉族，1923 年 12 月出生，首都医科大学附属北京朝阳医院主任医师、教授，1948 年 8 月起从事中医临床工作，全国老中医药专家学术经验继承工作指导老师、"首都国医名师"。

4. 邓铁涛，男，汉族，1916 年 11 月出生，广州中医药大学主任医师、教授，1938 年 9 月起从事中医临床工作，为全国老中医药专家学术经验继承工作指导老师、广东省名老中医，国家级非物质文化遗产传统医药项目代表性传承人。

5. 朱良春，男，汉族，1917 年 8 月出生，南通市中医院主任医师、教授，1939 年 1 月起从事中医临床工作，为全国老中医药专家学术经验继承工作指导老师、江苏省名中医。

6. 任继学，男，汉族，1926 年 1 月出生，长春中医药大学附属医院主任医师，1945 年 4 月起从事中医临床工作，为全国老中医药专家学术经验继承工作指导老师、吉林省名老中医。

7. 苏荣扎布，男，蒙古族，1929 年 12 月出生，内蒙古医学院主任医师、教授，1949 年 5 月起从事蒙医临床工作，全国老中医药专家学术经验继承工作指导老师、自治区名蒙医。

8. 李玉奇, 男, 汉族, 1917 年 8 月出生, 辽宁中医药大学附属医院主任医师, 1939 年 3 月起从事中医临床工作, 为全国老中医药专家学术经验继承工作指导老师。

9. 李济仁, 男, 汉族, 1931 年 1 月出生, 皖南医学院附属弋矶山医院主任医师、教授, 1948 年 11 月起从事中医临床工作, 为全国老中医药专家学术经验继承工作指导老师、安徽省名老中医。

10. 李振华, 男, 汉族, 1924 年 11 月出生, 河南中医学院主任医师、教授, 1943 年 3 月起从事中医临床工作, 为全国老中医药专家学术经验继承工作指导老师。

11. 李辅仁, 男, 汉族, 1919 年 6 月出生, 卫生部北京医院主任医师, 1941 年起从事中医临床工作, 为全国老中医药专家学术经验继承工作指导老师、"首都国医名师"。

12. 吴咸中, 男, 满族, 1925 年 8 月出生, 天津医科大学、天津市南开医院主任医师、教授, 中国工程院院士, 1951 年起即用中医药治疗常见病症, 全国老中医药专家学术经验继承工作指导老师。

13. 何任, 男, 汉族, 1921 年 1 月出生, 浙江中医药大学主任医师、教授, 1941 年 1 月起从事中医临床工作, 为全国老中医药专家学术经验继承工作指导老师、浙江省名中医。

14. 张琪, 男, 汉族, 1922 年 12 月出生, 黑龙江省中医研究院主任医师, 1942 年 1 月起从事中医临床工作, 为全国老中医药专家学术经验继承工作指导老师、黑龙江省名老中医。

15. 张灿玾, 男, 汉族, 1928 年 7 月出生, 山东中医药大学主任医师、教授, 1949 年 1 月起从事中医临床工作, 为山东省名中医药专家。

16. 张学文, 男, 汉族, 1935 年 10 月出生, 陕西中医学院主任医师、教授，1953 年 5 月起从事中医临床工作，为全国老中医药专家学术经验继承工作指导老师。

17. 张镜人，男，汉族，1923 年 6 月出生，上海市第一人民医院主任医师、教授，1942 年 6 月起从事中医临床工作，全国老中医药专家学术经验继承工作指导老师、上海市名中医。

18. 陆广莘，男，汉族，1927 年 1 月出生，中国中医科学院主任医师，1948 年 10 月起从事中医临床工作，为全国老中医药专家学术经验继承工作指导老师。

19. 周仲瑛，男，汉族，1928 年 6 月出生，南京中医药大学主任医师、教授，1948 年 1 月起从事中医临床工作，为全国老中医药专家学术经验继承工作指导老师，国家级非物质文化遗产传统医药项目代表性传承人、江苏省名中医。

20. 贺普仁，男，汉族，1926 年 5 月出生，首都医科大学附属北京中医医院主任医师、教授，1948 年起从事中医临床工作，全国老中医药专家学术经验继承工作指导老师、"首都国医名师"，国家级非物质文化遗产传统医药项目代表性传承人。

21. 班秀文，男，壮族，1920 年 1 月出生，广西中医学院主任医师、教授，1940 年 9 月起从事中医临床工作，为全国老中医药专家学术经验继承工作指导老师。

22. 徐景藩，男，汉族，1928 年 1 月出生，江苏省中医院主任医师、教授，1946 年 6 月起从事中医临床工作，为全国老中医药专家学术经验继承工作指导老师、江苏省名中医。

23. 郭子光，男，汉族，1932 年 12 月出生，成都中医药大学主任医师、教授，1951 年 4 月起从事中医临床工作，为全国老中医药专家学术经验继承工作指导老师。

24. 唐由之，男，汉族，1926 年 7 月出生，中国中医科学院主任医师、研究员，1946年起从事中医临床工作，为全国老中医药专家学术经验继承工作指导老师、"首都国医名师"。

25.程莘农，男，汉族，1921年8月出生，中国中医科学院主任医师、教授，中国工程院院士，1939年2月起从事中医临床工作，为全国老中医药专家学术经验继承工作指导老师、"首都国医名师"。

26.强巴赤列，男，藏族，1929出生，西藏自治区藏医院主任医师，1947年起从事藏医临床工作，为全国老中医药专家学术经验继承工作指导老师、自治区名藏医。

27.裘沛然，男，汉族，1913年1月出生，上海中医药大学主任医师、教授，1934年9月起从事中医临床工作，为全国老中医药专家学术经验继承工作指导老师、上海市名中医。

28.路志正，男，汉族，1920年12月出生，中国中医科学院主任医师，1939年2月起从事中医临床工作，为全国老中医药专家学术经验继承工作指导老师、"首都国医名师"，国家级非物质文化遗产传统医药项目代表性传承人。

29.颜正华，男，汉族，1920年2月，北京中医药大学主任医师、教授，1940年7月起从事中医临床工作，为全国老中医药专家学术经验继承工作指导老师、"首都国医名师"，国家级非物质文化遗产传统医药项目代表性传承人。

30.颜德馨，男，汉族，1920年11月出生，同济大学附属第十人民医院主任医师，1939年8月起从事中医临床工作，为全国老中医药专家学术经验继承工作指导老师、上海市名中医，国家级非物质文化遗产传统医药项目代表性传承人。

（资料摘自国家中医药管理局政府网站）

前　言

　　名老中医是中医药事业特有的智能资源，是维系中医药传承发展的中坚力量，而国医大师是名老中医的优秀代表。他们医德高尚、学术造诣精湛、实践经验丰富，代表着当代中医学术和临床发展的最高水平，是中医药学术的集中体现，是中医学发展的重要推动力。他们的学术思想、临证经验及诊疗技术是他们研读经典、博采诸家、长期临证而摸索总结出来的，是他们心血和智慧的结晶，是中医药学术的核心点和最具价值部分。正是因为有了一位位一代代名老中医药专家的学术思想和经验，才汇聚成了丰富多彩、博大精深的中医药学术宝库，才使得中医药学术之树永葆长青！中医药文化之花灿烂开放！中医药智慧之果普惠民众！中医药事业之舟破浪前行！

　　在浩如烟海的名老中医学术思想与临证经验之中，对其用方经验进行挖掘无疑是颇具临床实用价值的。"方从法立，以法统方"，名医经验用方既是其临床经验的结晶，更体现了其理、法、方、药相一致的学术思想与思维方法。因此，系统地整理研究国医大师的专科专病用方经验，将其汇编成册，公之于众，既是中医药学术传承的需要，也是广大中医药专业技术人员翘首以盼的盛事。而且经文献检索，目前对国医大师学术思想和临床经验的诸多研究中尚无系统整理国医大师们的专病专方之作。在王利广编辑的策划下，我们组织湖南省中医药研究院等单位一批中青年专家，历时两年余，系统地收集了反映首批国医大师学术思想及临证经验的学术著作、专业文章、硕博论文、专业报纸等，以中医病证为纲，以国医大师为目，进行分类整理研究，在全体编写人员的努力下，撰成《国医大师专科专病用方经验（第 1 辑）——心脑病分册》《国医大师专科专病用方经验—（第 1 辑）——肺系病分册》《国医大师专科专病用方经验（第 1 辑）——脾胃肝胆病分册》《国医大师专科专病用方经验（第 1 辑）——肾系病分册》《国医大师专科专病用方经验（第 1 辑）——气血津液与头身肢体病分册》系列书稿。在同一病证下，将各位国医大师（以姓氏笔画为序）独具特色的经验用方的组成、功效、主治、用法及其用药经验进行集中展示，便于读者在极短的时间内能领略国医大师们独具匠心的临证思辨方法和遣方用药技巧，去揣摩国医大师们独特的学术思想和丰富的临床经验，这是本书不同于同类著作之处和其显著特色所在。

在本书即将付梓之际，谨对书中所有引用资料的原作者、编辑者、出版者致以深深的、诚挚的谢意！向为本书出版付出辛勤劳动的所有同仁表示衷心的感谢！特别感谢国医大师朱良春教授和国医大师刘祖贻研究员为本书出版题词！由于我们的学识水平有限，加之时间较匆促，书中错误、遗漏在所难免，敬请广大读者提出宝贵意见，以便再版时修订提高！

宁泽璞　蔡铁如

甲午年深秋于岳麓山下

编写说明

　　脾胃肝胆同居中位，具有消化、吸收、输布水谷精微和化生血液的功能，脾与胃、肝与胆在生理功能上相互为用、相互协调，在病理上相互影响。脾胃肝胆疾病为临床常见病、多发病，在中医学的历史沿革中，脾胃肝胆疾病的治疗和研究被历代医家所重视，经反复的临床实践和总结，形成了完整的理论体系，有着丰富的诊治经验和卓越成效。

　　中医古籍文献里，与脾胃肝胆疾病名称相关的主要中医病证有胃痛、痞满、呕吐、呃逆、噎膈、腹痛、痢疾、泄泻、便秘、胁痛、黄疸、积聚、鼓胀等，对于这些病证的病因病机、治法等在《黄帝内经》《金匮要略》等经典著作中均有记载。许多重要治法、方剂至今仍为临床治疗脾胃肝胆疾病所常用。国医大师们勤求博采，传承创新，积累了丰富的临床经验，并创制了许多卓有疗效的经验方。本书收录了新中国成立后第一批国医大师（按照姓氏笔画排序）在治疗常见脾胃肝胆病证方面积累的390个经验方，将他们各具特色的经验用方的组成、功效、主治、用法及其用药经验进行了收集和整理归纳，系统展示了国医大师们在治疗脾胃肝胆病证方面独具匠心的遣方用药经验，同时反映了国医大师们独特的学术思想和学术特色。由于国医大师们所处地域、临床主攻病证等不同，在具体资料的取舍上亦会有所选择和偏重；对无具体方名者，编者会直接以"经验方"命名。全书始终以能真实反映国医大师们的学术思想和临床经验作为资料选取的基本原则，力求通过对这些宝贵经验的推广，有助于凸显中医药的特色优势，推动中医药事业的繁荣与进步。

由于编者水平有限，时间仓促，书中内容难免挂一漏万，敬请各位专家、学者和读者朋友提出宝贵意见，以便再版时修订提高。在此谨对本书中所有引用资料的作者、编者致以衷心的谢意！

本书编委会

2015 年 6 月

contents 目　录

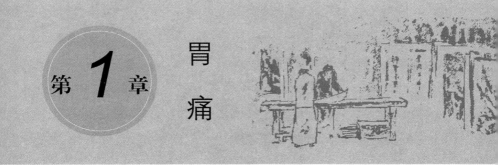

第**1**章　胃痛

　　胃痛，又称胃脘痛，是指以胃脘近心窝处疼痛为主症的病证。多由外感邪气、内伤饮食情志、脏腑功能失调等导致气机郁滞、胃失所养而发病，往往兼见胃脘部痞满、胀闷、嗳气、吐酸、纳呆、胁胀、腹胀等症，常反复发作，久治难愈。本病初发多属实证，其病位主要在胃，间可及肝，常见胃气壅滞、肝胃气滞、肝胃郁热、瘀血阻滞等证；病久常见虚证，病位主要在脾，常见胃阴不足、脾胃虚寒等证；亦有虚实夹杂者，或脾胃同病，或肝脾同病。治法上常以理气和胃止痛为基本原则，邪实者以祛邪为急，正虚者以扶正当先，虚实夹杂者又应邪正兼顾。凡现代医学的急慢性胃炎、消化性溃疡、胃神经官能症、胃痉挛、胃下垂、胃癌，以及部分肝、胆、胰疾病，见有胃脘部位疼痛者均可参照本章内容辨证论治。

　　本章收录了方和谦、邓铁涛、朱良春、任继学、李玉奇、李济仁、李振华、何任、张琪、张灿玾、张镜人、周仲瑛、徐景藩、郭子光、裘沛然、路志正、颜正华、颜德馨等国医大师治疗本病的验方61首。方和谦灵活运用"通则不痛"之治则治胃痛，重生脾气、

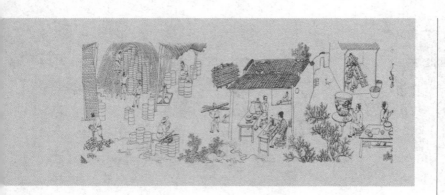

保胃气；邓铁涛从本虚标实辨治胃炎，以补脾气、养胃阴为治疗大法；朱良春以"久病多虚""久病多瘀"为根据，擅用"黄芪配莪术"药对治疗慢性胃疾；任继学对胃脘痛的治疗多从肝着手；李玉奇以"痈"论治萎缩性胃炎；李济仁以育阴养胃为主治疗重度胃炎；李振华治胃脘痛遵循治胃不忘肝、治胃需健脾的诊疗思想；何任治疗溃疡病重在调和肝胃；张琪以胃阴虚为主辨治萎缩性胃炎；张灿玾认为凡胃脘疼痛，若非虚寒所致，偏于气分及食滞者为多，故多以利气导滞法治之；张镜人谨守病机，调气清热，平衡中焦，虚实兼顾；周仲瑛酸甘化阴治胃痛，屡获良效；徐景藩认为虚实夹杂是胃脘痛病机的双重特性，故治疗应虚实兼顾，升降相须，方能有利于病；郭子光独创胃药针对局部治疗；裘沛然惯用辛开苦降治胃痛；路志正重益气养阴疗胃疾；颜正华治胃脘痛不外补泻两途，补泻之中兼参寒热缓急之品；颜德馨治胃痛注意胃腑的和降通达，重视脏腑间的相互影响。

方和谦：香砂六君子汤加减

【组成】党参10g，茯苓10g，炒白术10g，炙甘草6g，陈皮10g，法半夏6g，砂仁5g（后下），焦神曲6g，莱菔子5g，炒枳壳6g，淡干姜2g，大腹皮5g，干藿香5g，炒谷芽15g，大枣4g，佩兰6g，郁金6g，香附6g，木香3g。

【功效】健脾益气，补中和胃。

【主治】慢性胃炎，属胃虚气滞者。症见胃脘胀痛，饥饿时明显，恶心，无反酸、呃逆、呕吐，腹胀，头晕，纳呆，舌质淡红，苔薄白，脉平缓。

【用法】水煎服，每日1剂。

【经验】方老认为：脾胃虚弱，运化、受纳功能减退，气机不畅，则胃脘胀痛不适，腹胀；胃气以降为顺，胃气不降则恶心；清阳不升，则头晕。故本方证病位在脾胃，病性为虚实夹杂，治以补中和胃。香砂六君子汤健脾益气和胃，补后天之本，滋气血生化之源。在此基础上，加枳壳行气宽中除胀，莱菔子消食降气，炒谷芽、焦神曲消食和中、健脾开胃，大腹皮下气宽中，干姜温胃止呕，藿香化湿止呕，大枣补脾和胃，佩兰芳香化湿，郁金、香附疏肝理气，木香行气调中。运用此方，根据季节特点灵活化裁用药，往往能获良效。

〔方和谦.中国现代百名中医临床家丛书·方和谦［M］.北京：中国中医药出版社，2008，46〕

方和谦：和肝汤

【组成】当归 9g，白芍 9g，党参 9g，北柴胡 9g，茯苓 9g，香附 9g，炒白术 9g，苏梗 6g，大枣 4 个，薄荷 5g（后下），炙甘草 6g，郁金 5g，焦神曲 6g，玉竹 10g，炒谷芽 15g，百合 10g。

【功效】调和肝脾，和胃止痛。

【主治】慢性胃炎，属肝胃不和、气机不畅者。症见胃脘痛，呃逆，反酸，纳少，大便不畅快，面色萎黄少华，舌质红，苔薄白，脉弦细。

【用法】水煎服，每日 1 剂。

【经验】方老认为：脾虚则肝木乘之，气机失和，脾失健运，故胃脘胀满、疼痛；胃失和降，故呃逆；肝失条达，气机郁滞，郁而化火，故舌红，苔白，脉弦细。方老治以调和肝胃。方中柴胡、苏梗、薄荷疏肝解郁，香附、郁金理气止痛，白芍、甘草和中缓急止痛，当归、大枣养血和中，党参、茯苓、白术健脾培中，焦神曲、炒谷芽健胃消食，玉竹、百合滋养胃阴。和肝汤调和肝脾，使气机条达，脏腑安和，则诸症自除。〔方和谦.中国现代百名中医临床家丛书·方和谦［M］.北京：中国中医药出版社，2008，49〕

邓铁涛：补脾养阴方

【组成】太子参 30g，茯苓 12g，怀山药 12g，石斛 12g，小环钗 9g，麦芽 30g，甘草 5g，丹参 12g，鳖甲 30g（先煎）。

【功效】健脾和胃，益气养阴。

【主治】慢性胃炎，属脾胃气阴两虚者。症见面色黄滞少华，唇暗，舌暗嫩，有齿印，边有瘀点瘀斑，苔剥近于光苔，只于舌根部尚有疏落之腐苔，脉弦细。

【用法】水煎服，每日 1 剂。

【经验】邓老认为，对于慢性胃炎的治疗，以补脾气、养胃阴为治疗的根本，但标实不除，不能很好地固本，所以活络祛瘀、除湿化痰亦不可忽略。本方证以气虚为本，瘀热为标，故遣方用药以培中气、救阴津为主，祛瘀热为辅。方用太子参、茯苓、怀山药、麦芽、甘草以培补脾胃健运其气；用石斛、小环钗、怀山药急救已伤之胃阴；用丹参、鳖甲益阴活络，通脉祛瘀，兼清虚热。方与证合，故能建功。脾胃气虚较甚者加黄芪、白术，或参须另炖；湿浊偏重者加扁豆、鸡蛋花、薏苡仁等；肝气郁结者加素馨花、合欢皮、郁金等；疼痛明显者加木香、延胡索、佛手等；嗳气频作者加代赭石、旋覆花等；大便干结者加火麻仁、郁李仁等。〔邱仕君.邓铁涛医案与研究［M］.北京：人民卫生出版社，2004，184-191〕

邓铁涛：四君子汤加减

【组成】党参 18g，白术 12g，茯苓 15g，柴胡 9g，佛手片 5g，乌贼骨（或煅瓦楞子）15g，甘草 5g。

【功效】健脾益气，疏肝和胃。

【主治】胃及十二指肠溃疡、慢性胃炎、胃肠神经官能症，属肝胃不和者。症见胃脘疼痛拒按，痛连于胁或胁背，易怒，口苦口干，嗳气或反酸，甚或吐血、便血，舌质如常，或偏红，尖边红，或有红点，苔薄白，脉弦。

【用法】水煎服，每日 1 剂。

【经验】邓老认为：脾胃气虚为慢性胃炎之根本，因此不管疾病初期属何证型，疾病后期均需健脾益气或健脾益气再加养胃阴，巩固治疗 2～4 个月，乃可停药。临床胃胀嗳气者可加砂仁、延胡索或合用乌贝散等；肝气郁结者加白芍、枳壳、郁金，或左金丸；肝郁化火或胃热过盛者合用三黄泻心汤；脾胃虚寒者加黄芪、桂枝、法半夏，或附桂理中汤。〔洪文旭. 邓铁涛教授辨治胃肠病经验摭拾〔J〕. 中医药学刊，2003，21（10）：1617-1618〕

朱良春：经验方1

【组成】生黄芪 20g，蓬莪术 6g，太子参 10g，全当归 10g，戈制半夏 2g（冲服），鸡内金 6g，生麦芽 15g，桃仁、杏仁各 10g，绿萼梅 8g。

【功效】益气血，化痰瘀，运中土。

【主治】慢性萎缩性胃炎、胃溃疡，属气血亏虚、痰瘀互阻、中运失健者。症见胃脘胀痛不适，形体消瘦，便干如栗，舌质紫，苔白腻，边有白涎，脉细小弦。

【用法】水煎服，每日 1 剂。

【经验】慢性胃疾由于久病耗气损精，而致气衰无力，血必因之瘀阻，因之常呈气虚血瘀之候。朱老认为此类病证应选益气活血、化瘀生新之品，方能奏养正消疾之功。朱老指出："黄芪能补五脏之虚，莪术善于行气、破瘀、消积。莪术与黄芪同用，可奏益气化瘀之功，病变往往可以消弭于无形。因为黄芪得莪术补气而不壅中，攻破并不伤正，两药相伍破中有补，补中有行，相得益彰。"其常用生黄芪 20～30g，莪术 6～10g 为主治疗慢性萎缩性胃炎、消化性溃疡、肝脾肿大、肝或胰癌肿患者，颇能改善病灶的血液循环和新陈代谢，使某些溃疡、炎性病灶消失，肝脾缩小，甚至使癌症患者病情好转，延长存活期。本方中戈制半夏疏气降逆、化痰止喘，由姜半夏 30g、龙涎香 3g、毛橘红 6g、伽楠香 0.6g 共研为细末，用化橘红 15g 熬水，竹沥水 30g，红曲兑色，江米面糊成饼，晒干即成，每个重 1.5g，研粉，冲服。〔张肖敏.黄芪配莪术治慢性胃疾消癥瘕积聚〔J〕.上海中医药杂志，1983（11）：38-39〕

朱良春：经验方2

【组成】黄芪 90g，莪术 30g，怀山药 90g，鸡内金 60g，潞党参 90g，刺猬皮、生蒲黄、五灵脂、徐长卿各 60g，炮山甲、玉蝴蝶、凤凰衣各 45g，蒲公英 90g，甘草 30g。

【功效】益气养胃。

【主治】慢性萎缩性胃炎后期调治。

【用法】共研细末，每服 4g，每日 3 次，饭前半小时服。

【经验】本方中黄芪配莪术能益气化瘀，有祛瘀生新之功；刺猬皮、炮山甲、蒲公英软坚散结、化瘀行滞、清解热毒；配失笑散活血化瘀、散结止痛，因其不仅善于止痛，而且可改善循环、调节代谢失调和神经血管营养，从而促使肠化生和增生性病变的转化与吸收；徐长卿行气消胀、缓急止痛；玉蝴蝶、凤凰衣养阴清肺，通常用于久咳、咽痛、音哑，另还有补虚、宽中之功，有消除慢性炎症及促进食欲之效。[朱良春，沈庆法，高金亮，等.浅谈慢性萎缩性胃炎[J].天津中医学院学报，1993（3）：2-3]

朱良春：经验方3

【组成】柴胡 4g，生白芍 15g，广郁金 15g，炒白术 12g，生黄芪 15g，莪术 6g，怀山药 20g，鸡内金 10g，丹参 15g，蒲公英 30g，白花蛇舌草 30g，徐长卿 15g，甘草 6g。

【功效】疏肝和胃，益气消瘀。

【主治】慢性萎缩性胃炎伴肠化，属肝脾气郁兼血瘀者。症见眩晕倦怠，面色少华，口苦纳呆，脘胀，隐隐作痛，脘部按之较舒，有时午夜胃内有烧灼感，得食稍安。

【用法】水煎服，每日 1 剂。

【经验】本方中柴胡、白芍、郁金疏肝解郁；黄芪配莪术、山药配鸡内金消补并进，补不壅中，消不伤正；蒲公英、白花蛇舌草清肝胃之郁热；丹参活血化瘀；白术补气健脾；徐长卿和胃消胀，止痛安神；甘草调和诸药。诸药合用，共奏疏肝和胃、益气消瘀之功。有舌红、口干等阴虚见证者，加川石斛、北沙参、枸杞子等养阴之品；中寒甚者，加川桂枝、高良姜以温中散寒。〔隋殿军，王迪.国家级名医秘验方〔M〕.长春：吉林科学技术出版社，2008，80-81〕

朱良春：舒胃散

【组成】生黄芪 90g，莪术 50g，潞党参、怀山药、蒲公英、枸杞子各 90g，鸡内金、刺猬皮、生蒲黄、五灵脂、徐长卿各 60g，炮穿山甲、木蝴蝶、凤凰衣各 45g，甘草 30g。

【功效】益气消瘀，益胃制肝，温脾化湿。

【主治】慢性萎缩性胃炎及溃疡病。

【用法】共碾极细末，每服 4g，每日 3 次，饭前半小时服。

【经验】朱老认为：慢性萎缩性胃炎以脾虚夹瘀、阴虚木横、阳虚夹湿等 3 型较为常见，用药上按型分别施治，各有侧重。就其病理而言则一，故凡病理切片报告，见有肠上皮化生或不典型增生者，均应加刺猬皮、炮穿山甲，以软坚散结、消息肉、化瘀滞；舌质红、脉弦者，可再加白花蛇舌草、蒲公英、白英等；黄芪配莪术，能益气化瘀，剂量宜视症情而增减；疼痛甚者，可加失笑散；脘腹胀甚者，徐长卿必不可少，以其善于行气消胀，缓急止痛；凤凰衣、木蝴蝶二药，功善养阴清肺，尚有补虚、宽中、消除慢性炎症及促进食欲之功。阴虚者加北沙参、麦冬各 60g，生白芍 90g；偏阳虚者则加高良姜、炒白术各 60g，荜茇 30g。〔朱建平，马旋卿，强刚，等.朱良春精方治验实录［M］.北京：人民军医出版社，2010，50-51〕

朱良春：清胃定痛汤

【**组成**】蒲公英 30g，赤芍 12g，生甘草 6g，清宁丸 4g（吞服）。

【**功效**】清胃消瘀，止痛医疡。

【**主治**】胃溃疡，属火热者。症见胃脘疼痛如火灼，嘈杂易饥，口干口苦，大便干结，小便黄，苔薄黄，脉弦。

【**用法**】水煎服，每日 1 剂。

【**经验**】蒲公英味甘苦，性寒，能化热毒，搜疗疔疮、恶肿、结核，又能疗喉痹肿痛，并可利尿通淋。朱老认为：蒲公英的镇痛作用不仅在于它能清胃，还在于它能消瘀，凡胃脘因瘀热作痛，用其最为相宜。胃溃疡之疼痛，其配合养胃之品，又可奏养胃消瘀、镇痛医疡之功。本方配伍方法，乍看似属温凉杂凑，殊不知朱老既重视整体，又针对此病之胃局部病灶，而拟定辨证与辨病相结合的处方。〔朱良春.蒲公英应用琐谈［J］.上海中医药杂志，1984（2）：33〕

任继学：经验方

【组成】川芎 10g，白芍 10g，葛根 10g，草果仁 15g，延胡索 15g，附子 3g，五灵脂 10g，川楝子 15g，赤石脂 2g，桑白皮 15g。

【功效】疏肝镇冲。

【主治】消化性溃疡、慢性萎缩性胃炎，属冲脉之气上逆所致者。症见胃脘痛，伴心烦口苦，胁闷痛，乏力，时恶心欲吐，头晕，大便干，面色萎黄，额头色青，舌红，苔薄白，脉沉缓而滑。

【用法】水煎服，每日1剂。

【经验】任老认为，该方证虽病在胃，但其本在肝，乃冲脉之气上逆所致。因此，对于胃脘痛的治疗多从肝着手。肝盛则制土，土受木抑则胃痛、吞酸并作。故在治疗上应着重调整脏腑的升降功能，使无滋腻壅滞呆补之弊，又无辛燥助火、苦寒伤胃之虞。〔郑四平，刘静秋.任继学教授治验零拾［J］.吉林中医药，1991（5）：8-9〕

李玉奇：消痈汤

【组成】黄芪 20g，党参 20g，薏苡仁 20g，甘草 6g，白蔹 15g，羊角屑 15g，蚕砂 15g，黄连 5g，桃仁 10g，丹参 15g，莪术 10g。

【功效】扶正补脾，祛腐生新。

【主治】慢性萎缩性胃炎，胃脘痛，属脾虚瘀阻者。

【用法】水煎服，每日 1 剂。

【经验】李老受《黄帝内经》《圣济总录》等启发，通过临床经验总结，认为萎缩性胃炎的成因是由郁变瘀，由瘀变腐，由腐而成痈。在治疗上主张从痈论治，采用扶正补脾、祛腐生新之法。方中黄芪、党参、薏苡仁、甘草以扶正健脾；白蔹、羊角屑、蚕砂、黄连清热解毒化腐；桃仁、丹参、莪术祛瘀生新。全方共奏扶正补脾、祛腐生新之功。〔刘华珍，徐子亮.李玉奇教授辨治慢性胃病经验〔J〕.实用中医内科杂志，2004，18（4）：295〕

李玉奇：经验方1

【**组成**】党参20g，苦参、姜黄各10g，白芥子、郁金、桃仁各15g，柴胡20g，小茴香5g，黄连10g，沉香5g，甘草、蚕砂各10g。

【**功效**】健脾清热，疏肝活血。

【**主治**】慢性萎缩性胃炎，胃脘痛，属虚寒化热者。症见胃脘胀痛，嘈杂，泛酸，纳呆，近期消瘦明显，触诊剑下触痛明显，无肿块，舌暗红尖赤，舌体瘦薄，少苔，脉沉弦。

【**用法**】每剂水煎3次，混匀后分3次口服完，每日早、晚各服用1次，1日半服完1剂。同时服用李老研制的国家"八五"攻关科技成果奖产品阻癌胃泰（黄芪、莪术、白及、重楼等），每包20g，每日2包，早、晚服用。

【**经验**】李老认为：胃脘之疾，其成因不外虚实寒热、气滞血瘀。萎缩性胃炎的成因乃是上述成因最后演化的结果，亦即由郁变瘀，由瘀而变腐，由腐而成痈。治疗上主张治本从病而治，治标从证而治。治本扶正补脾，祛腐生新；治标知犯何逆，随症治之。本方中党参、甘草健脾；柴胡、苦参、郁金疏肝；桃仁、姜黄、郁金活血化瘀；小茴香、沉香理气和胃止痛；黄连、蚕砂清热和胃。诸药配伍，共取健脾、清热、疏肝、化瘀之效。配合健脾清热、行气活血、化瘀散结之阻癌胃泰同用，取得了较好疗效。〔徐江雁，鲁鰲，杨建宇，等.国家级名老中医胃病验案良方［M］.第2版.郑州：中原农民出版社，2010，100-101〕

李玉奇：经验方 2

【组成】党参 15g，当归 15g，白芍 15g，苦参 8g，乌贼骨 15g，煅瓦楞子 20g，威灵仙 15g。

【功效】益气健胃，温中制酸。

【主治】十二指肠球部溃疡，属虚寒者。症见胃脘隐痛，泛吐酸水，喜温喜按，舌质淡，脉沉细。

【用法】水煎服，每日 1 剂。

【经验】李老分寒热辨治消化性溃疡，认为胃溃疡以实证、热证居多，十二指肠球部溃疡以虚证、寒证居多；治宜益气活血，健胃，温中，制酸。本方中党参、当归、白芍益气活血，酌加苦参、乌贼骨、煅瓦楞子、威灵仙健胃、温中、制酸。痛重者可加肉桂散寒止痛，并以黄连反佐；同时可加用生肌敛疮的生地榆、白蔹、大黄、白及、血竭等。〔刘华珍，徐子亮.李玉奇教授辨治慢性胃病经验〔J〕.实用中医内科杂志，2004，18（4）：295〕

李玉奇：化腐复胃汤

【组成】黄芪、白花蛇舌草各40g，甘草、苦参、白术、山药、浙贝母、砂仁、知母、天冬各20g，莪术、桃仁、射干、蚕砂、香橼各15g，皂角刺、重楼、刺猬皮各10g。

【功效】益气养阴，祛腐生新。

【主治】萎缩性胃炎重度期，属瘀血证者。症见中脘胀满明显，疼痛不显，伴厌油、肠鸣嗳气，纳呆便秘，呃逆频繁，面色灰垢无华，神疲懒言，消瘦，舌体呈板状样，舌面光滑如镜，呈猪腰子断面，脉多弦实有力。

【用法】水煎服，每日1剂。

【经验】萎缩性胃炎由浅表性胃炎进一步发展而成。舌体常呈板状样，舌面光滑如镜，呈猪腰子断面，一旦舌质灰黄相间而枯燥无津，舌面前二分之一处苔呈老云层叠堆积而黄褐，舌尖鲜红，脉来有力，每为中晚期胃癌。加减：口吐苦水加黄连，口吐清水加干姜，口吐酸水加红豆蔻、海螵蛸（又名乌贼骨，下同），多唾不止加益智仁，便秘加桃仁、杏仁、郁李仁、皂角子、黑芝麻，厌食加蓼实子、马蔺子，体重倍减加山药，伴有低热（除外结核）加鳖甲，泛酸加马齿苋、乌梅，少寐多梦加合欢花、莲子心，妇女更年期身痛浮肿加柴胡、桑白皮，呕吐加薏苡仁、当归、小茴香，服药起过敏性皮疹加白鲜皮、蝉蜕，服药呕吐加半夏、干姜，服药即泻加党参、升麻、白芍、大枣。〔马继松，江厚万，储成志，等.国医大师学术经验研读录（第1辑）[M].北京：人民军医出版社，2011，102-103〕

李玉奇：升阳益胃饮子

【组成】薏苡仁 25g，茯苓 20g，苦参、柴胡、升麻、甘松、白芥子各 15g，党参、黄芪、黄连、莪术、枳壳、红豆蔻各 10g，桃仁、茴香各 5g。

【功效】升阳益胃，降浊化瘀。

【主治】浅表性胃炎，属脾胃虚热者。症见胃脘刺痛或不适，但胀满不显，伴嘈杂嗳气，或呃逆，大便多溏，或先硬后溏，虽纳呆却形瘦不显，舌偏胖，偶有齿痕，舌面津盈有少许白苔，舌偏红，口唇润泽，脉沉细或弦细。

【用法】水煎服，每日 1 剂。

【经验】本方中党参、黄芪、升麻、柴胡补气升阳；薏苡仁、茯苓健脾利湿；红豆蔻温化寒湿；黄连、苦参清热燥湿解毒；白芥子、枳壳通降胃气；桃仁、莪术、甘松、茴香理气和胃，活血止痛。全方共奏升清降浊、健脾益胃、理气化瘀之功。加减：胃脘刺痛加失笑散，呃逆加柿蒂、扁豆、陈皮，呕吐加藿香、紫苏、半夏、紫菀，胃脘灼热、口吐苦水加连翘、射干、枇杷叶，咽梗、呃逆、气闷加桔梗、昆布，便秘加杏仁、麻仁、郁李仁，泄泻加山药、莲子、诃子，两胁下痛加姜黄、郁金，烦躁不宁加栀豉汤、合欢花。李老认为，此病即使辨为虚寒之证，附子理中丸、八宝瑞生丹等辛温燥热之品亦当禁忌，补中益气汤等亦不可浪投，以免"壮火食气"而耗劫胃津，阳亢阴伤病更难愈。〔马继松，江厚万，储成志，等.国医大师学术经验研读录（第 1 辑）［M］.北京：人民军医出版社，2011，101-102〕

李济仁：育阴养胃汤

【组成】麦冬 12g，肥玉竹 12g，石斛 12g，当归 12g，炒白芍 12g，焦麦芽、焦神曲、焦山楂各 12g，蒲公英 15g，乌贼骨 20g，浙贝母 10g，广木香 8g。

【功效】育阴养胃。

【主治】慢性胃炎重度（伴肠上皮非典型增生）、十二指肠溃疡，属胃阴不足、脉络失养者。症见胃脘痛，形容憔悴，眠食俱废，嘈杂不适，酸水频吐，口燥咽干，身倦乏力，大便不行，舌红少津，苔薄，脉细数。

【用法】水煎服，每日 1 剂。

【经验】李老认为：慢性胃炎重度（伴肠上皮非典型增生）实属难治病例。其根据辨证拟以育阴养胃之药为主随证施治而收效。方中麦冬、玉竹清热养阴生津；石斛滋阴补虚；当归、白芍养血敛阴；乌贼骨制酸止痛；蒲公英、浙贝母清热；广木香疏肝理气，健胃止痛。临床应辨证与辨病相结合，不能拘于西医检查结果。〔李艳．国医大师临床经验实录·国医大师李济仁［M］．北京：中国医药科技出版社，2011，156-157〕

李济仁：经验方

【组成】生黄芪 30g，炒白术 15g，茯苓 15g，广木香 10g，姜半夏 10g，九香虫 10g，八月札 12g，徐长卿 15g，三棱 10g，莪术 10g，炒蒲黄 12g，五灵脂 10g，刺猬皮 10g，血竭末 2g（研吞）。

【功效】益气化瘀，调气和中。

【主治】慢性胃炎，属中虚已久、瘀阻胃络、气机失调者。症见胃脘疼痛，甚如针刺，胀满不舒，嗳气频作，面晦无华，形体消瘦，肢软乏力，纳谷呆顿，大便稀溏，舌质紫暗，苔薄白，脉细弦。

【用法】水煎服，每日 1 剂。

【经验】叶天士云："胃痛久而屡发，必有凝痰聚瘀。"胃病日久，耗气伤津，气虚无力推动，则血行瘀滞，不通则痛。投益气和胃、化瘀通络剂以求补气而不壅中，攻伐而不伤正，破中有补，补中有行，相辅相成，共奏推陈致新、健脾运中之功。补气药常用黄芪、白术，活血药除用三棱、莪术、失笑散、九香虫、八月札外，还兼用血竭以行瘀止痛，和血生肌，对萎缩及溃疡之愈合均有裨益，病理变化亦随之改善和恢复。〔李艳.国医大师临床经验实录·国医大师李济仁［M］.北京：中国医药科技出版社，2011，154-155〕

李振华：经验方

【组成】白术 15g，山药 15g，石斛 15g，沙参 15g，麦冬 10g，乌梅 10g，枸杞子 10g，五味子 10g，杭芍 15g，谷芽 15g，竹茹 10g，甘草 10g。

【功效】酸甘化阴，益气和胃。

【主治】慢性萎缩性胃炎，属胃阴虚者。症见形体消瘦，面色萎黄，胃脘痞满不舒，时有隐痛，饥而不食，勉强食后胃脘胀满益甚，伴口舌干燥，心慌气短，舌质红、无苔，脉细数。

【用法】每日 1 剂，水煎分 3 次服，于每次饭前 40 分钟服药。

【经验】李老认为：胃喜润而恶燥，津液耗伤，胃失濡润和降则可出现胃阴虚的一系列症状。本方以乌梅酸平益气开胃；五味子五味俱全，益气生津；枸杞子甘平，与甘草相伍酸甘化阴、益气开胃；石斛甘平滋阴养胃生津；麦冬甘寒补肺养胃；沙参甘淡而寒，对胃热脾燥有清养之功；山药、白术益气健脾；杭芍酸甘微寒，敛阴和血，解痉止痛。气虚者加太子参 15g，黄芪 15g；胃脘隐痛者重用白芍 30g，延胡索 12g；大便干者加当归 15g，瓜蒌 20g。〔李振华.酸甘化阴法治疗胃阴虚 89 例［J］.河北中医，1994，16（3）：3〕

李振华：香砂健脾疏肝汤

【组成】党参 12g，白术 10g，茯苓 15g，陈皮 10g，半夏 10g，香附 10g，砂仁 8g，厚朴 10g，乌药 10g，丁香 5g，干姜 10g，山楂 15g，神曲 12g，麦芽 12g，甘草 3g。

【功效】温中健脾，疏肝解郁。

【主治】萎缩性胃炎，属脾胃气虚兼肝郁者。症见形体消瘦，面色无华，神情倦怠，皮肤干燥，舌体胖大、边有齿痕，舌质淡，苔薄白，脉弦细无力。

【用法】水煎服，每日 1 剂。

【经验】李老认为：脾胃为仓廪之官，主运化与受纳水谷，寒邪犯胃、饥饱失常或情志不畅均可引起脾运受损、胃失和降而发生疼痛。肝喜条达而恶抑郁，若情志不舒，则肝不得疏泄，横逆犯胃而作痛，日久必然导致脾胃功能虚弱而迁延难愈。本方以香砂六君子汤益气和胃，燥湿化痰；山楂、神曲、麦芽消食和胃；厚朴行气宽中除满；乌药、丁香行气疏肝，散寒止痛；干姜温补中焦，暖肝散寒；甘草调和诸药。全方共奏温中健脾、疏肝解郁之功。〔隋殿军，王迪.国家级名医秘验方〔M〕.长春：吉林科学技术出版社，2008，79〕

李振华：沙参养胃汤

【组成】辽沙参20g，麦冬15g，石斛15g，白芍20g，山楂15g，知母12g，鸡内金10g，天花粉12g，牡丹皮10g，乌梅肉10g，陈皮10g，生甘草3g。

【功效】养阴和胃，理气清热。

【主治】慢性胃炎，属脾胃阴虚者。症见胃脘隐痛，脘腹胀满或牵及两胁，嗳气，纳呆食少，少食即饱，胃中灼热嘈杂，便干，身倦乏力，舌体瘦小，舌质红而少津，少苔或花剥，脉细弱或细数等。

【用法】水煎服，每日1剂。

【经验】李老认为：脾胃阴虚证，其病机变化侧重在胃，胃主受纳水谷，其性以通降下行为顺，喜润恶燥，燥则胃气热，失于通降，治当以甘凉清补，酸甘养阴，理气和胃。方中辽沙参、麦冬、石斛、天花粉甘凉濡润，滋胃养阴；白芍、生甘草、乌梅肉酸甘化阴；知母清胃中燥热；山楂、鸡内金、陈皮理气和胃，以防甘凉滋腻碍脾；牡丹皮清血热并行血中之气。全方甘淡味薄，滋而不腻，清而不泄，针对脾虚病机本质，顺其升降之性，重在健运脾胃，选药精当，配方严谨，故疗效显著。兼气滞者，加枳壳10g、川楝子12g、郁金10g；兼血瘀者，加丹参15g、桃仁10g、延胡索10g；阴虚内热、胃逆嗳气者，加竹茹10g、柿蒂15g；心烦易怒、失眠多梦者，加焦栀子10g、夜交藤30g；大便干结者加火麻仁15g；兼脾气虚者，加党参12g；大便出血者，加白及10g、黑地榆15g。〔隋殿军，王迪.国家级名医秘验方〔M〕.长春：吉林科学技术出版社，2008，87〕

李振华：理脾愈疡汤

【组成】党参15g，白术10g，茯苓15g，桂枝6g，白芍12g，砂仁10g，厚朴10g，甘松10g，刘寄奴15g，乌贼骨10g，生姜10g，延胡索10g，炙甘草6g，大枣3枚。

【功效】温中健脾，理气活血。

【主治】消化性溃疡，属脾胃虚寒、气血瘀滞者。症见胃脘隐痛，饥饿时痛甚，得食痛减，痛处喜暖喜按，腹胀嗳气，身倦乏力，手足欠温，面色萎黄，形体消瘦，舌体胖大、边见齿痕，舌质淡暗，苔薄白，脉沉细。

【用法】水煎服，每日1剂。

【经验】李老认为：本方证主因饮食生冷不节，损伤中阳，或久病脾胃阳虚，复加饮食寒冷所伤，中阳不振，虚寒凝滞，气血不畅而成溃疡。方以《伤寒论》小建中汤合《太平惠民和剂局方》四君子汤为基础，通过临床实践加减化裁而成。方中党参、白术、茯苓、炙甘草益气健脾；桂枝、白芍、生姜、大枣配炙甘草调和营卫，温中补虚，缓急止痛；砂仁、厚朴、甘松、刘寄奴、延胡索疏肝和胃，理气止痛活血；乌贼骨生肌敛疮，制酸止痛。全方共奏健脾温中、活血止痛、生肌愈疡之效。本方多香燥，易伤阴津，故阴虚者不宜使用；对于脾胃虚寒者，也应中病即止，不可久服。〔李郑生，黄清.李振华教授治疗消化性溃疡经验［J］.中医研究,2007,20（5）：51-53〕

李振华：愈疡活血汤

【组成】当归、川芎各 9g，赤芍 15g，五灵脂、炒蒲黄、延胡索各 9g，三七 3g（冲服），香附、西茴香各 9g，广木香 6g，甘草 3g。

【功效】活血化瘀，理气止痛。

【主治】胃、十二指肠溃疡，属气滞血瘀者。症见胃脘部刺痛，痛处较固定不移，严重时可持续疼痛，痛如锥刺刀割而拒按，食后更甚，甚至不能进食，有时呕血，大便呈灰黑色或柏油样，舌质绛红、边多有紫斑、苔薄白，脉沉细而涩。

【用法】水煎服，每日 1 剂。

【经验】李老认为：本方证病机系久病伤络，气滞血瘀。方在四物汤去生地黄加失笑散的基础上再加延胡索、三七以活血化瘀、行血止血；香附、广木香、西茴香疏肝理气，促使气行血行。气血通畅，则疼痛与出血自解。本证可配服活血丹，每次 1 粒，每日 2～3 次。疼痛消失后，宜常服健脾和胃佐以理气和血之品，以巩固疗效，防止复发，促使溃疡愈合。〔李郑生，郭淑云.国医大师临床经验实录·国医大师李振华〔M〕.北京：中国医药科技出版社，2011，188-189〕

何　任：脘腹蠲痛汤

【组成】延胡索9g，白芍12g，川楝子9g，生甘草9g，海螵蛸9g，制香附9g，蒲公英20g，沉香曲9g，乌药6g。

【功效】行气疏郁，缓急止痛。

【主治】急慢性胃炎、胃及十二指肠溃疡、胃神经官能症、慢性肠炎、慢性胆囊炎，属肝脾（胃）气血不调者。症见脘腹疼痛或连及胁肋等。

【用法】水煎服，每日1剂。

【经验】朱丹溪曰："气血冲和，万病不生，一有怫郁，诸病生焉。"故肝胃气郁则脘痛，肝脾气郁则腹痛，并且均可连及胁肋，以其部位为肝气所郁也。何老即抓住肝脾（胃）气郁这一关键病机，所用方中除首选治"心痛欲死"的延胡索外，并辅以乌药、香附、沉香曲降气行气止痛；"肝苦急，急食甘以缓之"，故方中入芍药、甘草酸甘化阴、缓急止痛，与理气之品相伍，既疏肝气，又缓肝急，一散一收，相辅相成，切中治肝要旨，故取效甚捷；川楝子、蒲公英清热解毒、疏肝行气，二味其性寒凉，与温性的沉香曲、乌药配伍，寒温并用而专理气血。诸药合用，共奏行气疏郁、缓急止痛之功。脘腹疼痛并有泛酸呕吐者，可酌加姜半夏9g、吴茱萸3g；嗳气多者，可加越鞠丸15～30g（包煎）。〔隋殿军，王迪.国家级名医秘验方［M］.长春：吉林科学技术出版社，2008，102-103〕

何 任: 疏肝汤

【组成】 瓦楞子 12g，乌贼骨 9g，丹参 9g，延胡索 9g，川楝子 9g，制香附 9g，乌药 9g，沉香曲 12g，白芍 9g，越鞠丸 12g(包煎)。

【功效】 疏肝和胃，制酸止痛。

【主治】 胃脘痛，属肝气犯胃者。症见胃脘疼痛，胀闷，嗳气，大便不畅，苔白或白厚，脉弦。

【用法】 水煎服，每日 1 剂。

【经验】 何老认为：肝气郁结，肝失疏泄，横逆犯胃，肝胃不和，引起胃脘疼痛、痛无规则、泛吐酸水等，其病在胃，其本在肝。本方以延胡索、川楝子、乌药、香附疏肝理气而止痛；丹参和血，能治心腹之痛；白芍养血柔肝，缓中止痛；沉香曲调肝和胃，能治脘痛呕吐吞酸；瓦楞子制酸止痛；乌贼骨收敛止血，且能中和胃酸；越鞠丸能治六郁、胸膈痞闷、吞酸呕吐。〔老中医经验整理研究小组.何任医案［M］.杭州：浙江中医学院，1978，106〕

何　任：温中汤

【组成】制香附 9g，姜半夏 9g，高良姜 9g，九香虫 9g，沉香曲 9g，延胡索 9g，砂仁 6g，白蔻仁 6g，煅瓦楞子 12g。

【功效】温中散寒，和胃止痛。

【主治】胃痛以遇冷及寒风则发作者。

【用法】上药 3 剂，研极细，和匀，以玻璃瓶贮藏勿泄气，饭前或疼痛时开水吞服，每次 1.5g，每日 3 次。

【经验】何老认为：受风感寒或饮食生冷，致阴寒之邪积于胃肠，气血被寒所凝，不通则痛。寒为阴邪，易伤阳气，故胃痛遇寒则作。本方中以高良姜温中暖胃散寒，为君药；香附、砂仁、白蔻仁、沉香曲、九香虫理气和胃止痛，为臣药；姜半夏温胃化痰止呕，瓦楞子、延胡索入血分止痛，共为使药。全方有温中散寒、和胃止痛的作用，制成粉剂易于吸收，性偏走散，而有护胃之功。〔老中医经验整理研究小组 . 何任医案［M］. 杭州：浙江中医学院，1978，114〕

张　琪：地芍止痛饮

【组成】生地黄、白芍各 20g，公丁香 5g，陈皮、枳壳、厚朴、石斛、麦冬、甘草各 15g。

【功效】滋阴养胃，理气止痛。

【主治】萎缩性胃炎，属胃阴虚者。症见脘腹隐痛，饥不欲食，干呕呃逆，口燥咽干，两目干涩，大便秘结，舌体瘦，质干红少津，脉细数。

【用法】水煎服，每日 1 剂。

【经验】张老运用本方治疗萎缩性胃炎辨证以胃阴虚为主，同时胃镜报告胃黏膜萎缩、腺体减少、胃液分泌不足者，效果理想。方中生地黄滋阴养胃、清热生津；配以石斛养胃生津、滋阴除热，麦冬益胃生津、养阴除烦，加强滋阴养胃之力；芍药、甘草酸甘化阴，且有缓急止痛、缓解痉挛的功效；另少佐公丁香芳香醒脾，使其滋而不腻；厚朴、枳壳、陈皮理气和胃而导滞。诸药相伍，共奏滋阴养胃、理气止痛缓急之功。该方禁用于胃寒、胃液分泌过多的胃炎患者。〔孙元莹，吴深涛，姜德友，等．张琪诊治疑难脾胃病经验 5 则［J］．山西中医，2008，24（2）：6-7〕

张　琪：地香醒脾益胃汤

【组成】生地黄 20g，麦冬 20g，沙参 20g，公丁香 10g，麦芽 25g，佛手 15g，枳壳 15g，甘草 10g，百合 15g。

【功效】芳香醒脾，滋阴益胃。

【主治】萎缩性胃炎、肥厚性胃炎、胃及十二指肠溃疡、浅表性胃炎及顽固性胃痛，属胃阴亏耗者。症见胃脘痛，口干不思食，腹胀，手足心热，舌红少津，无苔或少苔，脉细数。

【用法】水煎服，每日 1 剂。

【经验】地香醒脾益胃汤由益胃汤化裁而成，原方组成：沙参 9g、麦冬 15g、冰糖 3g、细生地黄 15g、玉竹 4.5g（炒香），用于治疗"阳明温病，下后汗出，当复其阴者"。张老用此法化裁治疗胃部疾病辨证为胃阴不足者，每有桴鼓之效。方中生地黄、沙参、麦冬、百合皆养胃阴之品，但碍脾之运化，故用公丁香芳香醒脾，佛手、枳壳、麦芽行气和胃，用无不效。〔张佩青.国医大师临床经验实录·国医大师张琪〔M〕.北京：中国医药科技出版社，2011，134-135〕

张 琪：解毒活血汤合越鞠汤加减

【组成】连翘 20g，葛根 15g，川芎 15g，黄柏 15g，蒲公英 30g，桃仁 10g，生地黄 20g，苍术 15g，桂枝 15g，金银花 30g，红花 15g，甘草 15g，焦栀子 10g，萆薢 20g，当归 15g，香附 15g，神曲 15g，防己 15g。

【功效】行气活血，清热燥湿，化痰解毒。

【主治】胃溃疡、萎缩性胃炎，属气滞血瘀，痰湿、血瘀内停者。症见阵发性胃脘灼痛，反酸，周身肌肉酸楚，痰稠色黄，咳痰不爽，喜冷饮，烦躁易怒，舌质紫暗，苔黄厚腻，脉滑数。

【用法】水煎服，每日 1 剂。

【经验】张老认为：本证病机由于酒食不节，内生湿热，日久则生痰、生瘀、生毒，气血痰湿食瘀均见。解毒活血汤乃王清任《医林改错》方剂，治疗瘟毒，气血凝结，壅塞津门，水不得出，上吐下泻转筋之证。方中桃仁、红花、当归活血祛瘀，连翘、葛根、生甘草清热解毒，生地黄清热凉血、养阴生津。越鞠汤乃《丹溪心法》中越鞠丸化裁而来，方中香附行气解郁，以治气郁，为君药；川芎活血化瘀，以治疗血瘀；焦栀子清热泻火，治疗火瘀；黄柏、苍术燥湿，以治疗湿瘀；神曲消食导滞，以治疗食瘀；金银花、蒲公英加强清热解毒之力；萆薢、防己利湿浊、祛风湿、解酒毒。张老根据瘀血、湿浊毒蕴之机随症加减，灵活运用，解毒活血行诸瘀，使诸症得除，疗效满意。〔张佩青.国医大师临床经验实录·国医大师张琪［M］.北京：中国医药科技出版社，2011，217-218〕

张 琪：甘草泻心汤加味

【组成】甘草 20g，黄连 10g，黄芩 15g，干姜 7.5g，半夏 15g，人参 15g，吴茱萸 5g，公丁香 7.5g，大黄 5g。

【功效】温脾清胃止痛。

【主治】慢性胃炎、胃及十二指肠溃疡，属肝胃不和、寒热互结者。症见胃脘痛如刀割样，痛时烧心吞酸，时有饥饿痛，进食稍缓解，大便较干，舌质红，苔白少津，脉弦滑。

【用法】水煎服，每日 1 剂。

【经验】甘草泻心汤方中甘草补中益脾胃，使脾胃之气复职，既生化气血，又主持其功能；黄连、黄芩清热燥湿，使脾胃不为湿热所肆虐；半夏、干姜以宣畅中焦气机，使湿热之邪无内居之机；人参补中益气，与甘草相用，以扶正驱邪，使正气得复。诸药相合，以达苦寒泻邪而不峻，辛温温通而不散正气，甘药补而有序以和中固本。本方用甘草泻心汤加公丁香、吴茱萸以温脾寒；配小量大黄协同黄连、黄芩清泄胃热，寒温并用；同时甘草具有缓急止痛之功。如吞酸已解，可去大黄，加砂仁、陈皮温脾和胃，枳壳宽中利气。

〔张佩青.国医大师临床经验实录·国医大师张琪［M］.北京：中国医药科技出版社，2011，283-284〕

张灿玾：平陈汤加减

【组成】苍术9g，川朴6g，陈皮9g，制半夏9g，砂仁6g，甘松9g，佛手9g，鸡内金9g，蒲公英9g，炒黄连3g，吴茱萸3g，炙甘草3g，生姜3片。

【功效】疏肝理脾，和胃建中。

【主治】慢性胃炎、胃溃疡，属脾胃虚弱、阳气不振、肝气犯胃者。症见胃脘部胀痛，常年不愈，每犯时喜热喜按，大便有时不调，口不渴，舌淡红，苔白而滑润，脉沉弦。

【用法】水煎服，每日1剂。

【经验】张老认为：本病系常见、多发之病，病虽患于一处，而临证则多有变端。既有新、旧之异，又有寒、热之分；既有虚、实之变，又有气、血之别。且由于体质不同、环境差异、情志变化等，故寒热错杂、虚实兼有、气血同病亦常见之。临证详审病情，随机处之，方可立法以应变，平乱而求安矣。本方以平陈汤为主，加砂仁以温脾胃之阳，加吴茱萸、黄连以制酸，加甘松、佛手平肝止痛，加鸡内金以导其滞。特用蒲公英，虽其性味苦寒，然较平和，清热解毒而不伤正。胃气有所恢复后可以香砂六君子汤为主，以强化脾胃之气，并佐以利气导滞，补而行之，虚实兼顾，寒热兼行，以收后功。张老常以此法，治胃溃疡或慢性胃炎具此证者，每每奏效。

〔张灿玾.国医大师临床经验实录·国医大师张灿玾〔M〕.北京：中国医药科技出版社，2011，103-105〕

张灿玾：小建中汤加减

【组成】炒白芍15g，肉桂6g，枳壳3g，枳实9g，砂仁9g，甘松6g，陈皮6g，紫豆蔻6g，炙甘草3g，生姜3片，大枣3枚（去核）。

【功效】和胃散寒，疏肝理气。

【主治】胃脘痛，属胃中虚冷、肝胃不和、肝气不舒、气滞作痛者。症见胃脘冷痛，按之有胀感，大便不爽，得寒尤甚，得热稍缓，舌红，苔白滑，脉沉弦。

【用法】水煎服，每日1剂。

【经验】张老认为：此方证先由胃气虚冷、脾阳不振引起，中土不足，则木气横逆，肝气犯胃而痛作矣。本方以《金匮要略方论》小建中汤加减为法，仲景云："建中者，建中焦也。"去饴糖者，避其甘腻之味，不利胃气之运行；以肉桂易桂枝者，增强助阳之力也；白芍与甘草合用具缓痉之力，仲景于《伤寒论》中曾用以治脚挛急，今治胃脘痛者，可以缓胃之挛急也。枳壳与枳实并用者，以传导之腑不畅，枳壳少用以和其胃气，枳实重用以导气下行。外加砂仁、紫豆蔻等温暖胃气，甘松、陈皮等利气止痛，故疼痛得以尽快缓解。

〔张灿玾. 国医大师临床经验实录·国医大师张灿玾［M］. 北京：中国医药科技出版社，2011，106-107〕

张灿玾：黄芪建中汤合二陈汤加减

【组成】黄芪10g，炒白芍15g，桂枝6g，陈皮10g，制半夏15g，茯苓10g，砂仁6g，鸡内金10g，甘松10g，佛手10g，苍术10g，厚朴6g，炙甘草3g，生姜3片。

【功效】调肝理脾和胃。

【主治】胃脘痛，属脾胃虚弱、肝气犯胃者。症见胃部不适，劳累过度则易犯，犯时先不适，后痛甚，胃酸过多，痛甚易吐，呕吐物酸甚，痛引胁下，胀及满腹，大便正常，面色白而无华，舌绛，苔白微干，脉中沉取无力，浮取有弦象。

【用法】水煎服，每日1剂。

【经验】张老认为：本证虽为肝气犯胃，然因病程较久，中气不足，胃气呆滞，运化无力，反致升降失职，胃气上逆。故选黄芪建中汤以缓其急而建其中，又合二陈汤苦辛，和其胃以降其逆；又加苍术、厚朴者，具平胃散之法，促其脾胃之运化，复其升降之序；再加佛手之平肝，砂仁、甘松之醒脾，鸡内金之消导，共奏平肝缓急、醒脾温中、和胃降逆、利气导滞之功。凡久病之患者，每易虚实夹杂，脏腑共病，功能失调。故治之法，务须主攻得当，尚应多方兼顾，药众而不杂，佐而不扰，以收相辅相成之效。〔张灿玾．国医大师临床经验实录·国医大师张灿玾［M］．北京：中国医药科技出版社，2011，114-115〕

张镜人：安中汤

【组成】柴胡 6g，炒黄芩 9g，炒白术 9g，香扁豆 9g，炒白芍 9g，炙甘草 3g，苏梗 6g，制香附 9g，制延胡索 9g，八月札 15g，炒六曲 6g，香谷芽 12g。

【功效】调肝和胃，健脾安中。

【主治】慢性胃炎，属肝郁脾壅湿阻者。症见脘部胀满、疼痛，口苦，食欲减退，或伴有嗳气、泛酸，舌质偏红、苔薄黄腻或白腻，脉弦细或濡细。

【用法】水煎服，每日 1 剂。

【经验】张老认为：本方证系肝失条达，少阳津气不展，郁热犯胃侵脾，气机阻滞所致。治疗当遵吴鞠通"中焦如衡，非平不安"的法论，疏肝胆以调升降，适燥润以和脾胃，纠其偏而达其平。方中柴胡疏泄肝胆，升清解郁；黄芩苦寒沉降，泄热除湿；白术、香扁豆健脾助运；白芍、甘草缓急安中；苏梗、制香附理气畅膈，温而不燥；延胡索、八月札调营止痛，散而能润；炒六曲消胀化滞；香谷芽和胃助纳。全方共奏调肝和胃、健脾安中之功。疼痛较甚，加九香虫 6g；胀满不已，加炒枳壳 9g；胃脘灼热，加连翘 9g，或炒知母 9g；泛酸，加煅瓦楞 15g、海螵蛸 15g；嗳气，加旋覆花 9g、代赭石 15g；嘈杂，加炒山药 9g；X 线片示胃及十二指肠球部溃疡，加凤凰衣 6g、芙蓉叶 9g；胃黏膜活检病理示肠腺化生，加白花蛇舌草 30g；腺体萎缩，加丹参。〔隋殿军，王迪. 国家级名医秘验方［M］. 长春：吉林科学技术出版社，2008，87〕

张镜人：柴芍和胃汤

【组成】柴胡 10g，炒白芍 10g，水炙甘草 6g，生白术 10g，苏梗 10g，平地木 10g，徐长卿 10g，连翘 10g，八月札 10g，制香附 10g。

【功效】调肝和胃，健脾运中。

【主治】慢性胃炎。

【用法】水煎服，每日 1 剂。

【经验】张老拟定的柴芍和胃汤乃宗《伤寒论》的芍药甘草汤、《太平惠民和剂局方》的香苏散、《景岳全书》的柴胡疏肝散。主要以芍药、甘草缓急安中；苏梗、香附和胃理气；柴胡、白术调肝健脾。《素问·藏气法时论》载："肝欲散，急食辛以散之，用辛补之，酸泻之。"芍药酸收，苏梗的辛香亦有敛木散肝的功能；增入清热的平地木、连翘，止痛的徐长卿，疏肝理气的八月札，寓温凉通补于一炉，以符衡平之旨，庶几缓缓图功。痛甚，加九香虫、制延胡索；胀甚，加青皮、陈皮、枳壳、佛手片；嗳气，加旋覆花、代赭石；胃酸缺乏，加陈木瓜、炙乌梅；嘈杂得食可缓，加香扁豆、炒山药；便溏，加炒六曲、焦楂炭；便秘，加全瓜蒌、望江南；出血，加当归炭、仙鹤草、白及片、参三七粉；气虚，加孩儿参、六君子丸；阴虚，加南沙参、川石斛；舌质紫或边有瘀点，加当归、丹参等。一般应连续服药 3 个月为 1 个疗程，症状好转或消失者，仍应继续服用一段时间，巩固疗效。〔隋殿军，王迪．国家级名医秘验方［M］．长春：吉林科学技术出版社，2008，100〕

张镜人：慢胃平

【组成】柴胡 6g，黄芩 9g，杭白芍 9g，炙甘草 3g，苏梗 6g，香附 9g，白花蛇舌草 30g，徐长卿 15g，香谷芽 12g。

【功效】调肝清热。

【主治】慢性浅表性胃炎，属肝胃失调、气滞热郁者。

【用法】水煎服，每日 1 剂。

【经验】此方由《伤寒论》小柴胡汤、芍药甘草汤及《太平惠民和剂局方》的香苏散加减综合而成。方用柴胡轻剂疏肝理气，升提清阳；佐以白芍抑肝而散火；配黄芩苦寒沉降，清泄里热；芍药、甘草和中泻木，缓急止痛，痛甚者倍用芍药；苏梗辛香，和胃降逆，行气宽中，开胃下食，治胀满最良，配香附散肝经之郁滞；再据"热郁于中"的特点，佐以白花蛇舌草甘淡凉，清热解毒而消痈肿；使以徐长卿止痛，香谷芽消导悦胃，久服药而无呆胃之弊。诸药合用，可使中焦升降平调，郁热自除。胀满甚者加八月札、玉蝴蝶等，痛甚者加制延胡索、九香虫等，中脘灼热者加连翘、银花藤等，湿热甚者加陈佩兰梗、薏苡仁等，嗳气频者加旋覆花、代赭石等，嘈杂者加知母、玉竹等，泛酸者加象贝母、煅瓦楞等，便秘者加用全瓜蒌、望江南等，便溏者加用炒山楂、炒神曲、保和片等。〔张亚声.张镜人临证用药经验［J］.上海中医药杂志，1996（4）：4-6〕

张镜人：萎胃安

【组成】太子参 9g，炒白术 9g，丹参 9g，柴胡 6g，赤芍、白芍各 9g，炙甘草 3g，徐长卿 15g，白花蛇舌草 30g，炒黄芩 9g。

【功效】调气活血。

【主治】慢性萎缩性胃炎，属脾胃不和、气虚血瘀者。

【用法】水煎服，每日 1 剂。

【经验】此方以太子参、炒白术为君药，太子参甘平、功似人参而力薄，为补气药中清补之品，健脾运而不燥，鼓舞清阳、振动中气而无刚燥之弊，且能久服，然气滞脘胀者慎用；白术苦甘温，既可培补脾胃，又能燥湿助运，湿甚者用生白术，补脾气用炒白术，两者相配，脾运得健，中气充足，气行则血行也。以丹参、赤芍、白芍为臣药，凉血活血，和营通络，血流通畅，热无所依，且能改善胃黏膜血流量。以柴胡、黄芩为佐药，一升一降，平调脾胃之气机而助纳运。以白花蛇舌草、徐长卿为使药，清热止痛，兼顾虚实夹杂、瘀热互结之证。诸药合用则脾气健，胃气和，肝木调，瘀热自清。胃脘刺痛者加九香虫、刺猬皮等，脘胀者加炒枳壳、佛手等，嘈杂易饥者加怀山药、香扁豆等，口燥阴虚者加川石斛、南沙参等，纳谷不馨者加香谷芽、炒山楂、炒神曲等，夜寐不安者加合欢皮、首乌藤等，便溏者加防风炭、炮姜炭等，胃酸缺乏者加乌梅、木瓜等，合并溃疡者加白及片、凤凰衣等，合并胃下垂或胃黏膜脱垂者加升麻、生枳壳等，胆汁反流者加旋覆花、代赭石等，伴肠上皮化生或不典型增生者加白英、蛇果草等。〔张亚声.张镜人临证用药经验〔J〕.上海中医药杂志，1996（4）：4-6〕

张镜人：清胃方

【组成】徐长卿 15g，平地木 15g，旋覆花 9g（包煎），代赭石 15g（先煎），丹参 15g，赤芍 12g，制香附 12g，延胡索 9g，连翘 9g，炙甘草 5g。

【功效】和胃清热，理气止痛。

【主治】慢性浅表性胃炎，属肝气犯胃者。

【用法】水煎服，每日 1 剂。

【经验】肝气失于疏泄，郁热犯胃，症见纳减神疲，中脘胀满，隐隐疼痛，得噫嗳气稍舒。方中徐长卿、平地木健胃止痛，制香附、延胡索理气行滞，旋覆花、代赭石平逆除噫，丹参、赤芍调营活血，连翘、甘草清热缓急。〔王松坡.国医大师临床经验实录·国医大师张镜人［M］.北京：中国医药科技出版社，2011，35〕

张镜人：经验方

【组成】软柴胡 6g，黄芩 9g，连翘 9g，芙蓉叶 15g，赤芍、白芍各 9g，水炙甘草 3g，丹参 9g，制香附 9g，制延胡索 9g，徐长卿 15g，平地木 15g，白花蛇舌草 30g，白英 15g，菝葜 15g，香谷芽 12g，知母 9g。

【功效】清热理气，和胃安中。

【主治】疣状胃炎、浅表性胃炎，属肝郁气滞、郁热犯胃，久则胃络瘀阻者。症见脘痛反复发作，伴有烧心、灼热感，有时痞满不适，舌质红，体胖，舌下静脉瘀紫，苔薄黄，脉弦细。

【用法】水煎服，每日 1 剂。

【经验】疣状胃炎俗称痘疮样胃炎，由胃黏膜炎性增生所引起。本方证一是因热而引起胃黏膜的炎症，如情志不遂，气滞郁久而化热，肝热夹胆火上乘，蕴热炽盛，内扰于胃；二是其临床表现以热象居多，如胃脘灼热疼痛、口干、舌红等症。故辨证属热无疑，方以清热为主，选用黄芩、连翘、知母、芙蓉叶等清热和胃，热去则胃安也。抓住"胃热"的辨证要点，控制了胃黏膜炎症的进展，是治愈疾病的根本。《本草便读》中记载知母"清阳明独胜之热"，芙蓉叶性平气凉，散热疗疮最为有效，故对胃黏膜糜烂者每多选用之。

〔王松坡.国医大师临床经验实录·国医大师张镜人［M］.北京：中国医药科技出版社，2011，88-89〕

张镜人：旋覆代赭汤加味

【组成】旋覆花9g（包煎），代赭石30g（先煎），炒黄芩9g，制半夏9g，连翘9g，芙蓉叶9g，知母9g，赤芍9g，白芍9g，炙甘草6g，乌贼骨20g(先煎)，煅瓦楞15g(先煎)，白螺蛳壳9g(先煎)，香橼皮9g，铁树叶15g，白花蛇舌草30g，香谷芽9g。

【功效】清热理气，和胃降逆。

【主治】反流性食管炎、胆汁反流性胃炎，属肝胆疏泄失司、郁热犯胃、胃失和降者。症见胸骨后灼热、疼痛，嗳气，泛酸，时有嘈杂，舌红，苔黄，脉弦。

【用法】水煎服，每日1剂。忌辛辣、甜食，戒酒。

【经验】张老认为：脾胃升降的生理活动，全赖肝胆的疏泄功能，肝胆疏泄失司，木郁化热，郁热犯胃，胃酸内扰，兼有食滞、湿热，均会导致胃气上逆，出现烧心、嘈杂等症，治疗宜顺脾胃之升降，从气滞热郁辨治，以降逆和胃为主，佐以疏肝利胆。本方中旋覆花、代赭石降胃气；黄芩、连翘、知母、铁树叶、白花蛇舌草清郁热；赤芍、白芍疏肝胆；乌贼骨、白螺蛳壳制胃酸。诸药相合，共奏其效，同竟其功。〔王松坡.国医大师临床经验实录·国医大师张镜人[M].北京：中国医药科技出版社，2011，99-100〕

张镜人：消癥方

【组成】北沙参9g，川石斛12g，孩儿参9g，炒山药9g，旋覆花9g（包煎），橘叶9g，广郁金9g，川楝子9g，制延胡索9g，白英15g，龙葵15g，蛇果草15g，夜交藤30g，生牡蛎30g（先煎），香谷芽12g。

【功效】益阴和胃，清热消积。

【主治】胃癌（姑息）术后、癥积，属气阴匮乏、脉络瘀滞者。症见胃脘疼痛，引及胁肋，上腹压痛，面色苍白，形瘦神萎，纳呆寐差，时见黑便，舌苔花剥，脉细弦。

【用法】水煎服，每日1剂。

【经验】张老认为：胃癌姑息术后，癌体内存，隐害未除，此时气阴亏虚，瘀热蕴结，正虚邪恋，攻补两难。三棱、莪术之攻克，水蛭、虻虫之破逐，弱质岂受戕伐；黄芪、党参之温补，枸杞子、熟地黄之滋养，纳呆亦应慎审，进退维谷，用药棘手。张老从健脾和胃、清热散结着手，用药轻灵，清、补、消、化并进，故获良效。

〔王松坡.国医大师临床经验实录·国医大师张镜人〔M〕.北京：中国医药科技出版社，2011，103-104〕

周仲瑛：滋胃饮

【组成】乌梅肉 6g，炒白芍、北沙参、大麦冬、金钗石斛、丹参、生麦芽各 10g，炙鸡内金 5g，炙甘草、玫瑰花各 3g。

【功效】滋养胃阴，疏肝柔肝。

【主治】慢性萎缩性胃炎，属胃阴耗伤、胃气失和者。症见上腹脘部疼痛，痛势烧灼如辣，有压痛，自觉痞闷胀重，纳食不多，食后撑阻不适，口干欲饮，头昏，舌质光红中裂、无苔，脉细。

【用法】水煎服，每日 1 剂。

【经验】慢性萎缩性胃炎，证属胃阴亏损者，周老总结"酸甘化阴"为其治疗大法，并根据不同的证候结合凉润、柔润、温润等法，取得了颇为满意的疗效。本方为周老经验效方，粗看并不出奇，实则寓理颇多，值得玩味。本方为胃阴亏虚而设，但组方用药并不是只用甘寒养阴之品，而是酸甘配伍，冀酸得甘助而化阴，正如吴瑭（吴鞠通）所云"复胃阴者莫若甘寒，复酸味者酸甘化阴也"，此乃本方妙处之一也。其二，肝胃同治。肝为风木，胃为燥土，胃阴亏虚，肝易乘虚而入，克伐胃土，胃阴愈伤。方中乌梅、白芍柔肝敛肝；玫瑰花、生麦芽疏肝理气，安抚风木，不敢犯土。其三，阴虚者络易滞，故于众多滋阴药中伍入玫瑰花、丹参和血畅血，有瘀能化，无瘀防生，寓"治未病"之意。〔崔应珉.痛证名医名家精要方·脘腹痛［M］.郑州：郑州大学出版社，2010，31-32〕

周仲瑛：化湿和胃汤

【组成】藿香梗 10g，苏梗 10g，制香附 10g，黄连 4g，吴茱萸 3g，炒黄芩 10g，法半夏 10g，厚朴 5g，炒枳壳 10g，炒延胡索 10g，乌贼骨 15g，浙贝母 10g，蒲公英 12g。

【功效】清化湿热，理气和中。

【主治】胃脘痛，属湿热中阻、肝胃失和者。症见胃痛时作，嗳气，泛酸，大便失调，舌质紫、苔淡黄腻，脉弦。

【用法】水煎服，每日 1 剂。

【经验】本方寓香苏饮、连苏饮、连朴饮、半夏泻心汤、平胃散、左金丸、乌贝散等 7 个方剂之方义。拟香苏饮理气和胃；连苏饮清热化湿、理气和中；左金丸清肝泄热和胃；乌贝散制酸和胃；厚朴、半夏与清热燥湿的黄连、黄芩相配，苦寒清中以泄热，苦温化湿以理气，清胃热与燥脾湿并用；炒延胡索、炒枳壳理气止痛，蒲公英清热解毒、抗感染、杀菌。本方法中有法，方中有方，足见周老治疗胃病配伍用药法度之严谨。〔过伟峰，何小刚，高向丽，等.周仲瑛教授从肝胃失和论治慢性胃痛的经验［J］.南京中医药大学学报，2007，23（5）：325-327〕

周仲瑛：游山散加减

【组成】炒延胡索 10g，煨草果 5g，制没药 12g，莪术 10g，炒黄芩 10g，厚朴 10g，九香虫 5g，法半夏 10g，橘皮 6g，带皮槟榔 10g，失笑散 10g（包煎）。

【功效】活血化瘀止痛，清利湿热开痞。

【主治】浅表性胃炎、萎缩性胃炎、肠上皮化生，属湿热浊瘀中阻、胃气和降失司者。症见胃脘闷塞疼痛，舌质隐紫暗黑、苔黄薄腻。

【用法】水煎服，每日 1 剂。

【经验】游山散为《良方》所载，由延胡索、没药、草果、五灵脂 4 味药组成，具有活血化瘀、通络止痛和燥湿健脾之功。在本证中周老紧紧抓住胃痛"瘀血"的根本病机，治疗以活血化瘀为先，同时顾及湿热气滞病机，清化湿热，理气和胃。本方中用游山散化湿浊、祛瘀血、通经络止痛；九香虫、槟榔、厚朴理气止痛；黄芩、法半夏、橘皮泄热散结开痞；蒲黄合游山散之五灵脂即失笑散，周老用失笑散，没有按常规煎剂处方，而直接用散剂，取其"散者，散也"之意，即祛瘀止痛，另外，失笑散功效除活血之外又有祛瘀止痛之功，更切合本案病情的需要；莪术加强理气活血止痛之功，且和方中槟榔、厚朴联用又有消积下气除满之效，与胃之通降之性相合。本证之治疗体现了周老治疗疑难病立足辨证，重视应用古方，但又不拘泥于古方，活法巧用的学术思想，如是方能执简驭繁，达到治疗目的。〔赵惠.周仲瑛应用游山散加味治疗胃痛经验［J］.环球中医药，2014，7（1）：57-58〕

徐景藩：经验方1

【组成】桂枝 5g，白术 10g，茯苓 15g，炙甘草 5g，高良姜 10g，制香附 10g，炙五灵脂 10g，延胡索 10g，广木香 10g，荜澄茄 10g，白芍 15g，谷芽 30g。

【功效】温中化饮，行气活血。

【主治】浅表性胃炎，属中虚胃寒者。症见胃脘痛，喜温喜按，饮水不多，饮食均需热，背恶寒，上腹觉冷，上腹下脘附近轻度压痛，胃部稍有振水声，大便正常，舌质偏淡，苔薄白，脉细弦。

【用法】水煎服，每日1剂。服药后静坐约30分钟。配合外治：丁桂散 0.5g 贴敷中脘穴。

【经验】徐老认为：本方证由中虚胃寒，寒凝气滞，久痛入络所致，继而饮停中脘，并有血瘀，故治以温中化饮、行气活血。本方以苓桂术甘汤、良附丸、失笑散等复方加减而成，方中荜澄茄辛温，入脾、胃、肾、膀胱四经，擅治脘腹冷痛、反胃、呕吐，对内寒而确无热象之脘腹冷痛者，疗效颇佳。方中桂枝、白术、茯苓、炙甘草配荜澄茄，以冷痛为重，温中为主法。另配以外治之"丁桂散"，由公丁香与肉桂等量组成，以利窜通入皮，行气活血，温中祛寒。内服与外治相合，故可获良效。〔徐景藩.徐景藩脾胃病治验辑要［M］.南京：江苏科学技术出版社，1999，188-189〕

徐景藩：经验方 2

【组成】太子参 15g，炙黄芪 10g，炒白芍 15g，炙甘草 5g，炒陈皮、法半夏、佛手、厚朴、黄芩、浙贝母各 10g，蒲公英、茯苓各 15g。

【功效】调中理气，兼清郁热。

【主治】十二指肠球部溃疡、中度浅表性胃炎，属中虚气滞、兼有郁热者。症见胃脘隐痛、胀痛，黎明为著，食后痞胀不适，伴嗳气，偶有泛酸，乏力，中脘轻度压痛，大便不黑，舌质淡红，苔色边白、中间微黄，脉濡。

【用法】水煎服，每日 1 剂。

【经验】临床上对慢性胃炎伴幽门螺杆菌阳性者，徐老在补中理气的同时，注意祛邪。如患者兼有湿浊，表现为舌苔白腻、口黏、不欲饮水、胸脘痞闷、食欲不振，可用藿香、厚朴、苍术等药。患者湿热互阻，表现为舌苔黄腻、口黏而苦、口干而饮水不多、胃脘痞胀、嘈杂灼热、不思纳谷，宜用黄连、黄芩、蒲公英等清热及厚朴、陈皮、薏苡仁、半夏等祛湿之品。大便秘结者酌加少量大黄，泛酸者配加浙贝母、瓦楞子。〔徐江雁，鲁蒐，杨建宇，等.国家级名老中医胃病验案良方［M］.第 2 版.郑州：中原农民出版社，2010，223-224〕

徐景藩：益胃汤加减

【组成】北沙参 15g，麦冬 20g，玉竹 15g，川石斛 15g，生地黄 15g，杭白芍 15g，生甘草 3g，佛手片 10g，橘皮 6g，橘络 6g，绿萼梅 10g，芦根 30g，淡竹叶 30g，谷芽 30g。

【功效】滋养胃阴，清热理气。

【主治】慢性浅表性胃炎、干燥综合征，属胃阴亏虚者。症见上腹隐痛，有灼热感，嗳气不遂，得嗳则舒，饮食减少，大便亦少，自觉口干咽燥，常欲饮水，夜寐醒来，口中无津，胃中渐增嘈杂，手心热，舌质红，苔甚薄而干，脉细小数。

【用法】水煎服，每日 1 剂。

【经验】徐老认为，胃阴亏虚，郁热内生，热愈盛则尤伤阴，阴愈虚而热难清，胃中失于濡润，气机不畅；谷入于胃，缺乏胃津而致嘈杂；津液不足，无以上承，故口干咽燥而时欲饮水。益胃汤系《温病条辨》中焦篇方，药用沙参、麦冬、生地黄、玉竹、冰糖，沿用迄今，对滋养胃阴，其效颇良。但药味不多，故常须增添适当之品。上方去冰糖加石斛以助生津；白芍、甘草酸甘和阴，缓急定痛；佛手片、绿萼梅理气和胃，疏畅气机，且无辛燥之弊；橘皮、橘络行气通络；芦根、淡竹叶甘淡清热，无苦寒之性；谷芽养胃气而助消化。原发性干燥综合征临床常见，大致以肺胃阴液不足为主要病机，沙参麦冬汤、益胃汤亦属常用之方。〔徐景藩.徐景藩脾胃病治验辑要［M］.南京：江苏科学技术出版社，1999，203-205〕

徐景藩：残胃饮加减

【组成】麦冬、冬瓜子各30g，石见穿15g，陈皮、佛手、刀豆壳、法半夏各10g，厚朴、柿蒂各6g，木蝴蝶5g，公丁香4g，黄连3g。

【功效】清热化湿，和胃降逆。

【主治】残胃炎。症见胃脘隐隐刺痛，晨起空腹为甚，食后稍减，脘痞腹微胀，嗳气不畅，胃脘嘈杂，口苦咽干，神疲乏力，舌暗红，边有瘀斑，舌底脉络暗滞迂曲，苔薄腻微黄，脉弦细濡。

【用法】水煎服，每日1剂。

【经验】徐老认为：口苦咽干，脘痞腹胀，舌暗红，苔薄腻微黄，脉濡，乃湿热内蕴，气机不畅，胆胃失和，热伤阴津之象；胃痛以空腹为甚，食后减轻，疼痛呈刺痛、隐痛，伴纳差，脉细弦，表明脾胃气虚夹瘀。审证准确，投方标本同治。冬瓜子、黄连清化湿热；半夏、刀豆壳、丁香、柿蒂、厚朴和胃降逆；陈皮、佛手疏理肝气；木蝴蝶既能利咽，又可协同陈皮、佛手共收疏肝理气和胃之功；麦冬养阴生津，补充湿热所伤之阴津，兼能制约辛温或苦寒燥湿药的伤阴之性。石见穿乃唇形科一年生草本植物紫参的全草，又名小丹参、石打穿等，苦辛微寒，具活血化瘀、清解利湿、消肿散结、祛风等功效，为徐老常用之药。徐老认为，凡肝胃失和，气郁化热，或胃阴不足而郁热内结，出现胃脘灼痛或刺痛、部位固定之胃痛兼血瘀证，配石见穿15～30g常可收意外之效。〔马继松，江厚万，储成志，等.国医大师学术经验研读录（第3辑）〔M〕.北京：人民军医出版社，2011，108-109〕

徐景藩：养胃清热汤

【组成】麦冬 15g，白芍 15g，炙甘草 3g，草豆蔻 3g（后下），橘皮 6g，橘络 6g，法半夏 10g，佩兰 10g，佛手花 10g，刀豆壳 20g，莱菔子 15g，香附 10g，黄连 1.5g，夜交藤 15g，合欢花 10g，谷芽、麦芽各 30g。

【功效】养胃清化，理气和胃。

【主治】萎缩性胃炎，伴肠上皮化生（中、重度），属胃阴不足、湿热内阻、气机不利者。症见胃脘痞胀隐痛，不知饥饿，口干欲饮，嗳气时作，舌尖微红，苔薄腻、黄白相间，脉细。

【用法】水煎服，每日 1 剂，服药后端坐 30 分钟。

【经验】本方中徐老巧妙地将润与燥相结合，选用麦冬养胃生津，草豆蔻、佩兰化湿和胃，诸药润中有燥，燥中有润，既润其阴，又燥其湿，刚柔相济，故获良效。徐老对于临床阴虚兼有气滞者，在养阴的同时还常加佛手花、绿梅花、白残花、合欢花、厚朴花等花类理气和胃，因普通理气药性多香燥，最易伤阴，而花类理气药微辛而不燥烈耗阴。徐老还指出，慢性萎缩性胃炎一般病史较长，病理性质多为虚实夹杂，治疗当根据虚实的孰轻孰重，或以扶正为主，或以祛邪为主，或扶正祛邪并举。治疗时不能认为萎缩性胃炎就是阴虚，而一味滋养胃阴，仍要坚持辨证论治。对有肠上皮化生、不典型增生者，可加薏苡仁、石见穿、白花蛇舌草、仙鹤草等；对舌红苔厚腻久治不化者，当提高警惕以防恶变，并及时复查胃镜。〔周晓红，徐丹华. 徐景藩教授临证治验举隅［J］. 江苏中医药，2007，39（3）：35-36〕

徐景藩：醒脾方

【组成】麦冬 20g，石斛 15g，芍药 15g，甘草 5g，陈皮 15g，佩兰 15g，鸡内金 15g，冬瓜子 30g，薏苡仁 30g，石菖蒲 10g，益智仁 10g，炒当归 10g，三棱 10g，五灵脂 10g，制香附 10g，谷芽、麦芽各 30g。

【功效】养胃醒脾，理气行瘀。

【主治】慢性食管炎、胆汁反流性胃炎，属脾胃不振、气滞血瘀者。症见胃脘及右胁下隐痛，偶及背部，食欲不振，口干欲饮水，偶有反酸，大便时干时溏，舌质暗，苔薄黏腻，脉弦细。

【用法】水煎服，每日 1 剂。

【经验】徐老认为：胃脘痛病久，由气及血，气滞血瘀，胃气不振，故食少神倦，气血精微不足。徐老认为关于脾病的治疗原则不外乎"虚则补之，实则泻之"，《素问·藏气法时论》早有"脾苦湿，急食苦以燥之……脾欲缓，急食甘以缓之，用苦泻之，甘补之"的理论，故徐老临证常用健脾益气法和理气醒脾法，前者适用于脾气虚证候，后者适用于气、食及湿滞胃脘。〔齐晓霞，鲍建国. 国医大师徐景藩诊治脾胃病案赏析［J］. 内蒙古中医药，2013（3）：74〕

郭子光：郭氏胃药

【组成】白及 60g，乌贼骨 60g，白芷 40g，煅瓦楞子 40g，肉桂 20g，砂仁 20g，丁香 20g，广木香 20g，甘草 20g，延胡索 20g。

【功效】温中祛寒，行气制酸。

【主治】胃及十二指肠溃疡、慢性胃炎，属中焦虚寒者。症见胃脘疼痛，胀满，喜温喜按，泛酸。

【用法】共研极细末瓶装，饭后2小时温开水调服，每次5g，每日3次。

【经验】本方以白及、乌贼骨收敛止血生肌，促进溃疡愈合，为主药；而胃脘痛满以气滞、血瘀、寒湿多见，故用瓦楞子、延胡索活血止痛；肉桂、砂仁、丁香、广木香温中行气；白芷为风药，风以胜湿；甘草和中。诸药配合，使中焦积气散，湿浊化，脉络通，而胃气和降，脾气舒展，升降有常，则溃疡之损伤易愈。阴虚者可加服一贯煎化裁；阳虚者可加服附子理中汤化裁；湿热郁遏者可加服黄连温胆汤化裁；气郁甚者可加服柴胡疏肝散化裁。

〔杨俐，李翔．国医大师临床经验实录·国医大师郭子光［M］.北京：中国医药科技出版社，2011，47-48〕

裘沛然：经验方 1

【组成】大黄 6g，黄连 6g，黄芩 10g，制附子 10g（先煎），白及 3g，参三七粉 3g（另冲），大贝母 10g，乌贼骨 15g。

【功效】苦寒清胃，辛热扶阳。

【主治】慢性浅表性胃炎、十二指肠球部溃疡，属胃中蕴热、胃络受损、阳气虚衰者。症见胃痛，泛酸，恶心，呕吐，心烦，口渴，畏寒，自汗出，大便色黑，舌淡红，苔黄，脉沉细。

【用法】水煎服，每日 1 剂。

【经验】裘老治疗本方证采用反激逆从法，即用反用、激用与主方药性相逆的药物从而增强药物作用的一种奇妙方法。在运用一般寒、热、攻、补药无效的情况下，采用本法往往能收到意外之效。例如在治疗热盛火炎病证的大剂寒凉方剂中加入一些温通之品，在治疗寒盛阳微病证的温热重剂中加入少量苦寒之药，在治疗气血阴阳虚衰病证的补益方剂中略加消导药物，在治疗寒热气血壅实病证的攻泻方剂中加入适当补益之品，等等，体现了相反相成的道理。它与反佐法的不同点在于：一是不局限于寒热药的使用范围；二是不局限于疾病出现假象的范畴，广泛应用于各种疑难病症。〔章进.裘沛然教授治疗疑难病症八法应用举隅［J］.江苏中医药，2003，24（10）：6-8〕

裘沛然：经验方2

【组成】高良姜12g，制香附12g，党参30g，生甘草24g，制半夏12g，川黄连12g，牡蛎30g，当归15g，川楝子10g，延胡索18g，小茴香12g，佛手4.5g。

【功效】疏肝和胃，辛开苦降。

【主治】慢性胃炎，属肝胃不和、升降失调者。症见胃脘作胀，频嗳气，劳累加重，进食后稍缓解，舌苔薄腻，脉弦滑。

【用法】水煎服，每日1剂。

【经验】裘老治疗胃病，惯用辛开苦降法。盖脾胃居中焦，为升降出入之枢纽。"六腑以通为补"，胃以通降为用。辛开苦降法具有开结、散郁、降逆、和中功效，正合胃腑之生理。本方取良附丸、半夏泻心汤、金铃子散意以疏肝和胃，辛开苦降，症状改善后可改用香砂六君子汤加减善后。〔裘沛然.裘沛然医案［J］.中医文献杂志，2002（1）：44-45〕

路志正：经验方1

【组成】橘叶、炒白芍、竹茹各 12g，苏梗 9g（后下），娑罗子9g，炒杏仁、厚朴花、郁金各 10g，清半夏 6g，玫瑰花、炒薏苡仁、炒枳实各 15g，甘草 3g，生姜 1 片。

【功效】疏肝健脾益胃。

【主治】食管炎、浅表性胃炎，属肝胃不和兼脾虚者。症见胃脘及左胁下胀痛，喜按、按之痛减，口干不欲饮，舌质暗滞，苔薄黄而干，脉细弱，右脉沉小滑。

【用法】水煎服，每日 1 剂。

【经验】本方中橘叶、白芍疏肝行气；苏梗、娑罗子理气宽中，和胃止痛；竹茹、半夏、杏仁下气散结；厚朴花、郁金行气宽中，疏肝利胆；甘草益气养阴安中，缓急止痛；炒薏苡仁、炒枳实健脾理气除痞。本方集疏肝理气、调和脾胃、醒脾化痰为一体，共同奏效。〔常红芳，刘惠文.路志正验案 1 则［J］.新疆中医药，2002，20（2）：61〕

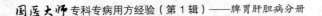

路志正：经验方 2

【组成】南沙参 9g，玉竹 12g，石斛 9g，白芍 12g，丹参 12g，柴胡 9g，甘松 9g，五灵脂 9g（包煎），檀香 9g（后下），谷芽、麦芽各 12g，瓦楞粉 15g（布包先煎）。

【功效】益气养阴，理气活血。

【主治】胃次全切术后胃痛，属胃阴亏损、脾气虚弱者。症见胃脘部疼痛，纳呆泛酸，时有呕吐，口渴欲饮，口中黏腻，大便秘结，小便黄，乏力，夜寐不安，面色萎黄，舌质暗红，苔黄腻，脉弦滑。

【用法】水煎服，每日 1 剂。

【经验】路老认为：胃次全切术后胃体缩小，胃气受损，功能减弱，生化乏源为病之本，既有阴津不足、肝旺脾虚、湿浊内蕴之证，又有痰血阻络、肝郁化火之候，但以胃阴亏损、脾气虚弱为主要矛盾。治疗当以益气养阴为主，佐以理气活血。胃体已经削伐，宜小其剂。症状减轻后，可用丸剂调理以巩固疗效。〔李连成.治复杂病证当抓主要矛盾——术后阴虚胃痛治验［J］.实用中医内科杂志，1988，2（3）：133〕

路志正：参荷二梅汤

【组成】西洋参 10g，芍药 10g，炙甘草 10g，鲜石斛 10g，乌梅 10g，生白术 6g，鸡内金 6g，生谷芽、生麦芽各 10g，绿萼梅 6g，荷叶 6g。

【功效】益气养阴，健脾和胃。

【主治】慢性萎缩性胃炎伴胃腺异常增生末期或伴有肠上皮化生，属气阴两伤者。症见胃脘胀饱，烧灼样疼痛，嘈杂厌食，进少量食物胀甚，嗳气，口舌干燥。

【用法】水煎服，每日 1 剂。

【经验】萎缩性胃炎伴胃腺异型增生，其病因病机复杂，临床症状多变。路老崇尚脾胃学说，在治疗上紧扣脾虚胃阴不足之本，用药轻灵、活泼，药味平和，不温不燥。参荷二梅汤方中西洋参、芍药、炙甘草益气养阴安中，缓急止痛，为君；鲜石斛、乌梅配芍药、炙甘草增加酸甘化阴之功，护阴生津，为臣；生白术、鸡内金、生谷芽、生麦芽健脾和胃消食，为佐；绿萼梅开胃生津，疏肝散郁，荷叶升清阳，鼓舞脾胃之气，共为使。气虚甚者加黄芪、大枣，热甚者加黄连，呕甚者加竹茹、半夏，脾约便艰者加瓜蒌皮、酒大黄，有瘀者加桃仁。〔杨丽苏.路志正治疗萎缩性胃炎伴胃腺异型增生的经验［J］.中国医药学报，1999，14（2）：56〕

颜正华：理气和胃汤

【组成】苏梗10g，香附10g，藿香10g，法半夏10g，茯苓30g，陈皮10g，旋覆花10g（包煎），煅瓦楞子30g（先煎），黄连3g，吴茱萸1g，炒神曲12g，炒酸枣仁20g，夜交藤30g，佛手6g，赤芍、白芍各15g。

【功效】理气化痰，和胃降逆。

【主治】胃脘痛，属痰湿中阻、肝胃失和者。症见胃脘胀痛，呃逆，食多则吐，口干，口苦，易上火，牙痛，牙龈出血，眠差，便溏，舌微红，苔黄腻，脉弦滑。

【用法】水煎服，每日1剂。

【经验】颜老认为：胃脘胀痛、呃逆、食多则吐、便溏，显然为中焦气机壅滞、升降失常所致。苔黄腻、脉弦滑，说明痰湿内蕴。患者易上火、牙痛、牙龈出血、口干苦为内有积热之象。本方重点针对痰阻气滞，用药以理气化痰、和胃降逆为主。方中藿香、法半夏、茯苓、陈皮、旋覆花、煅瓦楞子健脾化痰；陈皮、炒神曲、苏梗、香附、佛手疏肝理气，和胃降逆；炒酸枣仁、夜交藤养心安神；黄连、吴茱萸、赤芍、白芍为肝胃郁热而设。如胃脘胀痛止，睡眠可，但出现大便量少难解等症状，可综合病情，全盘考虑，去掉藿香、茯苓、香附、苏梗、炒神曲、炒酸枣仁、夜交藤、佛手，加用枳壳、决明子、全瓜蒌以清肝热润肠下气；针对上焦有热，可加用黄芩以清之。〔吴嘉瑞，张冰.国医大师临床经验实录·国医大师颜正华［M］.北京：中国医药科技出版社，2011，68-69〕

颜正华：黄芪建中汤合四君子汤加减

【组成】生黄芪 15g，党参 12g，炒白术 12g，茯苓 30g，升麻 3g，炒白芍 18g，炙甘草 6g，砂仁 5g（后下），炒薏苡仁 30g，炒枳壳 10g，大枣 6g，生姜 3 片，木香 3g。

【功效】温中健脾，和胃止痛。

【主治】胃痛，属脾胃虚寒者。症见胃脘隐痛，喜温喜按，胸口憋闷，嗳气，畏寒，肠鸣，大便不成形，舌暗，有瘀点，苔薄黄，脉弦细无力。

【用法】水煎服，每日 1 剂。

【经验】颜老认为：脾胃虚寒，致使胃失温养而作痛、喜温喜按；脾胃虚寒，升降失常，脾气不升则大便不成形，次数增多；胃失和降则打嗝。治脾常用健脾、益气、升提之品；治胃多用和中、养胃、降逆之药。阳虚必兼气虚，故颜老方用黄芪建中汤合四君子汤加减化裁。方用党参、炒白术、茯苓补气健脾；加甘温补气升阳之黄芪，增强益气建中之力，使阳生阴长，诸虚不足者得益；再添少量升麻助阳气升提；兼配白芍、甘草缓急止痛，炒薏苡仁健脾止泻，大枣与生姜补气和中降逆；并佐砂仁、炒枳壳、木香以温中、行气、止痛，使补而不滞。诸药合用，收效甚好。〔吴嘉瑞，张冰．国医大师临床经验实录·国医大师颜正华［M］．北京：中国医药科技出版社，2011，70-71〕

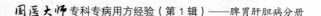

颜正华：益胃汤合生脉饮合四君子汤加减

【组成】党参12g，生黄芪15g，生白术15g，炒枳壳10g，陈皮10g，葛根5g，焦山楂、焦神曲、焦麦芽各12g，白芍15g，麦冬15g，茯苓30g，黄精15g，玉竹15g，当归10g，制何首乌30g，火麻仁12g。

【功效】补气益阴，和胃通腑。

【主治】胃下垂、慢性胃炎，属气阴两虚者。症见胃脘隐痛、坠胀，食欲差，眠差，心烦，肠鸣，大便结，小便黄，舌红少津，脉数无力。

【用法】水煎服，每日1剂。

【经验】脾胃虚弱不能上承津液、虚中有热，治宜益气养阴。方中颜老重用生黄芪配伍葛根等升提中气；党参、茯苓、陈皮、生白术健脾益气，促脾运化；白芍、麦冬、黄精、玉竹、制何首乌滋阴润燥，益肾和胃；当归、火麻仁、炒枳壳养血润肠，通腑气。诸药补润结合，升降相兼，益气扶中，和胃养阴，润燥通便，使阴生而气复。〔张冰，高承奇，邓娟，等.颜正华教授治疗胃下垂经验［J］.中华中医药学报（原中国医药学报），2006，21（6）：354-355〕

颜德馨：经验方

【组成】炒白术 9g，炒枳壳 5g，蒲公英 9g，砂仁 2.4g（后下），生麦芽 30g，檀香 1.5g，陈皮 9g，丹参 10g，佛手 4.5g，炙鸡内金 9g，八月札 9g，娑罗子 9g。

【功效】祛积滞，调升降。

【主治】残胃胃炎，属久病气阴两虚、术后瘀浊交阻、运化失司者。症见不思饮食，纳后即胀，得矢气而舒，面色不华，形体消瘦，舌淡苔微，脉沉细无力。

【用法】水煎服，每日 1 剂。

【经验】颜老认为：残胃胃炎，缘由胃大部切除术后瘀浊交阻，脾胃升降失职，运化失司。虽具气阴两虚，总属瘀浊中阻，虚实夹杂，用药不能仅着眼于"虚"。本方以张洁古之枳术丸固本清源为主，其中炒白术一味健运中土；生麦芽、炙鸡内金、丹参、蒲公英导滞化瘀清热；八月札、娑罗子疏肝理气；砂仁、檀香行气；因病久多郁，合生麦芽以复其春夏之令；佛手、陈皮行气化痰，合炒枳壳而取其苦降。积滞去，脾运健，升降复，一方而效。〔俞关全，章日初. 颜德馨治疗老年脾胃病经验［J］. 中国医药学报，1996，11（4）：38-39〕

颜德馨：黄芪建中汤加味

【组成】生黄芪30g，桂枝4.5g，杭白芍12g，生姜2片，九香虫2.4g，大枣4枚，炙甘草4.5g，饴糖30g（冲服），茯苓9g。

【功效】益气健脾，温中止痛。

【主治】消化性溃疡，属脾虚失运者。症见胃脘疼痛，畏寒喜暖，神疲纳少，便溏，舌淡，苔薄，脉虚弦。

【用法】水煎服，每日1剂。

【经验】仲景黄芪建中汤是治疗"虚劳里急、诸不足"的名方。颜老运用本方治疗胃脘痛的经验是：久痛入络，痛处固定不移，拒按者加九香虫、醋五灵脂；失血后贫血者加当归、龙眼肉；呕吐者加半夏、茯苓；泛酸嘈杂、口干脉数者去桂枝加蒲公英；便秘者加柿霜（另吞），并以蜂蜜代饴糖；兼胃下垂、胃黏膜脱垂者加炒升麻；胃纳不佳者加生麦芽、檀香。〔颜乾珍.颜德馨教授用经方治疗急难重症举案［J］.国医论坛，1992（3）：22-23〕

颜德馨：丹参饮合金铃子散加减

【组成】丹参 12g，檀香 2.4g，砂仁 2.4g，百合 9g，乌药 6g，生麦芽 30g，川楝子（金铃子）9g，延胡索 9g，蒲公英 10g，姜山栀 6g。

【功效】理气化瘀和胃，清热养阴止痛。

【主治】重度慢性活动性萎缩性胃炎伴不典型增生，属气郁血瘀、化热伤阴者。症见胃脘灼痛，痛有定处，按之不舒，食后为甚，舌紫、苔黄腻，脉弦细。

【用法】水煎服，每日 1 剂。

【经验】颜老认为：慢性萎缩性胃炎，反复发作，经年不愈，久病多瘀，故以丹参饮化瘀和胃为主方；瘀久化热而伤阴，则以蒲公英、山栀泄热，百合养阴；金铃子散理滞止痛。诸药合用，热、郁、瘀、虚兼顾，一方而效。若以胃镜下所见辨之，凡黏膜肿胀、充血或糜烂，皆属瘀热交结，投丹参饮。〔颜乾麟.国医大师临床经验实录·国医大师颜德馨［M］.北京：中国医药科技出版社，2011，169〕

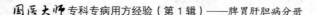

附：嘈　杂

　　嘈杂，是指胃中饥嘈，胸膈懊憹而不可名状而言。正如《景岳全书·嘈杂》中所载："其为病也，则腹中空空，若无一物，似饥非饥，似辣非辣，似痛非痛，而胸膈懊憹，莫可名状，或得食而暂止，或食已而复嘈，或兼恶心，而渐见胃脘作痛。"临证常有胃热、胃虚、血虚之别。胃热嘈杂多由饮食所伤，见舌红、苔黄，脉滑数；胃虚嘈杂多因素体虚弱、劳倦所致，可有胃气虚及胃阴虚之不同；血虚嘈杂兼见气血两亏之表现。嘈杂可出现于现代医学多种疾病之中，如胃及十二指肠溃疡、慢性胃炎和消化不良等。

　　本部分收录了张灿玾、张镜人、徐景藩、颜正华、颜德馨等国医大师治疗本病的验方5首。张灿玾擅用蒲公英清胃中郁热治嘈杂；张镜人善从气滞热郁论治慢性胃炎，从气虚血虚论治萎缩性胃炎；徐景藩以行气法治嘈杂，并把握兼证，灵活变通；颜正华治嘈杂多责肝郁，注重疏肝和胃；颜德馨治嘈杂参"邪伏膜原"之义，据达原饮立法。

张灿玾：经验方

【组成】白术6g，广木香4.5g，陈皮6g，制半夏6g，公丁香6g，蒲公英9g，炒黄连3g，吴茱萸3g，甘松9g，鸡内金9g，生甘草3g，生姜3片。

【功效】疏肝理脾，和胃缓中。

【主治】慢性胃炎，属脾阳不足、肝气犯胃者。症见上腹部不适，胃脘嘈杂，时发胃痛，遇寒尤甚，吐酸，嗳气，面色黄瘦，大便失调，舌淡红，苔白，脉弦迟。

【用法】水煎服，每日1剂。

【经验】张老认为：本方证多因久患胃疾，既伤肝气，又损胃气。肝郁化热，胃损伤阳，遂致寒热错杂，害及中焦，运化无力，气滞不通，则嘈杂痛作。阳虚阴滞，寒热错杂，中焦运气无力，已现溃疡之征。当调其脾胃，适其寒温，以助水谷之运化。本方义在疏肝理脾，和胃缓中，寒热并用，补泻兼行，故病向愈。特有蒲公英一药，多用于痈疽，今用此者，以清胃中郁热也。如陈士铎《本草新编》载："蒲公英，亦泻胃火之药，但其气甚平，既能泻火，又不损土，可以长服，久服无碍。"故胃中郁而生热者，亦常用之。〔张灿玾.国医大师临床经验实录·国医大师张灿玾［M］.北京：中国医药科技出版社，2011，106〕

张镜人：经验方

【组成】太子参10g，炒白术10g，杭白芍10g，炙甘草3g，怀山药10g，香扁豆10g，白及片10g，凤凰衣6g，煅瓦楞子15g，白螺蛳壳15g，乌贼骨15g，制香附10g，苏梗6g，徐长卿15g，香谷芽12g。

【功效】健脾和胃，制酸安中。

【主治】十二指肠球部溃疡、慢性浅表性胃炎，属肝气失疏、脾胃虚弱者。症见中脘嘈杂思食，食后则舒，时有泛吐酸水，大便溏薄，精神疲乏，舌体胖、质偏红、苔薄，脉细。

【用法】水煎服，每日1剂。

【经验】张老认为：本方证以脾胃虚弱为主，胃失和养则嘈杂思食，故以太子参、白术、山药、扁豆健脾而和胃，杭白芍配炙甘草缓急和中，选用煅瓦楞子、白螺蛳壳、乌贼骨中和胃酸，白及、凤凰衣保护胃黏膜，诸药相配，有利于溃疡修复，脾胃气虚得以调整则胃气和而嘈杂亦愈矣。〔王松坡.国医大师临床经验实录·国医大师张镜人［M］.北京：中国医药科技出版社，2011，108〕

徐景藩：经验方

【组成】炒川黄连 3g，制川朴 10g，炒枳壳 10g，陈皮 10g，法半夏 10g，制香附 10g，五灵脂 10g，黑丑 10g，高良姜 5g，佛手 10g，白芍 15g，炙甘草 3g，麦芽 30g，通草 5g。

【功效】清热化浊行气。

【主治】慢性胃炎，属湿热气滞证者。症见上腹部痞胀、嘈杂，终日难忍，不知饥，进食减少，得食后饱胀，嗳气不遂，得矢气则舒，大便不黑，舌质淡红，舌苔腻，边白中黄，脉象稍弦。

【用法】水煎服，每日 1 剂。

【经验】徐老认为：胃腑体阴用阳，气滞不畅，兼有湿热，体用失常，通降失司。本方以川朴行气除满，伍陈皮、半夏化湿；五灵脂与香附、黑丑分别为"五香丸""灵丑散"方，三药相配，善于泻浊；以通草通达宣畅，枳壳、佛手、麦芽和中理气助运化；白芍为柔润之品，以冀刚柔相济，使胃中湿去、气行、浊化，症状得以缓解。苔腻已化之后，可去川黄连、高良姜，加麦冬。〔徐景藩.徐景藩脾胃病治验辑要［M］.南京：江苏科学技术出版社，1999，182-183〕

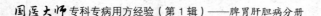

颜正华：经验方

【组成】柴胡、枳壳、香附、赤芍、白芍、苏梗、刺蒺藜、菊花、法半夏各 10g，厚朴 6g，茯苓 20g，黄连 2g，吴茱萸 1.5g，全瓜蒌 30g。

【功效】疏肝和胃，清热化痰，疏散风热。

【主治】慢性胃炎，属肝郁化火，兼有血分风热者。症见胃中嘈杂，时而嗳气，不能食酸甜，食则反酸，并见口干口苦，咽中如有物，身有红疹刺痒，大便干，虽日一行，但不畅，舌红，苔薄黄，脉弦滑。

【用法】水煎服，每日 1 剂。

【经验】肝郁化火犯胃，风热入血而致嘈杂，肝郁化火灼津为痰而致梅核气，颜老主以疏肝和胃，投刺蒺藜、香附、苏梗、白芍、吴茱萸，其中刺蒺藜又能疏散血分风热；同时加柴胡、菊花、赤芍、黄连以加强疏肝和胃和清热之力；又加茯苓、半夏、厚朴合全瓜蒌，以求理气祛痰与清热通肠两相宜。另外，方中赤芍、刺蒺藜、菊花等药相合，又能凉血活血，散风止痒，使疹痒早消。〔常章富.颜正华临证验案精选［M］.北京：学苑出版社，1996，35-36〕

颜德馨：连朴饮加味

【组成】煨草果 4.5g，黄连 4.5g，厚朴 9g，藿香 9g，佩兰 9g，石菖蒲 9g，薄荷 4.5g，砂仁 3g，白蔻仁 3g，生麦芽 30g，檀香 1.5g，神曲 9g。

【功效】理气化湿，升清降浊。

【主治】慢性胃炎，属脾胃阳虚、湿邪黏滞者。症见胃脘部嘈杂，胃胀，无胃痛，伴口干，口中黏腻感，胃纳如常，大便不畅，舌苔垢腻满布，脉濡滑。

【用法】水煎服，每日 1 剂。

【经验】颜老认为：潮湿之气入口鼻，至募原（膜原），分布三焦，致脾胃之阳不足，中焦湿邪缠绵不化。胃脘部嘈杂，口黏便溏，舌苔垢腻满布，脉濡滑，均为湿象。其参"邪伏膜原"之义，据达原饮立法。方中黄连、厚朴辛开苦降为君；石菖蒲、草果芳香辟秽，逐募原之邪为臣；佐用藿香、佩兰、薄荷芳香化湿，砂仁、白蔻仁宽中理气；檀香、麦芽鼓舞胃气为使。〔颜乾麟.国医大师临床经验实录·国医大师颜德馨〔M〕.北京：中国医药科技出版社，2011，173-174〕

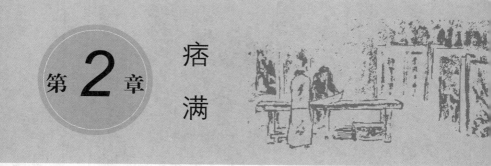

第 **2** 章 痞满

痞满是由于中焦气机阻滞，升降失常，出现以胸腹痞闷、胀满不舒为主症的病证。一般望之无胀大之形，触之无块，按之柔软，压之不痛。本病起病缓慢，时轻时重，呈反复发作的慢性过程。按部位可划分为胸痞、心下痞等，心下即胃脘部，故心下痞又可称为胃痞。本病首见于《黄帝内经》，称为痞、满、痞满、痞塞等，其病位主要在胃脘，但与肝、脾密切相关。其致病原因，有表邪入里、饮食不化、情志失调、脾胃虚弱等，但病机关键在于脾胃功能障碍，致中焦气机阻滞，升降失常而发。西医学中的慢性胃炎、胃神经官能症、胃下垂、消化不良等疾病，当出现以胃脘部痞塞、满闷不舒为主要表现时，均可参考本章内容辨证论治。

本章收录了方和谦、朱良春、任继学、李玉奇、李振华、何任、张琪、张镜人、周仲瑛、徐景藩、郭子光、路志正、颜正华、颜德馨等国医大师治疗本病的验方33首。方和谦认为痞满一证须辨虚实寒热而治之；朱良春重药轻投，用一味苍术治胃痞；任继学用附子泻心汤辛开苦降除痞；李玉奇养阴益胃治胃痞；李振华总结出治胃

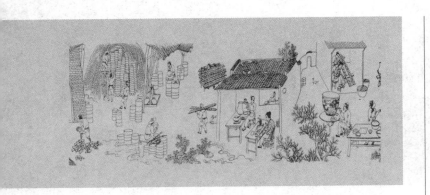

必涉及肝脾的诊治经验，自拟脾、肝、胃同治的李氏香砂温
中汤加减治疗；何任采用辛开苦降法，重在散痞和胃；张琪
寒温并用，治痞满以清泄胃热、温运脾阳为法；张镜人倡用
健脾疏肝法；周仲瑛采用温清通补之剂治胃痞；徐景藩从气
论治胃下垂，擅用升降调气法，同时用药润燥得宜，养护胃
膜；郭子光认为慢性胃炎常夹湿滞，兼湿热者可于经验方中
加黄连治之；路志正采用泻心汤治痞证；颜正华治疗痞满以
调理脾胃、行气除痞为基本法则进行辨证施治；颜德馨擅用
苍术、白术调治脾胃。

方和谦：温胆汤加减

【组成】陈皮 10g，法半夏 6g，茯苓 10g，炙甘草 5g，竹茹 6g，枳壳 6g，干姜 2g，薄荷 5g，佩兰 6g，莱菔子 6g，炒谷芽 12g，焦神曲 6g，生谷芽 10g，麦冬 10g。

【功效】理气化痰，和胃消痞。

【主治】痞满，属脾胃不和、升降失调者。症见胃脘胀满，纳后加重，时呃逆，厌油腻，无恶心，尿少，大便干，舌质淡红，舌苔白，脉缓。

【用法】水煎服，每日 1 剂。

【经验】《素问·痹论》载："饮食自倍，肠胃乃伤。" 饮食不节，使胃腑受损，失却和降，影响脾的传输功能，而致食滞胀满，气机不畅，则见胃胀、呃逆、厌油腻。"胃不和则卧不安"，故眠差。温胆汤主治痰热上扰，虚烦不得眠。方中用半夏和中止呕，消痞散结；陈皮理气化痰；茯苓、甘草健脾利湿，湿化则痰消；加枳壳、竹茹、干姜祛痰、止呃逆；莱菔子、生谷芽、焦神曲、炒谷芽消食导滞；佐佩兰芳香化浊。全方理气化痰和中则胃胀消失。〔方和谦.中国现代百名中医临床家丛书·方和谦［M］.北京：中国中医药出版社，2008，50-52〕

方和谦：香砂六君子汤加减

【组成】陈皮 10g，法半夏、焦神曲、焦麦芽、老苏梗各 6g，砂仁 3g，茯苓、白术各 10g，莱菔子、香附各 6g，旋覆花 10g，炒枳壳 6g，广木香 5g。

【功效】健脾和胃，理气消胀。

【主治】慢性萎缩性胃炎，属脾胃不和、气机阻滞者。症见胃脘饱胀、嘈杂不舒、嗳气频作、嗳气后则舒，无泛酸，大便不畅，舌质正常，舌苔薄白，脉弦缓。

【用法】水煎服，每日 1 剂。

【经验】本方组成为香砂六君子汤去人参、炙甘草，虑其可增脘胀而不用之。方中苏梗宽胸和中，陈皮、砂仁、莱菔子、广木香理气健脾和中，炒枳壳、香附疏肝理气和中，法半夏、旋覆花降胃气之逆而和中，焦神曲、焦麦芽、莱菔子消食导滞而和中。综观全方，虽均为常用之药味，但配伍严谨，多方位用药，抓住脾胃升降纳化之关键，以求速效。再者，方中理气药味有 9 味之多，但药量均轻，既能除病，又不伤正，两全其美。〔范春绮.方和谦保胃气安五脏的学术经验［J］.北京中医，2000（3）：3-5〕

朱良春：苍术饮

【组成】苍术 20g。

【功效】升清运脾，益胃除湿。

【主治】胃下垂，属脾虚中气下陷者。症见脘痞坠胀，得食脘痛，肢乏神疲，舌淡苔薄，脉象细软。

【用法】滚开水冲泡，少量频饮代茶，每日 1 剂。

【经验】茅苍术辛苦温，入脾、胃二经，为燥湿健脾、解郁辟秽之要药。朱老受许叔微用苍术丸治"膈中停饮……已成癖囊"之启示，遂用苍术饮治胃下垂。朱老认为，胃下垂多属脾虚中气下陷之候，盖脾虚之证，运化失健，势必夹湿，湿浊不得泻化，清气岂能上升。故以苍术 20g 泡茶饮服，服后并无伤阴化燥之弊，盖以其能助脾散精也。〔朱建平，马旋卿，强刚，等.朱良春精方治验实录〔M〕.北京：人民军医出版社，2010，47-49〕

任继学：附子泻心汤

【组成】附子 15g，姜黄连 5g，酒黄芩 15g，酒大黄 3g，加蜜升麻子 3g，半夏 4g。

【功效】泄热除痞。

【主治】痞满，属肝郁克脾，中焦不运，经疏肝理气之品治疗不愈、日益加重者。饭前轻、饭后重，逸则轻、劳则重，嗳气不出，遇寒亦甚，遇热亦甚，二便如常，舌质淡红，苔腻、黄白相兼，脉沉弦而迟。

【用法】水煎服，每日 1 剂。

【经验】任老认为：肝气郁滞，木克脾土，脾之运化无权，脾气不升、胃气不降，中焦不运，而致痞满。又过用理气之品，一伐肝木，二伤中土，中焦壅滞，痞塞加重。惟用附子泻心汤以三黄泄热除痞，附子温经扶阳，诸药合用，共建其功。〔南征，任喜尧.任继学教授医案选［J］.吉林中医药，1987（2）：4-5〕

李玉奇：养阴益胃汤

【组成】苦参 10g，黄芪 10g，生地榆 20g，石斛 20g，知母 20g，白蔹 20g，马齿苋 20g，桃仁 15g，鳖甲 20g，槟榔 20g。

【功效】益气养阴，活血化瘀。

【主治】浅表萎缩性胃炎，属阴虚血燥者。症见中脘胀闷，疼痛不显，时有呃逆，口吐清水或苦水，胃脘嘈杂、灼热，口干饮水但不欲咽，形体消瘦，面垢神疲，舌体瘦薄，干燥少津，苔白腻，脉弦细或弦实有力。

【用法】水煎服，每日 1 剂。

【经验】本方中黄芪、苦参、生地榆为君药。黄芪益气固卫和敛脾阴，排脓而生肌，益三焦元阳，补五脏诸虚不足，其性不温不燥不伤胃津；苦参味大苦而寒，苦以燥脾胃之湿，兼泄气分之热，亦清血分之热，当胃湿热盛者，则口淡不欲食，惟苦参则能润之；地榆凉血止血，其性主收敛，既能清降又能收涩。故谓清则不虑其过泄，涩亦不虑其过滞。三药合参为君，所能补之于气，降之于火，近而胃阳得以升发，脾阴得以和谐，使胃气来复。石斛、知母联味为臣，意在滋养胃津以防燥，尚能补脾阴之不足；白蔹、马齿苋、桃仁功在活血以解毒，毒去瘀自消，并佐其不腻；鳖甲、槟榔软坚化积而疏郁滞、化腐而生新。诸药相须相补，补中有攻，攻而不伤胃气，滋阴软坚两相调和而凉血解毒，使脾阴得救。口干欲呕者加芦根 25g、白茅根 15g、葛根 10g、天冬 20g；膈逆于喉间至食道上端，疑有异物感者加桔梗 20g、木通 10g、昆布 20g、海藻 20g、射干 15g。〔李玉奇．医门心镜〔M〕．沈阳：辽宁科学技术出版社，2001，29-30〕

李振华：李氏香砂温中汤加减

【组成】党参 15g，白术 20g，茯苓 15g，陈皮 10g，半夏 10g，木香 10g，砂仁 6g，香附 12g，枳壳 10g，川芎 10g，炙甘草 5g。

【功效】健脾疏肝，和胃降逆。

【主治】慢性浅表或萎缩性胃炎伴肠化生，属脾虚肝郁、胃失和降者。症见胃脘胀满，隐痛时作，连及两胁，舌质淡，体胖大，边有齿痕，苔薄白而润，脉弦细无力。

【用法】水煎服，每日 1 剂。

【经验】李老认为：饮食所伤，损及脾胃，脾虚运化失司，胃弱失其和降，则致胀满、胃痛、纳差等症；脾虚日久，"土虚无以荣木"，加之情志所伤，使肝脏疏泄失常，则胀痛连及两胁；气虚血亏，形体失养，则面色萎黄，消瘦乏力；舌脉均为脾虚肝郁之象。其证总属脾虚、肝郁、胃滞。香砂温中汤方中以党参、白术、茯苓、炙甘草取四君子汤义，补中益气、健脾养胃，立足补虚；辅以陈皮、半夏、枳壳助胃之降，行胃之滞；木香、砂仁助脾之运，疏脾之郁；香附、川芎既为气中血药，又为血中气药，以理气和血、疏肝解郁，取"治肝则可安胃"。诸药相合，共奏健脾益气、疏肝解郁、和胃降逆之功，药证相符，则取效彰著。李老认为，胃黏膜萎缩，特别是伴肠化生者，亦称癌前病变，属难治之证。方药有效，亦需坚持服药，在食欲增加，胃消化功能尚未恢复之时，宜适量控制饮食，并防止情志所伤。〔郭淑云.李振华教授治疗痞满经验［J］.中医研究，2007，20（7）：49-50〕

何 任：补中益气汤加减

【**组成**】党参 12g，黄芪 15g，炙甘草 9g，炒白术 9g，当归 9g，升麻 4.5g，柴胡 6g，陈皮 6g，枳壳 9g，广木香 4.5g，神曲 12g。

【**功效**】补中升阳。

【**主治**】胃下垂，属脾胃气虚、中阳不振者。症见纳滞，腹胀坠，噫嗳肠鸣，食后明显，平卧则渐缓解。

【**用法**】水煎服，每日 1 剂。

【**经验**】脾胃位于中焦，最易受伤。何老治疗本病从脾胃气虚、中阳不振论治，采用补中益气汤以升提中气。方中黄芪补肺固表，为君；党参、甘草补脾益气，和中泻火，为臣；白术燥湿强脾，当归和血养阴，为佐；升麻升阳明清气；柴胡升少阳清气；加陈皮、枳壳以通利其气；广木香、神曲温中行气，消食导滞。全方共奏举提中气、振复脾阳之功。〔何任. 何任临床经验辑要［M］. 北京：中国医药科技出版社，1998，451〕

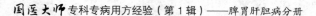

何 任：舒胃饮

【组成】白芍 9～15g，炙甘草、姜半夏、黄芩、川朴各 9g，干姜 4～6g，黄连 3g，蒲公英 15～30g。

【功效】和胃降逆，开结散痞，缓急止痛。

【主治】慢性胃炎，属胃失和降者。

【用法】水煎服，每日 1 剂。

【经验】本方乃从半夏泻心汤合芍药甘草汤加减化裁而成。芍药甘草汤以芍药为君，养营和血，缓急止痛；甘草补中缓急，为佐使，两者合用，酸甘化阴，共奏养血柔肝、缓急止痛之功。"……若厥愈足温者，更作芍药甘草汤与之，其脚即伸"。因此，芍药甘草汤亦解痉挛而止痛。两方合而用之，取其缓急解痉也。加川朴苦辛而温，以其燥湿散满以运脾，行气导滞而除胀。中虚者酌加太子参或党参；大便干结者减黄连，或酌加火麻仁。〔何任著述，何若苹整理．中国百年百名中医临床家丛书·何任［M］．北京：中国中医药出版社，2001，38〕

何 任：辛苦消痞方

【组成】姜半夏 9g，干姜 6～9g，黄芩 9g，黄连 3g，太子参 15g，厚朴 9g，陈皮 6g，白芍 15g，蒲公英 15～30g。

【功效】散痞和胃。

【主治】痞满，属胃气不和者。症见胃脘胀满不舒，或如物塞滞，不痛，噫嗳不爽，干呕时作，纳滞，大便干稀不调，苔白，脉弦或濡。

【用法】水煎服，每日 1 剂。

【经验】何老用散痞和胃法，系效法仲景"半夏泻心汤"法而设，胀满而不痛是本法之主要适应证。本方以半夏、干姜、陈皮、厚朴辛开温散和胃，降逆以消痞；佐黄芩、黄连、蒲公英，苦寒降火以清热；辅以太子参、白芍等补中益气，以扶正祛邪。全方辛苦并用以顺其升降，寒热并进以和其阴阳，补泻同施以调虚热。立意周全而旨在调和胃气，复其升降，达到散痞和胃除病之目的，凡胃病以胀满不适为主者，加减治之，屡用达效。便秘者黄连减量，加生大黄 3g，或麻仁 15～20g，便溏次数多，加苍术 12～15g；干呕频作加沉香曲 9g；纳滞加神曲 9g、鸡内金 9g；伴隐痛者加延胡索 9g。〔全国梁，何若苹.何任教授学术经验及临证特色撷英［J］.浙江中医学院学报，1997，21（3）：1-3〕

何 任：甘露消毒丹加减

【组成】藿香梗 9g，绵茵陈 15g，木通 3g，白蔻仁 3g，石菖蒲 4.5g，生甘草 6g，厚朴 4.5g，净滑石 12g，连翘 12g，黄芩 6g，浙贝母 9g，沉香曲 9g。

【功效】清热利湿，和胃消胀。

【主治】胃肠功能紊乱，属湿热蕴结者。症见脘腹胀滞，时有肠鸣便泻，苔黄，脉涩滞。

【用法】水煎服，每日 1 剂。

【经验】《黄帝内经》载："湿胜则濡泄，甚则水闭胕肿。"湿为阴邪，其性重浊黏腻，易伤阳气，亦碍气机。湿在上则首如裹，湿在中则胸痞脘闷、恶心呕吐，湿在下则小便不利、大便反快。本方证为湿热蕴结于中、下焦。所用方中藿香梗、茵陈芳化清利，为君药；黄芩、连翘清热解毒，石菖蒲、白蔻仁宣畅气机、开清湿浊，共为臣药；浙贝母清解散结，滑石、木通清利湿热，厚朴、沉香曲理气化湿、和胃止痛，共为佐药；使以生甘草解毒、调和诸药。各药合用，使湿化热清、气机畅利，则腹胀、泄泻均解。〔何任.何任临床经验辑要［M］.北京：中国医药科技出版社，1998，450-451〕

张 琪：经验方

【组成】生地黄 10g，黄芩 15g，黄连 10g，茵陈 15g，麦冬 15g，石斛 15g，砂仁 15g，公丁香 7g，干姜 7g，厚朴 15g，枳实 10g，姜黄 15g，紫苏 15g，半夏 15g，陈皮 15g，草果仁 10g，白蔻仁 15g，八月札 10g，鸡内金 15g，神曲 15g，麦芽 30g，山楂 15g，甘草 10g。

【功效】清泄胃热，温运脾湿。

【主治】慢性萎缩性胃炎，属脾湿胃热者。症见胃脘痞满，伴口干、口苦，面色晦暗而黄，神疲乏力，舌质红而暗，苔白厚腻少津，脉弦滑数。

【用法】水煎服，每日 1 剂。

【经验】张老根据舌脉辨证此方证为脾湿胃热、湿热中阻，治疗寒温并用，以清泄胃热、温运脾阳为法则。方中生地黄、黄芩、黄连、茵陈苦寒清泄胃热，胃热清则气降而下行；胃热久则耗伤胃阴，故用麦冬、石斛甘寒生津养胃阴；砂仁、公丁香、干姜、紫苏、白蔻仁、草果仁芳香辛散化湿，温运脾阳醒脾气，脾湿除则恢复其运化升清之功能；脾胃为气机升降之枢纽，湿热中阻，气机阻滞则生中满，加厚朴、枳实、姜黄、八月札以行气开郁除满；半夏、陈皮健脾燥湿，以助脾运；神曲、山楂、鸡内金、麦芽健脾消食，以助脾胃运化之功能；甘草调和诸药。考虑发病时间较久，"久病多瘀"，故可随症加桃仁、三棱、莪术以疏肝活血消瘀。本法寒温并用，苦寒不伤胃，温燥不伤阴，配伍得当，实为良方。〔李淑菊，张玉梅.张琪教授治疗疑难杂症经验撷菁［J］.中医药学刊，2004，22（5）：785〕

张镜人：消痞方

【组成】地枯蒌 15g，生白术 9g，苏梗 6g，香附 9g，砂仁 3g，黄芩 9g，广郁金 9g，延胡索 9g。

【功效】健脾益气，疏肝和胃，降逆止呕，消痞散结。

【主治】慢性胃炎、功能性消化不良及其他慢性胃病见痞满证者。

【用法】水煎服，每日 1 剂。

【经验】本方君药为地枯蒌、白术。地枯蒌味甘辛性平，能顺气开郁，消胀除满，化积祛痰，为理气畅中之品；白术味苦甘性温，能健脾燥湿，和中补阳，暖胃消谷，为健脾燥湿助运之要药，二者相合，补中兼疏，行气而不耗气，补气而不壅滞，恰中病机。臣药为苏梗、香附。苏梗温中行气，解郁止呕；香附疏肝理气，解郁宽中，畅行三焦之气机。佐药为广郁金、延胡索、黄芩。广郁金理气解郁，化瘀止痛，辛开苦降，清扬善窜；延胡索性温味苦，活血化瘀，行气止痛，消积散结，能行血中气滞，气中血滞；黄芩性寒味苦，清热燥湿，泻火解毒。使药为砂仁，可化湿醒脾，行气和胃宽中，且调和诸药。诸药相配，升降相因，肝脾同治，寒温并用，气血同调，使气机通利，脾胃升降斡旋之职得复，痞满症状得以缓解或消失，疾病痊愈。〔王松坡.国医大师临床经验实录·国医大师张镜人［M］.北京：中国医药科技出版社，2011，36-37〕

周仲瑛：经验方 1

【组成】太子参 10g，黄连 3g，法半夏 10g，焦白术 10g，炒枳壳 6g，焦山楂、焦神曲各 10g，炒谷芽、炒麦芽各 10g，玫瑰花 5g，白残花 5g，炮姜 2.5g，广木香 5g，砂仁 3g（后下）。

【功效】清热利湿，调气消痞。

【主治】痞满，属胃虚气滞、湿阻热郁者。症见形瘦，食欲不振，胸脘痞闷，夜晚加重，纳呆明显，舌常有火辣感，质红，苔薄黄微腻，脉弦细。

【用法】水煎服，每日 1 剂。

【经验】周老认为：本病虽有气滞、热郁、湿阻、寒凝、中虚等多端，或夹痰、或夹食，但其基本病机总属胃气壅滞，邪实为滞，正虚亦能为滞。治疗常以"通降"为原则，通则胃气和降，不致滞而为痞为胀为满。本方中仅选用半夏泻心汤中的参、夏、连、姜 4 味，辛开苦降之意已备，并以太子参之柔缓易人参恐其偏温之性，小量炮姜易干姜嫌其过于辛热，力求用药轻灵；又用枳术丸加玫瑰花、木香、砂仁、焦山楂、焦神曲、炒谷芽、炒麦芽等以理气运脾、和中醒脾；白残花一味能助黄连以清利湿热。〔叶放，霍介格，周仲瑛 . 周仲瑛教授辨治脾胃病验案探析［J］. 南京中医药大学学报，2005，21（3）：180-181〕

周仲瑛：经验方 2

【组成】太子参 10g，麦冬 10g，炒白芍 10g，炒枳实 15g，生白术 10g，法半夏 10g，黄连 2.5g，吴茱萸 2g，炒谷芽、炒麦芽各 10g，玫瑰花 5g，砂仁 3g（后下），炙鸡内金 10g。

【功效】健脾益气，通利腑气。

【主治】慢性胃炎伴肠上皮化生、不典型增生，属胃弱气滞、津气两伤、和降失司者。症见胃脘痞胀不舒，时轻时重，纳谷量少，餐后如窒，嗳气则舒，胃冷喜食温，泛酸不多，大便干结，舌质偏红，苔薄黄，脉细弱。

【用法】水煎服，每日 1 剂。

【经验】周老认为：本方证以胃津气两伤并出现热象为特点，寒热虚实错杂，多证并存。周老选用太子参、麦冬、白芍酸甘以化阴；枳实、白术、半夏、砂仁、玫瑰花、鸡内金健运脾胃，并能通利腑气；更选少量黄连、吴茱萸组成左金丸，取黄连之苦寒以清泄胃热，吴茱萸之辛热以开郁结。全方酸、甘、辛、苦、寒、热并用，使腑气通，胃气顺，故能获效。〔叶放，霍介格，周仲瑛.周仲瑛教授辨治脾胃病验案探析［J］.南京中医药大学学报，2005，21（3）：180-181〕

周仲瑛：经验方 3

【组成】党参、焦白术、炒枳壳、茯苓各 10g，炙甘草、淡干姜、花椒壳各 3g，砂仁 3g（后下），制香附 10g，高良姜、川桂枝各 6g。

【功效】温运中焦，理气化饮。

【主治】痞满，属气（阳）虚夹饮者。

【用法】水煎服，每日 1 剂。

【经验】本方为理中汤、苓桂术甘汤、良附丸合方。方中党参补气健脾，振奋脾胃功能；花椒壳、干姜温运中焦，祛散寒邪，恢复脾阳；白术健脾燥湿；茯苓健脾利湿；砂仁行气健胃，化湿止呕；炒枳壳温中行气；川桂枝温阳降逆；高良姜味辛大热，温中暖胃，散寒止痛；制香附疏肝开郁，行气止痛；炙甘草调和诸药而兼补脾和中。诸药相配，共奏理气化饮、和胃除痞之功。〔周仲瑛 . 中国百年百名中医临床家丛书 · 周仲瑛〔M〕. 北京：中国中医药出版社，2004，99-100〕

周仲瑛：连朴饮加减

【组成】黄连 3g，黄芩 6g，厚朴 5g，草豆蔻 3g（后下），炒枳壳 10g，砂仁 3g（后下），橘皮、竹茹各 6g，芦根 15g，炒谷芽 10g。

【功效】清热化湿，开结除痞。

【主治】浅表性糜烂性胃炎，属久病胃虚、湿热中阻、胃气壅滞、气机失调者。症见胃脘痞闷、阻塞不舒，食少，口苦口黏，间或恶心，大便日行、质烂，舌边尖红，苔黄浊腻，脉濡数。

【用法】水煎服，每日 1 剂。

【经验】本方中黄连、黄芩清热燥湿，厚肠止泻；厚朴行气化湿，消痞除闷，三药相配，苦降辛开，使气行湿化，湿去热清，升降复常。芦根清热除烦止呕；橘皮、竹茹既可降逆止呕，又可清热安胃；草豆蔻、炒枳壳温中祛寒，行气燥湿；砂仁行气健胃；炒谷芽健脾开胃，行气消积。〔王晓岩，曹学君.周仲瑛胃病治验［J］.中国社区医师，2007，23（20）：35-36〕

周仲瑛: 清中蠲痛饮

【组成】黄连 3g, 黑山栀 10g, 蒲公英 10g, 香附 10g, 川楝子 10g, 苏梗 10g, 法半夏 14g, 橘皮 6g。

【功效】清中泄热, 行滞散郁。

【主治】慢性浅表性胃炎活动期, 属气滞热郁化火、胃失通降者。症见胃中有灼热感, 嗳气频而不畅, 嘈杂持续不解, 口苦, 舌质红, 苔黄微腻, 脉弦滑。

【用法】水煎服, 每日 1 剂。

【经验】周老认为: 肝胃不和, 气滞火郁, 致痞胀连及两胁、嗳气不畅、胃中灼热、嘈杂; 治当清中泄热、理气开痞, 辛通以散郁, 苦降以泄热。方选清中蠲痛饮、左金丸等, 药用黄连、山栀、苏梗、香附、吴茱萸、川楝子、白芍、厚朴花、绿梅花等。吐酸加煅瓦楞子、海螵蛸; 气火伤阴者酌加麦冬、石斛、沙参、天花粉、芦根。
〔王晓岩, 曹学君.周仲瑛胃病治验〔J〕.中国社区医师, 2007, 23 (20): 35-36〕

周仲瑛：苓桂术甘汤加减

【组成】炙桂枝 6g，茯苓 10g，焦白术 10g，炙甘草 3g，枳壳 10g，潞党参 10g，淡干姜 3g，砂仁 3g（后下），花椒壳 3g，制香附 10g，高良姜 6g。

【功效】温中化饮，行气止痛。

【主治】胃下垂，属胃弱气滞饮停者。症见胃痛，痞胀，胃中如囊裹水，大便干结，苔薄，脉细。

【用法】水煎服，每日 1 剂。

【经验】"饮为阴邪，非阳不化"。周老取苓桂术甘汤配花椒壳温中化饮，并合理中、良附、香砂养胃类以温阳调中、运脾行气治疗本方证。其中枳壳能增强胃肠功能，加强肌张力和胃肠的节律性蠕动，随证配伍治胃下垂有效。本方谨守病机，审因论治，不囿于"益气升提"之法，足为楷模。〔徐青.周仲瑛教授验案 2 则［J］.南京中医学院学报，1994，10（3）：53〕

徐景藩：经验方 1

【组成】石菖蒲 5g，通草 3g，佩兰 10g，藿香 10g，黄连 1.5g，太子参 12g，麦冬 10g，炙鸡内金 10g，陈皮 6g，谷芽、麦芽各 20g，炙甘草 3g。

【功效】清热除湿，疏通胃窍。

【主治】浅表性胃炎、十二指肠炎、胃下垂，属胃瘅未醒、机窍不畅者。症见胃脘痞胀，纳少便溏，嗳气不畅，头昏神倦，苔薄白，脉细数。

【用法】水煎服，每日 1 剂。

【经验】徐老认为：湿蕴胃窍，久则郁而化热，病属胃瘅；热郁不除，又易戕伤胃阴，以致既有湿蕴热郁于中，又见胃阴亏损之证。治疗应权衡兼顾，用药宜润燥相合，刚柔相济，故方中既有石菖蒲、藿香、佩兰、黄连之刚燥，又有麦冬、太子参之柔润，使湿热得以清除，阴津得以护存，胃窍得以开通，病情遂有好转。〔徐青.徐景藩教授治疗胃病经验举隅［J］.临证经验，2013（18）：81〕

徐景藩：经验方 2

【组成】茵陈 15g，黄芩 10g，柴胡 6g，鸡内金 10g，海金沙 15g，藿香、大腹皮、厚朴、陈皮各 10g，白芍 15g，枳壳、绿梅花各 10g。

【功效】清肝利胆，化湿和中。

【主治】重度浅表性胃炎、慢性萎缩性胃炎，属胆胃同病、湿热中阻、湿重于热、中焦气滞者。症见脘腹痞胀较甚，心下灼热，嗳气、矢气则舒，右背酸痛，口中无味，舌质淡红，苔薄腻、白多黄少，脉象细弦而小数。

【用法】水煎服，每日 1 剂。

【经验】徐老认为：胆胃同病，不论何种证型，均应考虑"六腑以通为用"的特点，以"通降为顺"、疏肝利胆、和胃降逆为基本治疗大法。湿热明显者可配用大黄（生用或制用）、枳壳清里通下，通腑利胆。大便一旦通畅，则气机调畅，往往脘腹胀满疼痛、嗳气、口苦等症状随之减轻。对于阴虚气滞者，既要慎用滋腻碍胃之品，以防愈补愈滞，又要选择理气不伤阴之剂，寓通补兼顾之意。可灵活选用麦冬、石斛、玉竹等清养之品，佛手、绿梅花、制香附、陈香橼等微辛不燥、行气消胀之品，不致伤阴。〔徐江雁，鲁蒐，杨建宇，等.国家级名老中医胃病验案良方［M］.第 2 版.郑州：中原农民出版社，2010，222-223〕

徐景藩：柴胡疏肝饮合解郁合欢汤加减

【组成】柴胡 6g，白芍 10g，枳壳 10g，茯苓 10g，炙鸡内金 10g，槟榔 10g，延胡索 10g，全瓜蒌 15g，当归 10g，甘草 6g。

【功效】疏肝解郁，理气和胃降逆。

【主治】慢性浅表性胃炎（中度）、胃下垂，属肝胃不和者。症见胃脘痞胀，痛延及胁，胸咽不适，易怒怫郁，形瘦，面色萎黄，舌偏淡，苔薄白，脉细弦。

【用法】水煎服，每日 1 剂。

【经验】胃下垂一般易伴有慢性炎症或溃疡等疾患，从而出现胃脘痞胀甚则疼痛等症。徐老认为，治疗胃下垂时不可与脾胃气虚，甚至中气下陷之间画上等号，一遇胃下垂者，即用补中益气汤、补中益气丸，这是不够恰当的。单纯从病机上探讨，胃下垂固然有气虚的可能性，但多数患者临床上却又有气滞，尤以女性为多，常在胃脘痞胀的同时伴隐痛连胁，嗳气频多，得嗳则舒，且每因情志不畅诱发或加重。本方证属肝胃不和，故治以疏肝解郁、和胃降逆。此类病证，临床颇为常见，因此还需以辨证为主，勿以为胃下垂必属中气虚，而持补中益气之常法。〔宁小然.徐景藩教授老年胃病验案 3 例［J］.南京中医药大学学报，2002，18（3）：179-180〕

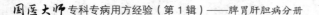

徐景藩：化肝煎加减

【组成】青皮 6g，陈皮 6g，牡丹皮 6g，山栀 10g，炒白芍 15g，象贝母 10g，白杏仁 10g，刀豆壳 20g，麦冬 15g，鹅管石 15g，泽泻 15g，甘草 3g。

【功效】理气清肝。

【主治】慢性浅表性、萎缩性胃炎，属气滞兼有郁热者。症见胸骨后及上脘嘈热，食欲不振，常欲饮水，形体消瘦，舌尖边微红，苔薄白，脉细弦小数。

【用法】水煎服，每日 1 剂。嘱服后漱口，含化冰糖少许，清晨用蜂蜜 1 匙，开水少许冲调后饮下。

【经验】化肝煎系景岳方，方中青皮、陈皮行气和中；牡丹皮、山栀清肝泄热；白芍缓中敛阴；泽泻清泻下行；象贝母清热泻肝和胃，疗咳化痰，清胃热，制酸；鹅管石生于暖海浅水中，功用温肺、通乳、通噎。关于服药之法，本方证属肝胃郁热，咽管宜加濡润，故嘱服后漱口，含化冰糖少许，清晨冲服蜂蜜，均有润养之意。〔徐景藩.徐景藩脾胃病治验辑要［M］.南京：江苏科学技术出版社，1999，178-179〕

徐景藩：泽泻汤加减

【组成】泽泻 25g，白术 10g，姜半夏 10g，陈皮 10g，茯苓 25g，杭菊花 10g，白蒺藜 12g，炒枳壳 10g，炙甘草 3g，生姜 10g。

【功效】祛饮利水，和胃降逆。

【主治】慢性浅表萎缩性胃炎、胃下垂，属胃气不和、中虚停饮者。症见心下痞胀，空腹为甚，头晕目眩，兼有嘈杂，甚则恶心呕吐，食欲不振，易汗出，舌质淡红，苔薄白而润，脉小弦。

【用法】水煎服，每日 1 剂。服药前另备生姜片数片，嚼之知辛，吐去姜渣，随即服药，平卧约 30 分钟。

【经验】徐老认为：本方证为中虚气滞、中阳不振，易生痰饮，故以泽泻汤为主方治之。方中泽泻、白术用量为 5∶2，并加小半夏加茯苓汤祛饮镇呕，菊花、白蒺藜平肝，枳壳下气，陈皮燥湿理气，再加服药前嚼姜吐渣，以防药入复吐。如眩晕、呕吐症状控制后仍有腹痛者，可投香砂六君子汤以温养胃阴。此方并非治颈椎骨质增生之疾，然而据其证候而施此方，眩晕与呕吐即获控制。联系他病如内耳眩晕症、脑动脉硬化症，以及胃、十二指肠溃疡伴幽门不完全性梗阻等，只要符合"冒眩"而呕吐清水涎液之痰饮病证，泽泻汤均甚有效。〔徐景藩.徐景藩脾胃病治验辑要 [M].南京：江苏科学技术出版社，1999，191-193〕

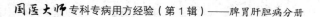

徐景藩：不换金正气散合三拗汤加减

【组成】藿香 10g，佩兰 10g，制川朴 10g，炒陈皮 10g，法半夏 10g，炙麻黄 5g，白杏仁 10g，生甘草 3g，炒枳壳 10g，谷芽 30g，冬瓜子 30g，炙紫菀 10g，石菖蒲 5g。

【功效】苦温化湿，燥湿祛痰，宣肺利肺，行气和胃。

【主治】食管癌术后肺胃俱病者。症见肺有痰湿，时咳黏痰；胃有湿浊，胃脘痞满，不思饮食，舌质淡白，苔白腻且厚，脉虚弦。

【用法】水煎服，每日 1 剂。

【经验】徐老认为：正气甚虚而湿浊、痰浊之邪未解，当以化湿祛痰、宣肺和胃为主。苦温化湿，以平胃散为常用，处方中以佩兰醒胃化湿易苍术，加藿香、半夏二味行气燥湿，即为不换金正气散。配以三拗汤，用麻黄以宣肺祛邪、祛风寒而治咳，辅以杏仁利肺、甘草和中缓急，加紫菀以温肺，使肺得宣解，咳可减轻。方中冬瓜子与石菖蒲均为化痰、醒胃之品，对湿浊内盛、胃纳呆滞者，用之有效。若湿痰已除，脾胃气虚，营阴不足，则可用八珍汤平补气血、理气和中。〔徐景藩.徐景藩脾胃病治验辑要［M］.南京：江苏科学技术出版社，1999，194-196〕

徐景藩：养真汤加减

【组成】太子参 15g，炒山药 15g，炒白术 10g，炙黄芪 10g，建莲肉 15g，麦冬 15g，炒白芍 15g，川石斛 10g，绿萼梅 10g，炙鸡内金 10g，炒枳壳 10g，煨木香 6g，谷芽 30g，炙甘草 3g。

【功效】健脾养胃，行气化滞。

【主治】慢性浅表性胃炎、慢性结肠炎，属脾胃阴虚气滞者。症见形体消瘦，面色不华，胃痛，痞胀似饥，口干欲饮，下腹隐痛，大便溏泻，舌质红，苔薄白，脉象濡缓。

【用法】水煎服，每日 1 剂。

【经验】徐老认为：脾胃气虚，又兼气滞，气虚及阴，尤以脾阴亏虚为著，胃中失濡，故口干欲饮，脘痞似饥；脾阴虚而运化不力，故大便溏薄，舌质显红，形体逐渐消瘦。治疗大法当以养脾胃之阴与健脾胃之气相结合，相对以养阴为主。方中太子参、炒山药、炒白芍、建莲肉、炙甘草滋养脾阴；麦冬、川石斛养胃阴；用小量炙黄芪补气健脾；方中所用炒枳壳、绿萼梅为行气和胃之品，不致伤阴耗气；加炙鸡内金助脾胃运化。方药并不复杂，能取良效，贵在辨证。〔徐景藩.徐景藩脾胃病治验辑要［M］.南京：江苏科学技术出版社，1999，205-206〕

郭子光：经验方

【组成】黄连 12g，法半夏、炒川楝子各 15g，白豆蔻 15g（后下），香橼、枳壳、延胡索、白芍、建神曲、生姜各 15g，槟榔、谷芽各 20g，煅瓦楞子 30g。

【功效】清化湿热，疏肝和胃。

【主治】慢性胃炎，属肝胃不和、湿热中阻者。症见胃脘部胀满难受，有烧灼感，食后更甚，因胀致痛，嗳气泛酸，嗳气后稍觉宽舒，恶心欲呕，口苦，心烦，渴不思饮，舌尖红，苔黄滑厚腻，脉弦滑。

【用法】水煎服，每日1剂。

【经验】郭老认为：慢性胃炎活动期其舌苔厚腻者多伴有幽门螺杆菌感染，中医学认为是湿热所致，其中苔黄滑厚腻者为热偏盛，苔白滑厚腻者为湿偏盛。前者为肝郁气滞、湿热中阻证，用上述经验方颇效，亦可用黄连温胆汤加瓦楞子、槟榔、延胡索之类；后者为肝郁气滞、脾湿郁遏证，上方去黄连加吴茱萸、丁香亦有良好效果。瓦楞子有较强的制酸作用，若不反酸、胃脘部无烧灼感（胃酸刺激）或检测胃酸缺乏者当去之。〔黄学宽.郭子光临床经验集［M］.北京：人民卫生出版社，2009，224-225〕

路志正：半夏泻心汤加减

【组成】半夏 9g，干姜 2g，黄连 6g，黄芩 9g，太子参 9g，甘草 6g，香橼皮 9g，白芍 12g。

【功效】辛开苦降，和中消痞。

【主治】心下痞满，属脾虚湿滞化热、阻滞胃脘、气机不利者。症见腹胀，胃中嘈杂，喜矢气，嗳气，心慌气短，时有自汗，寒热往来，胸中懊恼，失眠，小便时黄，大便时干或不爽，口干不思饮，舌红，苔薄黄，脉弦细微数。

【用法】水煎服，每日 1 剂。

【经验】路老认为：本方证为邪热阻滞心下，气机不利，则心下痞、腹胀、胃中嘈杂、喜矢气、嗳气；脾虚气分不足，故心慌气短、时自汗；营卫不和而寒热往来，热扰心经，波及小肠，故胸中懊恼、失眠、小便时黄；脾虚气机失常，则大便时干或不爽；脾虚湿郁化热，故口干不思饮、舌红、苔薄黄、脉弦细微数。半夏泻心汤方主治脾胃虚弱，湿热中阻，脘腹胀满，以呕为主的痞证。其方为小柴胡汤去柴胡、生姜，加黄连、干姜。本方以半夏为君，配干姜辛开温散，降逆止呕，黄芩、黄连苦寒降泻，太子参、甘草健脾和胃，辛开苦降。全方共奏降逆开结、和中泄热消痞之功效。〔易瑞云 . 五种泻心汤的临床运用和体会 [J] . 广西中医药，1984，7（2）：25-27〕

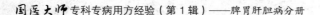

路志正：附子泻心汤

【组成】黄连 3g，黄芩 6g，大黄 6g，附子 7.5g。

【功效】扶阳泻痞。

【主治】痞满，属素体心阳不足，兼湿热困阻中焦，气机不畅、升降失司者。症见不欲食，手足麻木，大便略干不爽，善忘，无故欲哭，胃中冷，阵发性心中热气上冲巅顶渐出汗，汗后心神稍爽，复而如故，舌暗红、有齿痕，苔黄腻，脉沉弱。

【用法】水煎服，每日 1 剂。黄连、黄芩、大黄 3 味开水泡 15 分钟，附子煎 20 分钟，两汤相合。

【经验】路老认为：本方证乃湿热阻滞胃脘，气机不畅，腐化失司，故痞而不欲食；邪困脾胃，脾主四肢，胃通肠腑，营气不布，气机失畅，故肢体麻木、大便不爽；心阳不足，不能温煦脾土则胃中冷；正驱邪出，故阵发性心中热气上冲巅顶渐汗出，汗后心神稍爽；但因阳气不足，驱邪不净，故复而如故。苔黄腻，舌边有齿印乃湿热之征；心阳不足，无力鼓动血脉故舌质暗红，脉沉弱。附子泻心汤方主治痞而复恶寒汗出之阳虚痞证，方中大黄、黄连、黄芩苦寒清热泻痞，附子辛热温经回阳。全方共奏扶阳泄热消痞之功。

〔易瑞云.五种泻心汤的临床运用和体会〔J〕.广西中医药，1984，7（2）：25-27〕

颜正华：益胃汤加味

【组成】太子参 30g，沙参 15g，麦冬 12g，玉竹 12g，生地黄 12g，生白术 30g，瓜蒌仁 15g，蜂蜜 30g，郁李仁 15g，白芍 18g，生甘草 5g，生麦芽、生谷芽各 15g。

【功效】益气养阴，和胃通肠。

【主治】胃下垂，属气阴两伤、胃失和降者。症见食后脘腹胀痛，大便秘结，继则大便泄泻 2～3 次，疼痛消失，始能进食，食后脘腹胀痛如故，如此反复发作，神倦乏力，形体消瘦，口干欲饮，舌红少苔，脉细数。

【用法】水煎服，每日 1 剂。

【经验】颜老认为：气阴两伤，津液亏损，胃失和降，故症见食后脘腹胀痛、大便秘结、神倦乏力、形体消瘦、口干、舌红少苔、脉细数等气阴两伤之症状。颜老采用益气养阴、和胃通肠法，选用益胃汤加味。方中太子参、沙参补气阴，生地黄、麦冬、玉竹养阴生津，重用生白术以通便，配以瓜蒌仁、郁李仁、蜂蜜润肠，白芍、生甘草缓急止痛，生麦芽、生谷芽健胃。宜少食多餐，忌难消化食物，以辅助治疗。〔高承奇．颜正华教授胃下垂验案［J］．中国中医药现代远程教育，2005，3（6）：9-11〕

颜正华：柴胡疏肝散加减

【组成】柴胡 10g，香附 10g，郁金 12g，枳壳 6g，青皮、陈皮各 8g，川芎 6g，赤芍 12g，白芍 12g，旋覆花 10g（包煎），生牡蛎 30g，玄参 12g，全瓜蒌 30g，炒酸枣仁 30g，丹参 20g，佛手 6g，焦麦芽、焦山楂、焦神曲各 15g，绿萼梅 6g，决明子 30g，甘草 6g。

【功效】疏肝理气，消痞除胀。

【主治】浅表性胃炎、低张力胃，属肝郁气滞兼血瘀者。症见满腹腹胀，饭后尤甚，左脘明显，不痛，嗳气，纳少，大便干燥、不畅，入睡难，多梦，晨起口干，舌暗，舌下青紫，苔薄微黄，脉沉弦。

【用法】水煎服，每日 1 剂。

【经验】本方中柴胡疏肝解郁为君药；香附疏肝理气，川芎、郁金行气活血止痛，三药合用助柴胡疏解肝经郁滞，增强行气止痛之功，共为臣药；陈皮、青皮、枳壳、佛手、绿萼梅理气行滞，生牡蛎、玄参消痞散结，丹参、焦三仙（焦麦芽、焦山楂、焦神曲）活血消滞，旋覆花和胃降气，全瓜蒌、决明子润肠通便，以上诸药共为佐药；甘草调和诸药，为使药。本方虽源自名方，却由颜老精心化裁，配伍精巧，切中证候要害，故收效甚佳。〔吴嘉瑞、张冰．国医大师临床经验实录·国医大师颜正华［M］．北京：中国医药科技出版社，2011，40-41〕

颜德馨：健脾调中汤

【组成】升麻 6g，苍术 9g，白术 9g，半夏 6g，陈皮 6g，沉香曲 9g，香橼皮 9g，枳壳 6g，大腹皮 9g，佛手 4.5g，娑罗子 9g。

【功效】升清泻浊，理气健脾。

【主治】胃窦炎，属中焦湿阻、脾阳不升者。症见中脘痞胀，形寒便溏，面色㿠白少华，肢软乏力，舌淡、苔薄腻，脉细。

【用法】水煎服，每日 1 剂。

【经验】颜老认为：湿浊阻滞中焦，脾阳被困，津气当升不升，浊阴当降不降，故见中脘痞胀，形寒便溏，病机非独在胃，当究之脾阳不升。故方用升麻为君，以行升阳之功；配苍术、白术以健脾燥湿；半夏、陈皮、枳壳清热燥湿；沉香曲疏肝和胃；香橼皮、佛手理气健脾；大腹皮、娑罗子理气宽中，和胃止痛。如此则"调中之剂得升清之品而中自安，健脾之方得燥湿之品而效益倍"。此用药相须之妙也。〔颜乾麟.国医大师临床经验实录·国医大师颜德馨〔M〕.北京：中国医药科技出版社，2011，170-171〕

颜德馨：半夏厚朴汤合四逆散加减

【组成】苍术 9g，半夏 9g，川朴 4.5g，苏梗 9g，茯苓 9g，生姜 2 片，柴胡 6g，枳壳 5g，绿萼梅 4.5g，代代花 4.5g。

【功效】疏肝和胃，理气化浊。

【主治】痞满，属年老气衰，复因肝气郁滞，横逆脾胃，运化不及者。症见胃纳不振伴脘痞、胸满，得嗳气或矢气则舒，口干苦，食乏味，苔厚腻色淡黄，脉细滑稍弦。

【用法】水煎服，每日 1 剂。

【经验】颜老认为：本方证因七情不遂，木郁土壅，取半夏厚朴汤合四逆散出入，疏肝理气、和胃化浊而效。颜老诊治本类疾病始终重视两点：一则注意顾护阴分，故湿浊渐化即停用苍术、川朴，只取川朴花、代代花之类；二则注意气机升降，老人其气亦衰，故用药其剂亦小。总之木郁土壅，法当调疏。〔俞关全，章日初．颜德馨治疗老年脾胃病经验［J］．中国医药学报，1996，11（4）：38-39〕

颜德馨：小半夏加茯苓汤加减

【组成】姜半夏 30g，茯苓 15g，生姜 5 片，姜黄连 4.5g，吴茱萸 3g，旋覆花 9g（包煎），代赭石 30g（先煎），川朴 9g，枳实 9g，公丁香 2.4g。

【功效】温通胃阳，降逆化气。

【主治】慢性浅表性胃炎，属胃阳不振、寒湿与痰浊阻滞，升降失司者。症见胃脘胀气痞闷，且不随进食而改变，伴头重如蒙，痰多易咳，无泛酸、呕吐，胃痛，夜寐不安，易早醒，精神欠振，二便正常，舌尖红，苔薄而不润，脉弦数。

【用法】水煎服，每日 1 剂。

【经验】颜老认为：泛恶不适，胃脘痞闷有水声，头重如蒙，咳痰有白沫，临床表现与小半夏加茯苓汤证"卒呕吐，心下痞，膈间有水眩悸"的描述相似，故考虑乃胃阳不振、浊阴潜踞、水饮积滞胃腑所致。法当温通胃阳、降气化痰。方中半夏、生姜温化寒凝，降逆止呕；茯苓益气健脾，渗利水湿。其中半夏、茯苓、生姜剂量均应在 15g 或以上，量少则恐难以取效；公丁香温肾助阳以煦脾土；旋覆花、代赭石降逆和胃；黄连、吴茱萸二药，寒热配对，起燥湿和胃、开郁散结之功。〔韩天雄，孔令越，邢斌．颜德馨运用温阳法治疗消化系统疾病的经验［J］.江苏中医药，2008，40（5）：24-25〕

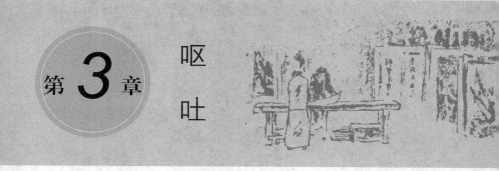

第**3**章 呕吐

　　呕吐是指胃失和降，气逆于上，胃中之物经口吐出，或仅有干呕恶心的一种病证。一般以有物有声谓之呕，有物无声谓之吐，无物有声谓之干呕，但呕与吐往往并见，故常合称呕吐。呕吐病名可追溯至《黄帝内经》，《素问·至真要大论》《灵枢·经脉》中称"呕""呕逆"。汉代张仲景最早提出"呕吐"之名，其《金匮要略》中有"呕吐哕下利病脉证治"专篇论述，并首次提出"干呕"之名。金元时期李东垣认为"声物兼出谓之呕，物出而无声谓之吐，声出而无物谓之干呕"。本病的发生常与外邪犯胃、饮食不节、情志失调和脾胃虚弱有关。一般而言，呕吐可将咽入胃内的有害物质吐出，是机体的一种防御反射，有一定的保护作用，但频繁而剧烈的呕吐可引起脱水、电解质紊乱等并发症。呕吐见于西医学的多种疾病，其中以胃肠道疾患最为常见，如急性胃肠炎、贲门痉挛、幽门痉挛或梗阻、慢性胃炎、胃黏膜脱垂、食管癌、十二指肠壅积症、肠梗阻等，凡以呕吐为主症者，均可参照本章内容辨证论治。

　　本章收录了王绵之、邓铁涛、任继学、李玉奇、李振华、李辅

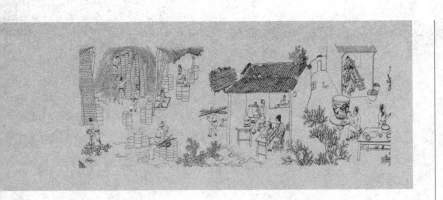

仁、何任、张琪、周仲瑛、徐景藩、郭子光、裘沛然、路志正等国医大师治疗本病的验方20首。王绵之擅用黄连合半夏苦辛配对治胃热呕吐；邓铁涛治呕吐主张祛邪以疏肝、扶正以健脾，并辅以和胃降逆之品；任继学从脾胃入手，善用竹茹重剂治风消呕吐；李玉奇治阳明寒呕"以温药和之"；李振华以调和胃气、降逆为主治呕吐；李辅仁擅用醒脾和胃法治湿温呕吐；何任采用疏气化滞法；张琪擅用乌梅丸治顽固性呕吐；周仲瑛采用朱砂散治胃神经官能症呕吐重症；徐景藩和胃降逆治呕吐；郭子光内服结合穴位贴敷治疗顽固性呕吐；裘沛然采用外科名方治内科顽症；路志正先治标后治本，治肝胃不和，阴虚呕吐。

王绵之：经验方

【组成】川黄连、清半夏、淡干姜，药量比例依次为 1：2：3。

【功效】泄热和胃，开胸除痞。

【主治】小儿呕吐，属胃热者。

【用法】各药研细末后过 100 目筛，并充分和匀备用，用时按小儿体质和病情，每服 0.3～1g，每日 2～3 次，温水调下。

【经验】王老擅用"药对"治疗疑难杂症。本方中采用黄连合半夏，苦辛配对，治胃热呕吐获良效。黄连苦寒，清热燥湿，和胃止呕；半夏辛温，善化痰浊积聚，降气宽中。二药同用，取黄连之苦降，以清痰湿所生之热；用半夏之辛开，理痰湿所壅之结。如是辛开苦降，疏理气机，调和胃肠，寒温并施，清热而无妨祛湿，燥湿而不碍清热，共奏泄热和胃、开胸除痞之功。王老常将此药对运用于伴有心下痞闷、胸脘胀满，或呕逆欲吐，或咳痰黏稠，或肠鸣泄泻、舌苔黄腻、脉象濡数等痰热互结或湿热中阻、气机失畅的多种病证，屡获效验。〔邱祖苹，曹杰.王绵之运用对药经验［J］.中医杂志，2002，43（2）：105-106〕

邓铁涛：和胃汤

【组成】旋覆花 6g（包煎），竹茹 10g，黄连 3g，生姜 3 片，广木香 6g（后下），太子参 15g，白术 15g，大枣 3 枚，代赭石 30g（先煎），茯苓 15g，素馨花 10g，法半夏 10g，田七花 6g。

【功效】疏肝理气，益气健脾，和胃降逆。

【主治】慢性胃炎、反流性食管炎，属饮食所伤、肝郁脾虚者。症见食后呕吐，伴上腹部疼痛，或隐隐或剧烈作痛，呈阵发性，时嗳气、泛酸，舌淡，苔白稍厚，脉弦。

【用法】水煎服，每日 1 剂。

【经验】邓老认为：饮食不节，伤胃滞脾，食滞内停，胃失和降，胃气上逆，而发生呕吐。如《医学正传·呕吐》载："有内伤饮食，填塞太阴，以致胃气不得宣通而吐者。"病久情志不畅，肝气郁结，横逆克脾，脾失运化，胃失和降，气逆于上，亦致呕吐。治疗当在审因论治的基础上，祛邪施以疏肝理气、化痰之法，扶正施以益气、健脾之法，辅以和胃降逆之品，则邪去正复，胃气自和，呕吐自止。

〔张忠德，李叶，张北平，等.邓铁涛教授调治慢性胃炎验案［J］. 吉林中医药，2004，25（1）：45〕

邓铁涛：吴茱萸汤合苓桂术甘汤加减

【组成】党参、姜半夏各 12g，茯苓 30g，桂枝 6g，白术 10g，炙甘草 5g，吴茱萸 4g，生姜 3 片，大枣 3 枚。

【功效】温胃降逆止呕。

【主治】呕吐，属阳明寒呕者。症见呕吐清痰，遇疲劳或受凉加重，甚则呕酸水，胃纳差，勉强可进食，有饥饿感。

【用法】水煎服，每日 1 剂。每天早上嚼生姜 2 片以温胃止呕。

【经验】中医学认为，脾主运化，胃主受纳，纳差、呕吐清痰非脾虚乃胃寒，脾虚宜升运，胃寒须温降。本方证属阳明寒呕，邓老用吴茱萸汤温中补虚，降逆止呕；合苓桂术甘汤温阳化饮，健脾利湿，能获良效。呕吐止、胃纳改善后可服香砂六君子丸善后。邓老建议每天早上嚼生姜 2 片，以温胃止呕，并保持精神乐观，克服紧张情绪。〔杨利 . 邓铁涛教授运用经方治验 4 则〔J〕. 新中医，2004，36（6）：11-12〕

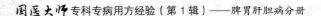

任继学：经验方

【组成】竹茹 300g，锅焦 15g，荷叶 15g，半夏 15g，生姜 50g（捣碎），酒大黄 5g，甘草 10g，韭菜子 15g，丹参 10g，代赭石 5g。

【功效】醒脾和胃，调理气机。

【主治】风消，属脾阳不敛、胃阴将竭之危候者。症见恶心，食后即吐，呕吐次数多，月经闭止，体瘦如柴，舌绛无苔，脉沉虚。

【用法】将前 3 味药先煎至 2000mL，再煎余药，每日 1 剂，少量频服。

【经验】风消一病，首见于《素问·阴阳别论》，曰："二阳之病发心脾，有不得隐曲，女子不月，其传为风消。"张子和注云："风消者，二阳之病。"又曰："二阳结谓之消，此肠胃之消也。"可见，风消之成，多由素体胃肠亏虚、脾阴不濡、复受恐惧不解、饮食所伤，造成脾胃衰败，气机逆乱，上不养心，下不济肾而成，总以"虚损"为主。"诸虚互见，当取中土"，故任老治疗风消，多从脾胃入手，善用竹茹重剂以醒脾和胃、调理气机，多获良效。〔盖国忠，任喜尧.任继学教授用药经验琐谈［J］.北京中医杂志，1989（2）：3-4〕

李玉奇：经验方

【组成】荜澄茄 5g，小茴香 5g，丁香 5g，陈皮 15g，半夏 10g，白蔻仁 15g，生姜 3 片。

【功效】温胃散寒，理气止呕。

【主治】呕吐，属脾胃虚寒者。

【用法】水煎服，每日 1 剂。

【经验】李老认为：尝谓"十胃九寒"，人们常不顾护脾胃，多食生冷，伤及脾阳。近来，世人又有晨起饮一杯凉白开的习惯，更是有损脾胃。本方证临床常见胃气被寒气所阻而生呕吐、反胃（此即"阳明寒呕"），或胃腹剧痛但欲饮热等。本病多为即得，病程较短。李老常告诫，温补脾胃，药宜轻灵，即"以温药和之"，最忌大辛大热，反灼胃津致生他病。〔张会永. 从《脾胃论》发挥到萎缩性胃炎以痛论治学说——解读李玉奇教授脾胃病临床经验［J］. 中华中医药学刊，2007，25（2）：208-212〕

李振华：旋覆代赭汤合温胆汤加减

【组成】代赭石 20g，旋覆花 10g，法半夏 10g，桔梗 10g，野党参 15g，茯苓 15g，陈皮 10g，炒枳壳 10g，川朴 10g，山豆根 10g，青竹茹 11g，生枇杷叶 30g，干苇根 30g，射干 10g。

【功效】清热化痰，和胃降逆，解郁利咽。

【主治】梅核气，属肝气郁滞、胃失和降、痰热内蕴者。症见呕吐多在食后，吐物为胃内容物及黏涎，呕吐时伴有咽痒咳嗽，痰多，胸闷憋气，自觉咽部似有物梗阻，咳之不出，咽之不下，面色萎黄，舌质淡红略胖，苔微黄腻，脉弦细滑。

【用法】水煎服，每日 1 剂。

【经验】李老认为：病虽日久，气血耗伤，但以郁证为主，不可作虚治，而呕吐与咽堵咳嗽互为因果，必双管齐下，方获全功。故以旋覆代赭汤合温胆汤加减为治。方中旋覆花、代赭石下气消痰，重镇降逆；用党参以扶其正；陈皮、半夏、茯苓、川朴和胃降逆、祛湿化痰以解其结气；枳壳、竹茹以除虚烦，祛痰热；山豆根、桔梗、射干清咽利喉；枇杷叶、苇根止咳生津兼可止呕。全方共奏和胃降逆、清化痰热、解郁利咽之效。〔陈愉之.李振华老中医治验 2 则［J］.天津中医，1990（4）：2-3〕

李振华：理中汤合吴茱萸汤加减

【组成】党参 12g，吴茱萸 10g，白术 10g，陈皮 10g，干姜 3g，姜半夏 10g，砂仁 4.5g，大枣 5 枚，炙甘草 6g。

【功效】健脾和胃，温中降逆。

【主治】呕吐，属脾胃虚寒者。症见呕吐频频，食欲不振，食后脘部胀满，口干不欲饮水，畏寒肢冷，语声低微，倦怠乏力，舌质淡红，苔白，脉沉细无力。

【用法】水煎服，每日 1 剂。

【经验】胃主受纳，以通降为顺，胃中虚寒，寒邪阻滞，受纳失司，胃失降浊而为呕吐；脾主运化，失于健运，脾不升清而作泻。本方证属脾胃虚寒之证，李老采用理中汤合吴茱萸汤加减治之。方中以吴茱萸、干姜、姜半夏温中散寒降逆；党参、白术、大枣、炙甘草补气益脾和中；陈皮、砂仁理气醒脾，共奏温阳散寒、降逆止呕之功。升降得宜，则诸症全解。〔陈愉之．李振华老中医治验 2 则〔J〕．天津中医，1990（4）：2-3〕

李振华：经验方

【组成】陈皮、半夏各9g，茯苓15g，藿香9g，砂仁6g，川朴9g，山楂、神曲各15g，枳实9g，甘草3g，生姜9g。

【功效】消食化滞，调和胃气。

【主治】呕吐，属饮食伤胃、宿食停积、胃未化热者。症见上腹部痛，胀满拒按，恶心呕吐，吐出多为食物残渣，有酸腐食臭味，嗳气，厌食，大便溏或结，舌苔腻，脉滑有力。

【用法】水煎服，每日1剂。

【经验】李老认为：本方证主要为宿食停积于胃，气血瘀滞，胃失和降而上逆。方中陈皮、半夏、茯苓、生姜降逆止呕和胃，藿香、砂仁、川朴、枳实理气止痛，祛湿化浊，山楂、神曲消肉食之积。如口干苦而有臭味、渴而饮水、舌苔黄腻、脉滑数者，证系气血瘀滞于胃，郁而化热，上方可去藿香、砂仁、川朴，加竹茹15g，黄芩、知母各9g；如大便秘结、腹痛拒按、脉症俱实者，上方可加大黄、芒硝（另冲）各9g。〔李郑生，郭淑云.国医大师临床经验实录·国医大师李振华〔M〕.北京：中国医药科技出版社，2011，162〕

李振华：藿香正气散加减

【**组成**】藿香9g，砂仁6g，陈皮、半夏、紫苏、川朴、白芷、荆芥、白术各9g，茯苓15g，甘草3g，生姜9g。

【**功效**】疏邪解表，芳香化浊。

【**主治**】急性胃炎，属感受寒湿、外邪犯胃者。症见突然恶心呕吐，胃部疼痛，腹胀不食，恶寒发热，头痛体困，舌苔薄白腻，脉浮紧。

【**用法**】水煎服，每日1剂。

【**经验**】李老认为：本方证系寒湿之邪，由表入里，侵犯中焦，阻遏胃气，故用辛温疏表之药以解表寒，芳香甘温之药以化湿浊、祛寒湿。方中紫苏、荆芥、白芷、生姜辛温解表，藿香、砂仁、川朴芳香化浊，陈皮、半夏、白术、茯苓降逆健脾和胃。〔李郑生，郭淑云.国医大师临床经验实录·国医大师李振华〔M〕.北京：中国医药科技出版社，2011，162〕

李振华：葛根芩连汤加味

【组成】葛根 12g，黄芩、黄连各 9g，竹茹 15g，白蔻仁 9g，广木香 6g，薏苡仁 30g，茯苓 15g，滑石 18g，甘草 3g，生姜 9g。

【功效】清热利湿止泻，醒脾和胃止呕。

【主治】急性胃肠炎，属夏秋之际感受暑湿秽浊之气者，症见吐泻频作，吐物腐臭，肠鸣腹痛，发热汗出，心烦头痛，口干而渴，小便黄赤，脘闷欲呕。舌质红、苔黄腻，脉滑数。

【用法】水煎服，每日 1 剂。

【经验】李老认为：本方证系感受暑湿秽浊，郁遏中焦，升清降浊失司，脾失健运，胃失和降，故上吐下泻，发热汗出而形成表里俱热证。方中葛根解肌清热，升阳生津以止泄泻；黄芩、黄连清热解毒，燥湿止泻；竹茹、白蔻仁、生姜清胃热、化湿浊、降逆止呕；广木香、薏苡仁、茯苓醒脾利湿；滑石、甘草为六一散，清利下焦，使湿热从小便而去。如热退、吐泻基本停止，可去葛根、黄芩，加白术 9g，太子参 15g，以调理恢复脾胃功能。〔李郑生，郭淑云．国医大师临床经验实录·国医大师李振华［M］．北京：中国医药科技出版社，2011，173〕

李振华：理中汤加味

【组成】党参 15g，白术 9g，茯苓 9g，吴茱萸 6g，干姜 9g，砂仁 6g，薏苡仁 30g，炙甘草 9g。

【功效】温中散寒，健脾和胃。

【主治】急性胃肠炎，属中焦虚寒者。症见吐泻频作。

【用法】水煎服，每日 1 剂。

【经验】李老认为：本方证系中焦虚寒，阴盛阳衰，寒湿凝聚，脾运失职，胃失和降，升降无权。方中党参可大补脾胃之元气；吴茱萸、干姜、砂仁温中散寒，降逆化浊；白术、茯苓、薏苡仁、炙甘草健脾益气。全方共奏补中健脾、温阳散寒、扶正祛邪之功。脾胃健运，则升降可复，吐泻自止。如四肢较冷，完谷不化，上方加附子 9～15g 以大温脾肾之阳；如出现下肢腿肚转筋，加白芍、川木瓜各 15g；如吐泻脱水、伤阴亡阳，出现汗出肢冷、体温下降、脉微欲绝的脱证，除中西医结合救治外，可急服参附汤以救阳固脱。〔李郑生，郭淑云.国医大师临床经验实录·国医大师李振华〔M〕.北京：中国医药科技出版社，2011，174〕

李辅仁：经验方

【组成】太子参10g，炒白术10g，半夏曲15g，陈皮5g，茯苓20g，白芍10g，石斛10g，玉竹10g，麦冬10g，沙参10g，藿香梗10g，佩兰10g，厚朴花5g，谷芽、麦芽各15g。

【功效】固元复津，醒脾和胃。

【主治】湿温病。症见高热呕吐，胸腹胀满，便溏而黏，四肢酸痛，舌苔白腻，脉濡。

【用法】水煎服，每日1剂。

【经验】李老认为：湿温最为缠绵，变化多端，治以芳香化浊、淡渗利湿、宣气化湿等法，不可汗、下，不可过用寒凉药、清热药。因湿邪易伤阳气，热邪易伤津液，故不可多用辛燥药，湿温病若误治可导致危证。李老指出湿邪有两种变化：一可热化，二可寒化。而湿温证，半阴半阳，如湿盛有易伤阳之变。故要辨证审因，明察秋毫，不可妄用一法，方可获得理想疗效。〔刘毅．李辅仁学术特点［J］．山东中医学院学报，1993，17（5）：22-25〕

何 任：经验方

【组成】佩兰 9g，姜半夏 9g，姜竹茹 12g，藿香 6g，吴茱萸 3g，焦神曲 12g，鸡内金 9g，沉香曲 9g，薏苡仁 12g，六一散 12g（包煎），砂仁、白蔻仁各 1.5g。

【功效】和胃降逆，疏气化滞。

【主治】呕吐，属湿热夹食蕴积于胃者。症见呕吐阵作，脘痛，疲乏，纳滞，舌微绛、苔薄。

【用法】水煎服，每日 1 剂。

【经验】何老认为：呕吐多由胃失和降所引起，其所以导致胃失和降，实证主要是寒、热、痰、食、湿阻、虫扰等因素。本方证多为湿热夹食蕴积于胃，初见脘痛，继则纳减；治以和胃降逆、疏气化滞法。〔浙江中医学院《何任医案选》整理组．何任医案选［M］．杭州：浙江科学技术出版社，1981，80-81〕

张 琪：乌梅丸加减

【组成】乌梅 20g，细辛 5g，桂枝 15g，干姜 10g，半夏 15g，附子片 10g，川椒 10g，黄柏 10g，当归 15g。

【功效】降逆止呕。

【主治】顽固性呕吐，属肝经热、脾虚寒、寒热错杂者。

【用法】水煎服，每日1剂。

【经验】近贤张锡纯谓："厥阴病多呕吐者，因其疏泄之力外无所泻，遂至蓄极而上冲胃口，此多呕吐之所以然也。"乌梅丸调肝之疏泄，使之条达复于常，自不至蓄极而上冲；同时温脾肾，酸以敛之，苦以降之，辛以温之，酸敛辛开苦降，熔于一炉，此正相反相成，配伍之妙。本方证既属木失津润而横逆，又属脾肾寒乏温煦，以致升降失常。乌梅丸酸润苦降辛开，乃恢复其升降之常耳。如兼痰热，可加瓜蒌仁 20g、麦冬 15g、茯苓 15g。〔张佩青.国医大师临床经验实录·国医大师张琪［M］.北京：中国医药科技出版社，2011，128-129〕

张 琪：理脾镇惊汤

【组成】党参 15g，白术 10g，茯苓 5g，甘草 5g，半夏 5g，砂仁 5g，紫苏 3g，扁豆 5g，葛根 3g，生姜 3g，公丁香 3g，胡椒 5粒，全蝎 2g。

【功效】温补脾胃，祛痰镇惊。

【主治】小儿慢脾风，属脾胃阳虚者。症见呕吐下泻，抽搐，两眼上吊，白睛上泛，手足厥凉，清谷不化。

【用法】水煎服，每日 1 剂。

【经验】理脾镇惊汤由六君子汤加减而成，该方甘温，益气健脾强胃，除湿化痰，适用于各种胃肠功能减弱、消化不良等症。其中党参甘温，益气健脾；白术苦温，健脾助运化；茯苓淡渗，健脾除湿；甘草和中；半夏理气化痰；公丁香、砂仁芳香，温中和胃。合而为剂，用治脾胃虚弱具有良效，尤以偏于脾胃阳虚者为适宜。〔张佩青.国医大师临床经验实录·国医大师张琪〔M〕.北京：中国医药科技出版社，2011，272〕

周仲瑛：朱砂散

【**组成**】朱砂 15g，姜半夏 7.5g，公丁香 3g，甘草 3g。

【**功效**】降逆镇吐。

【**主治**】胃神经官能症。症见食入即吐，中脘气逆上冲，欲忍不得，吐后始安，不食则不吐，畏热喜冷，口干欲饮，苔薄，脉细弦。

【**用法**】研末和匀，加冰片 0.5g，装胶囊，每服 3g，每日 2 次。

【**经验**】本方证疗效关键在于朱砂，朱砂甘寒质重，寒能清热，重可镇逆，中医历来用作重镇安神药，宋代、明代医家取其重镇降逆之性，以治噎膈、反胃、呕吐，现代研究表明其能降低大脑中枢神经的兴奋性，提示其镇吐效果主要在于对中枢神经的抑制作用。

〔周仲瑛.国医大师临床经验实录·国医大师周仲瑛［M］.北京：中国医药科技出版社，2011，345〕

徐景藩：泽泻汤合小半夏加茯苓汤加减

【组成】泽泻、茯苓各 25g，白蒺藜 12g，白术、姜半夏、陈皮、杭菊花、炒枳壳、生姜各 10g，炙甘草 3g。

【功效】利水祛饮，健脾和中。

【主治】慢性胃窦炎、幽门水肿，属支饮者。症见呕吐，上腹胀痛，眩晕，食少，消瘦，神怠，胃中辘辘有声，舌苔白，脉小弦。

【用法】水煎服，每日 1 剂。服药前嚼姜吐渣。

【经验】胃气以降为顺，上逆则病。徐老认为：呕吐的病因虽然不一，但一般均由胃气上逆所致。治疗呕吐，必须重视和胃降逆，胃热者苦以降之，胃寒者温中降逆。此方证为中虚气滞，中阳不振，易生痰饮。脾阳虚弱，水液失于温养，停留心下，气机郁滞，不通则痛；胃失和降，胃气上逆，则恶心呕吐；饮停心下，清阳不升，浊阴犯上，则头目昏眩。方以泽泻汤为主方以利水祛饮，泽泻、白术二味，用量比例为 5：2；配小半夏加茯苓汤祛饮镇呕，菊花、白蒺藜平肝，枳壳下气，陈皮燥湿理气，服药前另嚼姜吐渣，以防药入复吐。〔徐景藩.试析仲景治疗呕吐的学术思想［J］.吉林中医药，1983（6）：6-7〕

郭子光：黄连温胆汤加味

【组成】黄连10g，竹茹15g，法半夏15g，陈皮15g，茯苓15g，枳壳15g，代赭石25g（包煎），生姜15g，炙甘草5g，谷芽20g。

【功效】清热和胃。

【主治】顽固性呕吐，属中焦蕴热、胃失和降者。症见长期恶心欲呕，有时干呕无物吐出，有时则有少量食物涎液吐出，心烦不适，睡眠、饮食、二便正常，苔薄而黄干，脉弦滑。

【用法】水煎服，每日1剂。每剂煎2次，首次煎10分钟，第2次煎20分钟，2次药液混合，分3次服，每次均少量频服，使胃气和再服，切勿将一次药大口吞下，以免将药液呕出。

【经验】郭老认为：此方证为较单纯的中焦蕴热、胃失和降所致。郭老采用黄连温胆汤加味治之，方中黄连、竹茹清热化痰；半夏降逆和胃，止呕除烦；枳壳、陈皮理气和胃；茯苓健脾利湿；谷芽健脾、开胃、和中；代赭石平肝降逆；生姜和胃止呕；甘草和中益脾。全方共奏清热除烦、和胃降逆之功。欲取速效，可采取内治与外治结合进行，外治用半夏10g、生姜20g共捣成饼敷于中脘穴上，纱布覆盖，胶布固定，每日1换。〔黄学宽．郭子光临床经验集〔M〕．北京：人民卫生出版社，2009，227〕

裴沛然：阳和汤加减

【组成】熟地黄 20g，炮姜 3g，肉桂 3g，麻黄 6g（先煎去沫），白芥子 3g，炒枳壳 30g，茯苓 20g，苏梗 12g，甘草 3g，大枣 5 枚。

【功效】温阳散寒，和胃通滞。

【主治】慢性胃炎、幽门不全性梗阻，属阳虚阴寒、胃失通降者。症见呕吐不止，泛恶，胃脘胀痛，头晕，畏寒，口不渴，厌食，二便调，舌淡，苔白滑，脉沉细。

【用法】水煎服，每日 1 剂。

【经验】裴老治疗本病采用内外贯通法，即将内、外科卓有成效的名方相互沟通、灵活运用的方法，"内为外用""外为内用"，有拾遗补缺、取长补短之意。适用于单用内、外科方剂效果欠佳的病证。阳和汤为治疗外科痈疽疮疡的名方，裴老将其进行加减用治阳虚阴寒之顽固性呕吐，取其温阳散寒通滞之效。方中重用熟地黄滋补阴血，填精益髓，此为"阴中求阳"之法，使阳气生化有充足的物质基础，治其本；肉桂、炮姜温阳散寒通血脉，以治其标；用少量麻黄开腠理，以宣散体表之寒凝；白芥子祛痰除湿；炒枳壳、苏梗理气宽中；茯苓健脾利湿；大枣补虚益气，健脾和胃；甘草解毒、调和诸药。〔章进.裴沛然教授治疗疑难病症八法应用举隅［J］.江苏中医药，2003，24（10）：6-8〕

路志正：温胆汤合苏叶黄连汤化裁

【组成】 紫苏叶 4.5g（后下），黄连 2.5g，枇杷叶 9g，半夏 9g，茯苓 15g，竹茹 9g，炒枳壳 9g，甘草 3g。

【功效】 清火降气，和胃化痰。

【主治】 呕吐，属肺胃阴虚、肝木横逆、过胃犯肺、胃失和降者。症见恶心，呕吐，纳呆，两胁胀痛不适，时咳逆上气。

【用法】 水煎服，每日 1 剂。

【经验】 路老认为：本方证为肝胃不和，气阴两虚，肝郁化火，更伤胃阴，故呕逆频作；木火刑金，所以时见咳逆上气。其治疗应先清肃苦降以制肝，和胃化痰以治标，待呕吐稍止，肺胃阴虚之象显露后，再转用甘平濡润、柔肝和胃之法以调治其根本。可仿沙参麦冬饮、一贯煎合方加减养肝胃之阴，再以参苓白术散调补脾肺。本证的治疗，需标本兼顾，法随证变，做到"观其脉证，知犯何逆，随证治之"。〔尹国有，孟毅.中医内科经典验案 300 例点评［M］.北京：军事医学科学出版社，2011，137-138〕

附：吐　酸

吐酸是指胃中酸水上泛，又称泛酸，若随即咽下称为吞酸，若随即吐出称为吐酸。可单独出现，但常与胃痛兼见。中医学认为本病多因肝气犯胃、肝郁化火或脾胃虚寒、脾胃虚弱，肝气以强凌弱犯胃而致。西医学中的反流性食道炎、胆汁反流性胃炎等疾病，以吐酸为主要临床表现时，均可参照本部分内容辨证论治。

本部分收录了方和谦、邓铁涛、李玉奇、李济仁、颜正华等国医大师治疗本病的验方 9 首。方和谦擅用薄荷配伍藿香、佩兰等理气降逆止酸；邓铁涛采用疏肝健脾法，自拟经验方治胆汁反流性胃炎；李玉奇认为中气虚为反流性胃炎的根本病机，治疗宜大补元气，同时注意用药平和，保胃气存津液；李济仁治吐酸兼顾脾胃和肝胆；颜正华擅用理气疏肝、通降和胃、肝胃同调法治反流性胃炎、反流性食道炎。

方和谦：香砂六君子汤加减

【组成】党参10g，茯苓10g，炒白术10g，炙甘草6g，木香5g，藿香5g，苏梗6g，陈皮10g，薄荷5g（后下），焦神曲10g，大枣4枚，炒谷芽15g，砂仁5g（后下），麦冬5g。

【功效】健脾理气，降逆止酸。

【主治】反流性食管炎，属胃虚气逆者。症见口中酸水，喝茶、喝咖啡后加重，纳后不适，二便调，舌红，苔薄白，脉平缓。

【用法】水煎服，每日1剂。

【经验】方老认为：胃为十二经之长，水谷之海。十二经脉中阳明经脉络最长，胃气以下行为顺。饮食不节，损伤脾胃，胃气亏虚，不降反升故反酸。方老用香砂六君子汤健脾理气，薄荷配藿香、苏梗降逆止酸，焦神曲、炒谷芽消食和中。全方在健脾的基础上降逆和胃，使中焦受损气机恢复，上逆之胃气自然下降。薄荷具有消食下气、消胀、止吐泻的作用。《本草求真》载："薄荷气味辛凉……辛能通气，而于心腹恶气痰结则治。"方老常将其与木香、川朴、藿香、佩兰等药同用以理气除胀。〔高剑虹. 方和谦临床应用薄荷验案［J］. 北京中医药，2008，27（10）：46-48〕

邓铁涛: 经验方

【组成】吴茱萸 1~3g, 川黄连 3~5g, 太子参 30g, 白术、茯苓、威灵仙各 15g, 桔梗 10g, 枳壳、甘草各 5g。

【功效】健脾疏肝, 降逆止呕。

【主治】胆汁反流性胃炎、反流性食管炎、胃溃疡、胃窦炎, 属脾虚肝郁者。

【用法】水煎服, 每日 1 剂。

【经验】本方中吴茱萸温中、下气、止痛、燥湿, 川黄连清热燥湿, 太子参补气养血、生津、补脾胃, 白术、茯苓健脾燥湿, 威灵仙通络, 桔梗、枳壳理气, 甘草补脾益气、调和诸药。〔邓铁涛. 邓铁涛临床经验辑要〔M〕. 北京: 中国医药科技出版社, 1998, 199〕

李玉奇：升清降浊饮子

【组成】蒲公英25g，山药、茯苓、薏苡仁、连翘、败酱草各20g，黄连、苦参、苍术、升麻、白豆蔻各15g，黄芪、枳壳、柴胡、滑石各10g。

【功效】益气清热，化浊利湿。

【主治】反流性胃炎，属胃脘郁热者。症见胃脘灼热、嘈杂，呕吐苦水、酸水，常伴泄泻，胀满于脐下尤显。

【用法】水煎服，每日1剂。

【经验】本方中黄芪、山药、茯苓、薏苡仁大补元气，健脾利湿；苦参、黄连、连翘、蒲公英、败酱草清热降胃，解毒化腐；柴胡、升麻、枳壳升清降浊，调整脾胃升降功能，此为李老用药之精要所在；苍术、白豆蔻化湿温中，行气止痛；滑石有吸附之性，可保护胃黏膜，章次公先生常将其配入治胃方中以中和胃酸，缓解疼痛，盖其义即源于此。李老主张此方水煎连服30剂为1个疗程，方可见效。〔马继松，江厚万，储成志，等.国医大师学术经验研读录（第1辑）〔M〕.北京：人民军医出版社，2011，103-104〕

李玉奇：蠲胃饮

【组成】黄芪 40g，山药 20g，党参、苦参、柴胡、橘核、川楝子、缩砂仁各 15g，葛根、炮姜、白豆蔻各 10g，黄连、小茴香各 5g。

【功效】温中健脾，行气化郁。

【主治】胆汁反流性胃炎，属中气虚弱者。症见腹痛绵绵，口苦，呕吐黄绿色苦水，痛在饭前，呕逆在饭后，冷热食物均感不适，舌红、舌乳头增生如杨梅，苔薄黄，脉沉弦。

【用法】水煎服，每日 1 剂。

【经验】李老认为：反流性胃炎，不是因为气滞或肝气犯胃，而是因为中气虚，脾不能为胃行其津液，胃内压力降低，胆汁等物质反流上来，损坏了胃黏膜，故出现口苦、脘胀痛等症。治疗须大补元气，建中和胃，药性宜碱、宜温，忌酸、忌凉。故用大剂量党参、黄芪、山药大补元气健脾；白豆蔻、砂仁化湿温中，行气止痛；葛根、柴胡升清阳；小茴香、炮姜散寒止痛；柴胡、苦参、橘核、川楝子疏肝利胆，行气止痛；黄连清热和胃为佐。诸药配伍，共取温中健脾、行气化郁之效。用于反流性胃炎、反流性食管炎非常效验。

〔马继松，江厚万，储成志，等.国医大师学术经验研读录（第 1 辑）〔M〕.北京：人民军医出版社，2011，109-110〕

李济仁：经验方

【组成】金钱草20g，柴胡9g，绵茵陈20g，蒲公英20g，旋覆花10g，代赭石20g（先煎），姜半夏9g，陈皮15g，茯苓15g，炒白术10g，川楝子10g，制延胡索15g，煅瓦楞子20g，乌贼骨20g。

【功效】疏肝利胆，健脾和胃。

【主治】慢性浅表性胃窦炎（活动期）、十二指肠球部溃疡伴胆汁反流性胃炎，属肝病及脾、胃气失降、胆气上犯者。症见胃脘胀痛，牵掣后背，饥时痛甚，嗳气，嘈杂不适，泛恶酸水，大便干结，舌质暗红，苔薄黄，脉沉细。

【用法】水煎服，每日1剂。

【经验】现代医学研究表明胆汁反流可以损伤黏膜屏障能力，肝胃不和、胆汁反流与自主神经失调所致的胃肠功能障碍表现相似，肝胃不和与胆汁反流关系密切，而疏肝利胆和健脾益气药物可以调节胆汁的排泄，故治疗时必须兼顾脾胃和肝胆。本方中金钱草、茵陈清利湿热；柴胡透表泄热，疏肝解郁；川楝子、延胡索疏肝行气止痛；旋覆花、代赭石平肝泄热；半夏、陈皮降逆止呕；茯苓、白术健脾益气；瓦楞子、乌贼骨制酸止痛。为避免七情内伤，需保持心情愉快，劳逸结合。〔李艳.国医大师临床经验实录·国医大师李济仁［M］.北京：中国医药科技出版社，2011，153-154〕

颜正华：经验方 1

【组成】香附、蒺藜、枳壳、赤芍各 10g，白芍 20g，黄连 5g，吴茱萸 1.5g，炙甘草 6g，决明子、瓜蒌各 30g。

【功效】疏畅肝气，通降腑气。

【主治】反流性胃炎、反流性食道炎，属肝郁化热、腑气不通、胃浊上逆者。症见胃脘灼痛，食后伴酸水逆上，打嗝，胸胁胀闷，舌红，苔薄黄，脉弦滑。

【用法】水煎服，每日 1 剂。

【经验】腑气相通，以降为和，通肠腑降胃气，事半功倍。颜老认为反流现象是胃气夹肝胆浊气上逆所致。胃乃六腑之一，胃气上逆不仅与肝郁密切相关，与腑中浊气不降亦相关。治宜疏畅肝气、通降腑气。腑气通则胃气降，中焦枢转得利，肝胃协调，诸症则消；反之，则影响脾脏升清，且横窜致肝失疏泄。凡肝胃不和、脾胃不和或胆胃不和，均应在疏肝调气中辅以通腑降浊，使中焦气机顺畅，还胃受纳之功。伴便秘者，用瓜蒌、决明子、当归、郁李仁、枳实、槟榔、大黄等，不囿于攻下或润下，辨证灵活用药，驱浊外出。〔张冰，孟庆雷，高承奇，等.颜正华教授治疗反流性胃炎、食道炎经验介绍［J］.新中医，2004，36（12）：7-8〕

颜正华：经验方 2

【组成】香附、枳壳、陈皮、焦神曲、焦山楂、焦麦芽、赤芍、丹参、醋延胡索各 10g，白芍、当归各 20g，太子参 30g，黄连 1.5g，炙甘草 6g。

【功效】疏肝和胃，理气活血。

【主治】反流性胃炎、反流性食道炎，属肝胃气滞、瘀血阻络、脾胃失健者。症见胸骨后烧灼感及疼痛反复发作，嗳气，泛酸，不欲食，乏力，懒言，舌淡，苔白，脉沉弦。

【用法】水煎服，每日 1 剂。

【经验】颜老临证善于观察患者气血，他认为反流性胃炎、反流性食道炎的疗效与气血运行通畅与否直接相关，只注意理气而失察脉络气血，会延缓病情恢复。反流性胃炎患者病程日久，久病入络，气血失和，瘀血阻滞；又因肝气郁结，气滞血瘀，血瘀胃络，气血相因相果，使病证加重难愈。理气勿忘活血，常配川芎、赤芍、白芍、丹参、延胡索、失笑散、当归、大黄、乳香、没药等，根据瘀血之轻重选用药物。〔张冰，孟庆雷，高承奇，等．颜正华教授治疗反流性胃炎、食道炎经验介绍［J］．新中医，2004，36（12）：7-8〕

颜正华：柴胡疏肝散加减

【组成】柴胡、香附、焦山楂、焦神曲、焦麦芽、苏梗、陈皮各
10g，炒白芍 18g，炙甘草 6g，枳壳 12g，黄连 4g，吴茱萸 2g。

【功效】疏肝和胃降逆。

【主治】反流性胃炎、反流性食道炎，属肝胃失和者。症见胃脘
胀满，剑突下及胸骨后灼痛，自觉食物上冲至咽喉，伴纳差、心烦、
口干苦，二便调，舌红，苔白，脉弦滑。

【用法】水煎服，每日 1 剂。嘱患者忌食生冷、油腻及甘酸
之品。

【经验】颜老认为：本方证主要病机为肝胃失和，治疗关键是
肝胃同治，各有所重。颜老采用理气疏肝、通降和胃、肝胃同调法
治之，选择药物忌刚宜柔、升降相因，药性以轻灵、流通见长。用
柴胡、香附疏肝解郁，条达肝木；以陈皮、麦芽、枳壳降胃逆，通
腑气，调脾胃；白芍配甘草，缓肝急、柔胃阴，与理气药相辅相成，
缓解肝胃上冲之逆气。此外，可据症调整左金丸之黄连、吴茱萸比
例，有效抑制反流。如肝郁化火用黄连、吴茱萸 6:1，寒邪盛则 1:6，
寒热不明显则 3:3，或以黄连炒吴茱萸，也可用海螵蛸、煅瓦楞子
以加强制酸效果。〔徐江雁，鲁兆，杨建宇，等.国家级名老中医胃
病验案良方［M］.郑州：中原农民出版社，2010，263-264〕

颜正华：左金丸加减

【组成】黄连5g，吴茱萸1.5g，赤芍、白芍各15g，旋覆花10g（包煎），煅瓦楞子30g（先煎），香附10g，乌药10g，百合30g，全瓜蒌30g，决明子20g，炒枳壳6g，佛手6g，绿萼梅6g。

【功效】疏肝理气，泄热和胃。

【主治】反酸，属肝胃郁热者。症见反酸、烧心、呃逆，胃胀，口干渴，身烘热，舌红，苔黄、中部厚腻，脉弦细。

【用法】水煎服，每日1剂。

【经验】颜老认为：本方证属肝胃郁热。颜老喜用左金丸为基本方，调整剂量，随症加味治疗。左金丸中黄连以苦寒泻火为主，佐少量吴茱萸既制黄连之寒，又辛热入肝降逆，使肝胃和调。本方中配香附、佛手、绿萼梅、炒枳壳、乌药、旋覆花疏肝理气，和胃降逆；配赤芍、白芍清肝凉血，养肝敛阴，柔肝止痛；兼以煅瓦楞子制酸止痛；佐百合养阴清心，以除烘热；全瓜蒌、决明子清热润肠。诸药合用，药证相参，疗效甚著。〔吴嘉瑞，张冰.国医大师临床经验实录·国医大师颜正华［M］.北京：中国医药科技出版社，2011，76-77〕

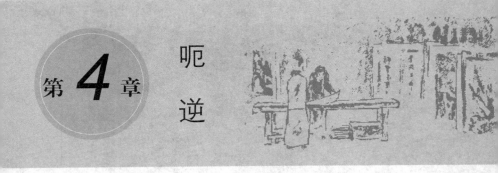

第4章 呃逆

呃逆是以气逆上冲，喉间呃声连连，声短而频，连续或间断发作，令人不能自止为主要表现的病证。本证古称"哕"，又称"哕逆"；呃逆可偶然单独发生，亦可为其他疾病的兼有症状。如偶然发作者，大都轻微而自愈，如持续不断，则须通过治疗始能渐平。若在急食饱餐，风冷之气入口之后，而出现一时性呃逆，症状轻微，且不治自愈者，一般不视为病态。若在一些急、慢性疾病中或大病后期突然出现呃逆，多为病趋危重的预兆。本病多因饮食不节、暴饮暴食，导致中焦阻滞不通，胃气不得下降；或情志不畅、肝气郁滞，肝气犯胃所致；或胃中受寒，过食生冷及寒凉药物，寒气留于中焦，胃阳被遏，气不顺行，胃气上逆而致。现代医学的胃肠神经官能症、胃炎、胃扩张、肝硬化晚期、脑血管疾病、尿毒症及其他胃、肠、腹膜、纵隔、食管的疾病，引起各肌痉挛发生呃逆者，均可参照本章内容辨证论治。

本章收录了王绵之、李振华、何任、张琪、郭子光、颜正华等国医大师治疗本病的验方7首。王绵之用酸甘配伍法治呃逆；李振

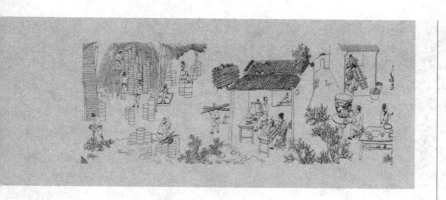

华用温胃降逆法治呃逆；何任认为呃逆病机有寒、热、虚、实之分，治宜在辨证论治基础上配合降逆止呃之法；张琪治呃逆在疏肝的同时，注意温运脾胃；郭子光详辨病因，用平肝息风、豁痰通络法治顽固性呃逆；颜正华采用疏肝理气健脾之法治呃逆。

王绵之：芍药甘草汤合益胃汤化裁

【组成】生白芍 15g，炙甘草 10g，黄连 1.5g，北沙参 15g，玉竹 15g，麦冬 10g，绿萼梅 6g（后下），佛手花 6g（后下）。

【功效】酸甘化阴，益胃清热。

【主治】呃逆，属肝阴不足、中焦虚热上逆者。症见呃声频频而急促、洪亮，大便不爽，睡眠不佳，梦多而浅，口干舌燥，舌质红，苔薄少，脉细数。

【用法】水煎服，每日 1 剂。

【经验】王老认为：顽固性呃逆，呃声急促、频频、洪亮，睡眠不佳，梦多而浅，口干舌燥，舌质红，苔薄少，脉细数，均为肝胃阴伤之象。酸甘配伍是王老之常用法，白芍与甘草同用，乃《伤寒论》芍药甘草汤，王老极为推崇此二药的作用及其方剂学地位，称赞芍药甘草汤起到了"开酸甘化阴之先河，标调和肝脾之楷模"的作用。白芍酸收苦泻、性寒阴柔，与甘缓性平冲和之甘草合用所产生的敛营气、泻肝木、和逆气、补脾土作用，可用于治疗肝脾不和、气血失调所引起的胸胁不适、腹中拘痛、手足挛急等多种病证。本证根据辨证加益胃汤以益胃生津润肺，而获良效。〔邱祖萍，曹杰．王绵之运用对药经验［J］．中医杂志，2002，43（2）：105-106〕

李振华：香砂温中汤加减

【组成】白术 10g，茯苓 15g，橘红 10g，半夏 10g，木香 6g，砂仁 8g，川朴 10g，枳实 10g，佛手 10g，藿香 15g，丁香 5g，柿蒂 15g，焦山楂 12g，焦麦芽 12g，焦神曲 12g，甘草 3g，生姜 5 片。

【功效】温中健脾，和胃降逆。

【主治】慢性胃炎急性发作，属脾胃虚寒、痰湿中阻者。症见呃逆频作，其声连连，腹胀纳差，时有呕吐，大便溏薄，面色少华，舌质淡，体胖大，苔白腻，脉沉细。

【用法】水煎服，每日 1 剂。

【经验】李老认为：脾胃损伤，中阳虚弱，运化无力，水湿内停，痰湿阻滞，故腹胀、纳差；脾胃虚弱，升降失常，胃气上逆则呕吐；胃气上逆动膈则呃声连连。李老紧扣病机，立温中健脾、和胃降逆之法，以自拟方香砂温中汤加减治之，收效甚佳。方中白术、枳实健脾行气，消补兼施；橘红、半夏、茯苓取二陈汤意燥湿化痰，且半夏、生姜为名方小半夏汤，配砂仁专以和胃止呕；木香、川朴温中理气；藿香醒脾和中；佛手苦温通降；丁香、柿蒂配伍为柿蒂汤，二者一散一敛，一升一降，相互制约，相互为用，故温中散寒、和胃降逆、止呃逆甚妙。〔于鲲，董树平.国医大师李振华教授治呃逆验案 1 则［J］.中医研究，2014，27（6）：46-47〕

何 任：丁香柿蒂汤合橘皮竹茹汤加减

【组成】党参 12g，淡竹茹 12g，柿蒂 6g，陈皮（橘皮）9g，炙甘草 6g，生姜 2 片，大枣 5 枚，丁香 4.5g。

【功效】温胃散寒，降气止呃。

【主治】呃逆，属胃寒者。症见胃弱饮食不多，饮冷水后呃声连连。

【用法】水煎服，每日 1 剂。

【经验】何老认为：呃逆病因有寒、有热、有虚、有实，寒由胃中寒冷，热由胃火上冲，虚由脾肾阳虚或胃阴不足，实由燥热内盛或痰食内阻。治法分寒则温之、热则清之、虚则补之、实则泻之，总以和胃降逆为主。本方证脾胃虚弱，纳食不多，饮冷开水后呃声连连，为寒邪阻遏于中，胃失通降，气逆于上所致。治以党参、甘草、大枣补益脾胃，陈皮和胃理气，竹茹清胃以降逆气，即丁香柿蒂汤与《金匮要略》橘皮竹茹汤合用，共奏温胃散寒、降气止呃作用。〔浙江中医学院《何任医案选》整理组 . 何任医案选〔M〕. 杭州：浙江科学技术出版社，1981，82〕

张　琪：温脾散

【组成】砂仁15g，公丁香10g，柿蒂15g，干姜10g，广木香10g，紫苏15g，柴胡20g，厚朴15g，枳壳15g，乌药15g，槟榔15g，甘草10g。

【功效】疏肝行气，温脾散寒。

【主治】呃逆，属脾胃虚寒、肝气上逆者。

【用法】水煎服，每日1剂。

【经验】张老认为：本方证如单用疏肝顺气之剂则不能取效，因其只知疏肝而不能温脾胃。因此本方一用柴胡、枳壳、厚朴、乌药、紫苏、槟榔以疏肝气之郁，行气之逆；二用公丁香、干姜、柿蒂、砂仁温脾胃以散寒。《济生方》中用丁香、柿蒂加生姜，名柿蒂汤，治气郁胸满呃逆之证。本方以干姜易生姜，治因胃中虚寒引起之呃逆，又因肝气横逆，故伍以疏肝行气之品而奏效。〔张佩青．国医大师临床经验实录·国医大师张琪［M］．北京：中国医药科技出版社，2011，273-274〕

郭子光：经验方

【组成】全蝎 12g（洗，同煎），僵蚕 15g，地龙 15g，制南星 15g（先煎 20 分钟），法半夏 15g，旋覆花 15g（包煎），酸枣仁 15g，丹参 15g，白芍 40g，代赭石 30g（先煎），石菖蒲 10g，甘草 10g。

【功效】平肝息风，豁痰通络。

【主治】顽固性呃逆，属肝风内动、络道受阻者。症见呃逆无休止，以致晚间不能入眠，胁下腹壁因呃逆牵拉作痛，但无呕吐、泛酸，口中和，能进食，但不可过热过凉，过则呃逆更甚，同时还可有胸闷窒塞、时而隐痛之感，心累气短，乏力，常自汗，膝关节酸痛，二便尚可，情绪抑郁，面白少华，呼吸均匀，舌质胖淡、边有瘀点，苔灰白厚润，脉沉而细。

【用法】水煎服，每日 1 剂。浓煎，分 3～4 次服，有效则继续配方服用，直至呃逆停止。

【经验】郭老认为：本方证病情复杂，其心累气短是气虚之象，而情绪抑郁又夹气郁；其胸痛有定处、舌有瘀点为血瘀之象，而胸闷、舌胖又夹痰湿。从整体观之，以气虚为本，气郁血瘀夹痰浊为标，为本虚标实之证。详辨其呃逆之因，当为风、痰、瘀三气相合所致。盖"风以动之""善行数变"，肝风夹痰瘀，郁久不解，深入络道，引起时时呃逆，而与风、痰、瘀所致手足痉挛同理，不过一内一外，形证不同而已，此亦即叶天士所谓"久病入络"之机。因此治疗当顿挫呃逆，然后再治其虚。郭老采用平肝息风、豁痰通络法，以通络三虫药合芍药甘草汤、旋覆代赭汤化裁而获良效。〔刘杨，江泳.中国百年百名中医临床家丛书·郭子光［M］.北京：中国中医药出版社，2011，205-207〕

颜正华：经验方

【组成】苏梗10g，香附10g，陈皮10g，旋覆花10g（包煎），赤芍、白芍各12g，炒神曲12g，佛手6g，煅瓦楞子30g（先煎），砂仁5g（后下），当归6g，乌药6g。

【功效】疏肝理气，和胃降逆。

【主治】呃逆，属肝郁气滞、胃失和降者。症见食后呃逆明显，胃胀、时痛，偶反酸，纳可，眠可，二便调，舌红，苔薄黄，脉弦细。

【用法】水煎服，每日1剂。

【经验】本方中既用香附、佛手疏肝解郁，又用陈皮、苏梗宽胸理气，再配白芍、赤芍平肝柔肝、养血活血。上药合用，散中有收、泻中有补、平和不偏。再合温中行气、化湿和胃的乌药、砂仁、炒神曲及性温补血活血的当归，既能散寒化湿，又能增强疏肝和胃之功。方中还加用旋覆花、煅瓦楞子温降胃气，制酸止痛，收效甚佳。主要症状减轻后，可在原方基础上加绿萼梅、炒枳壳以增强理气宽胸之力。〔吴嘉瑞，张冰．国医大师临床经验实录·国医大师颜正华〔M〕．北京：中国医药科技出版社，2011，69-70〕

颜正华：苓桂术甘汤合六君子汤加减

【组成】党参 15g，生黄芪 18g，炒白术 15g，炒枳壳 10g，陈皮 10g，炒蔻仁 6g，法半夏 10g，炒神曲 15g，炒薏苡仁 30g，炒泽泻 15g，茯苓 30g，炙甘草 5g，桂枝 6g，炒麦芽、炒谷芽各 15g。

【功效】温化痰饮，健脾益气。

【主治】胃下垂，属清陷浊逆、气机受阻者。症见呃逆、嗳气，吐清水，胃中有振水声，纳差，纳后肠鸣，口干不喜饮，大便日一行，溏软便，舌淡，苔白根腻，脉濡滑。

【用法】水煎服，每日 1 剂。

【经验】颜老认为：胃下垂者，多脾胃气虚，而升降无力，易致积食、痰饮、瘀血阻滞中焦，气机不行，加重胃体负荷，使下垂更甚。在临床治疗过程中，除了注意益气升阳（扶正）之外，还应根据不同的兼证，配合相应的治法（祛邪）。本方取六君子汤健脾化湿；苓桂术甘汤温化中焦水饮；炒蔻仁、炒薏苡仁、法半夏、炒泽泻共达芳化、祛湿和胃之功；炒神曲、炒麦芽、炒谷芽、陈皮可除中焦陈积以促运化；党参、黄芪、枳壳行补互用，提补中气。全方平补平调，补而不腻，化而不泻，共奏健脾化湿之功。〔崔应珉. 痛证名医名家精要方·脘腹痛［M］.郑州：郑州大学出版社，2010，77〕

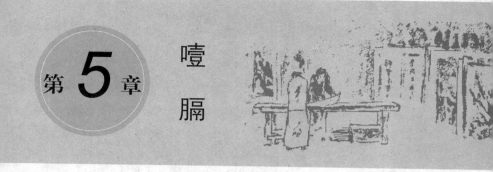

第**5**章 噎膈

　　噎膈是由于食管干涩，食管、贲门狭窄所致的以咽下食物梗塞不顺，甚则食物不能下咽到胃，以食入即吐为主要临床表现的一类病证。噎即梗塞，指吞咽食物时梗塞不顺；膈即格拒，指食管阻塞，食物不能下咽到胃，食入即吐。噎属噎膈之轻证，可以单独为病，亦可为膈的前期表现，故临床统称为噎膈。噎膈的病因主要为七情内伤、饮食所伤、年老肾虚、脾胃肝肾功能失调等。现代医学中的食管癌、贲门癌，以及食管炎、贲门痉挛、食管憩室、弥漫性食管痉挛等疾病，出现吞咽困难等噎膈表现时，均可参考本章内容辨证论治。

　　本章收录了李玉奇、李振华、何任、张琪、张学文、徐景藩等国医大师治疗本病的验方10首。李玉奇擅用行气化痰法治噎膈；李振华以肝脾失调、胃失和降、痰凝气滞立论，创理气消梅汤治梅核气；何任经方加减治癔症；张琪自拟益气滋阴镇逆汤治食管贲门失弛缓症；张学文以疏肝解郁为主治梅核气；徐景藩巧用"药糊"治噎膈。

李玉奇：经验方 1

【组成】石斛 20g，威灵仙 20g，射干 15g，荜澄茄 5g，桃仁 15g，白芥子 15g，酒大黄 5g。

【功效】生津益胃，行气散结，活血化瘀。

【主治】噎膈，排除占位性病变者。

【用法】水煎服，每日 1 剂。

【经验】《素问·阴阳别论》载："三阳结，谓之隔。"李老谓之："三阳当指大肠、小肠、膀胱也，大肠结则便不通，小肠结则血脉燥，膀胱结则津液涸。"所以"噎膈虽病之于上，治则取其下"。借助现代临床检测手段，李老对治疗噎膈总结出如下规律：噎膈因于食管憩室者多见食不下，饮水能下；因于食管裂孔疝者多食水俱不下；因于食管肿瘤者食水俱不得下，而反呕吐；因于贲门失弛缓者，食水咽下费力，卧则加重；如无器质性改变，因于气者，多食水能下。李老从郁、血、燥而治，采用生津益胃、行气散结佐以活血化瘀之法，而奏良效。〔张会永.从《脾胃论》发挥到萎缩性胃炎以痛论治学说——解读李玉奇教授脾胃病临床经验〔J〕.中华中医药学刊，2007，25（2）：208-212〕

李玉奇：经验方2

【组成】威灵仙50g，莪术20g，射干15g，黑木耳10g，知母20g，昆布20g，沉香10g，牡蛎25g，竹沥20g。

【功效】理气化痰，软坚散结。

【主治】食管憩室引起的噎膈、反胃、嘈杂、恶心呕吐等。

【用法】水煎服，每日1剂。

【经验】李老认为：本方证多由痰、气、瘀三者搏结于咽喉食管，阻隔胃气，致食管狭窄，食不得下，胃气上逆。治应理气化痰、软坚散结。方中威灵仙、昆布、竹沥、牡蛎软坚消痰散积，使食管得以通畅；射干祛痰散结；沉香行气降逆；莪术破血行气；黑木耳、知母滋阴润燥，合用有理气化瘀、行气化痰之效。〔杨思澍. 中国现代名医验方荟海［M］. 武汉：湖北科学技术出版社，1999，315〕

李玉奇: 小柴胡汤加减

【组成】柴胡 15g, 西洋参 10g, 半夏 10g, 黄芩 15g, 生姜 15g, 大枣 15g, 郁李仁 10g, 甘草 15g, 沉香 10g, 桃仁 15g, 蚕砂 15g。

【功效】行气化痰解郁。

【主治】食管贲门失弛缓症, 属痰气郁阻者。症见吞咽进食哽噎不顺, 伴纳差, 胸中烦闷, 4~5 天排便 1 次, 舌薄, 质淡红, 花剥苔, 脉弦细兼数。

【用法】水煎服, 每日 1 剂。

【经验】小柴胡汤适用于伤寒中风, 邪入少阳, 枢机不利, 半表半里之证。李老选用此方治疗食管贲门失弛缓症之意在于: 从病位来看, 食管上开口于咽喉, 下通于胃肠, 为表里交界之通道, 故食管病变恰归属于半表半里之证; 从症状来看, 以胸中苦满, 吞咽困难, 嘿嘿不欲饮食, 胸中烦而不呕, 大便秘结为主症。少阳经布于胸胁, 胆气郁结则嘿嘿, 气郁化火则扰心, 且见胸中烦闷, 此正为少阳经之证。正所谓有柴胡证, 但见一证便是, 不必悉具。本方以小柴胡汤组方, 柴胡与黄芩相配, 一为疏泄胆气, 一为清泄胆热, 二药相配一疏一清, 和解少阳郁热, 使气郁得达, 火郁得发, 为方中主药; 半夏配生姜和胃降逆, 化痰散结, 行气滞之郁; 西洋参伍大枣、甘草健脾益气、生津润燥, 润滑食管, 助食物下行; 蚕砂祛风除湿, 活血解痉以利通降; 桃仁活血破瘀, 通关散结, 与郁李仁相伍润肠通便, 配合沉香降气归原, 通利三焦。〔王辉.李玉奇教授以小柴胡汤治疗食管贲门失弛缓症验案 1 例 [J].辽宁中医药大学学报, 2010, 12 (2): 121-122〕

李振华：理气消梅汤

【组成】白术 10g，茯苓 15g，橘红 10g，半夏 10g，紫苏 6g，郁金 10g，山豆根 10g，香附 10g，砂仁 8g，牛蒡子 10g，射干 10g，厚朴 10g，枳壳 10g，桔梗 10g，甘草 3g。

【功效】健脾疏肝，理气化痰，清利咽喉。

【主治】梅核气，属脾虚肝郁、痰凝气滞者。症见咽中似有异物梗阻，吐之不出，咽之不下，口干不欲饮，胸闷气短，腹胀纳差，身倦乏力，面色萎黄，舌质淡红，体胖大，边见齿痕，苔白稍腻，脉弦细。

【用法】水煎服，每日 1 剂。

【经验】梅核气类似于西医学中的慢性咽炎、癔性咽喉异感症、咽喉神经官能症、癔球症等病。肝脾失调、痰凝气滞为本病发病之病机关键，故李老强调治疗应针对其病机，从调理肝脾胃入手，标本兼顾，以健脾、和胃、疏肝、理气、豁痰为法。其在半夏厚朴汤基础上加减变化为理气消梅汤，方中白术、茯苓、橘红、半夏健脾和胃，燥湿豁痰；香附、厚朴、紫苏疏肝解郁，理气宽中；牛蒡子、桔梗、甘草、射干、山豆根清利咽喉，养阴生津。诸药合用，共奏健脾疏肝、理气化痰、清利咽喉之功效。理气消梅汤除具有健脾疏肝、理气化痰之功外，尚佐有清利咽喉之品，这些药物多具苦寒清热之性。方中如不配合这类药物，咽中异物感症状不能迅速消失，但过用则易损伤脾胃。在治疗中要时刻顾护脾胃之气，标本兼顾，待咽喉部症状消失后，方中即去牛蒡子、山豆根、射干等苦寒清热之品，改用健脾益气、疏肝解郁为法，以调理肝脾，巩固疗效。〔李郑生.李振华教授治疗梅核气经验〔J〕.中医研究，2006，19（1）：47-48〕

何 任：半夏厚朴汤加减

【组成】姜半夏10g，厚朴10g，茯苓、苏梗各10g，当归10g，赤芍20g，川芎12g，鲜生地黄30g，葛根30g，桂枝10g，桃仁10g，红花6g，柴胡10g，川牛膝10g，桔梗10g，夏枯草15g，益母草20g，生姜2片。

【功效】豁解咽噎，宁痉逐血。

【主治】肌肉挛缩症、癔症，属痰气阻塞、血瘀壅滞者。症见颈部后仰呈角弓反张之势，情绪迫急，坐立不安，面红呼吸急促，语言欠清，谓咽中如有物梗阻，吞咽困难，脉涩。

【用法】水煎服，每日1剂。

【经验】肌肉挛缩症、癔症为临床疑难症，诊时应注意以下几个症状：一是咽中如有物梗阻，此为痰气交阻，情志欠畅所致。二是不仅如此，更有类痉病之角弓反张症状，痛苦颇甚。《金匮要略·痉湿暍病脉证》论痉，对照此症，既非"太阳病"误汗、误下伤津之痉；又非"脚挛急，必齘齿"、可用大承气汤之邪在阳明、里实之痉；而是"面赤""气上冲胸""背反张"之气逆于上、经隧不通之痉。故用葛根汤之葛根、桂枝。三是脉象异常，按之黏涩不利，如古人所谓"为雨沾砂""如病蚕食叶"，其涩象说明其病机为血滞。故何老配以血府逐瘀汤，再用益母草活血祛瘀；夏枯草祛肝火，祛郁热。此方以经方与时方合用，确合其病，治效十分明显。而诊脉是辨治疑难症之重要方面，脉涩为判断此证之重要依据。〔何任.疑难病症医案解析［J］.浙江中医药大学学报，2007，31（6）：684-689〕

张 琪：益气滋阴镇逆汤

【组成】石斛、北沙参、当归、郁李仁各 20g，生地黄、熟地黄、清半夏、枳实、佛手、知母、桃仁、麦冬各 15g，太子参（或人参）5g，生代赭石 30g，甘草 10g，夏枯草 30g，生栀子 15g。

【功效】疏肝降火，补气养阴。

【主治】食管贲门失弛缓症，属肝郁化火、耗伤气阴、气阴两亏、津液不足者。症见精神抑郁，自觉胸胁胀满不舒，每进食则胸骨下部烧灼感明显，小便短赤，大便秘结，舌质红、苔白而干，脉沉细数。

【用法】水煎服，每日 1 剂。

【经验】张老治疗此病按中医噎膈证论治，辨证属气阴两亏、津液不足。气虚无以斡旋，贲门弛张节律失常；阴亏液伤，饮食入口难于下行，大便燥结；舌质红、少津，脉细，均为气阴两亏之候。参考张锡纯之参赭培气汤、李杲之通幽汤制定益气滋阴镇逆汤。方中太子参（或人参）补中气，扶助脾胃之功能，斡旋贲门失常之节律；代赭石镇冲气之上逆，参、赭合用补中有降；当归、石斛、北沙参、麦冬、生地黄、熟地黄滋补阴液；郁李仁、桃仁润燥通便；半夏、佛手、枳实降逆化痰、疏郁理气。合之具有益气养阴、镇逆疏郁之功。〔孙元莹，吴深涛，姜德友，等.张琪诊治疑难脾胃病经验 5 则［J］.山西中医，2008，24（2）：6-8〕

张学文：经验方1

【**组成**】炙黄芪 30g，桂枝 9g，赤芍 10g，延胡索 10g，川芎 10g，丹参 30g，山楂 15g，砂仁 6g，鸡内金 10g，桔梗 10g，川贝母 10g（冲服），麦芽 10g。

【**功效**】益气活血，化痰开结，佐以疏肝。

【**主治**】梅核气，属肝失疏泄、瘀阻痰聚者。症见喉中如有物梗，吐之不出，咽之不下，脐周痛，纳差，四肢无力，畏寒怕冷，舌暗淡，舌底有瘀点，脉沉涩。

【**用法**】水煎服，每日1剂。并肌内注射丹参注射液，每次 4mL，每日1次。

【**经验**】张老认为：素体虚弱，气滞不行，从而肝失疏泄，瘀阻痰聚，痰瘀上逆，阻滞咽喉，发为梅核气。肝气郁结，常用逍遥散调治；梅核气证，又多以半夏厚朴汤化裁。此方证有气虚血瘀表现，故不可单投逍遥散或半夏厚朴汤。肝喜条达，疏泄与血行有关；脾主运化，健脾与理气密切，故活血即寓疏肝之意，健脾却有理气之功；且麦芽可以疏肝，川贝母可以化痰，抓住病机，标本同治，故见效尤捷。〔张学文. 瘀血证治〔M〕. 西安：陕西科学技术出版社，1998，92-93〕

张学文：经验方 2

【组成】炙甘草 6g，麦冬 12g，玉竹 12g，石菖蒲 9g，远志 9g，茯苓 12g，白术 9g，丹参 30g，郁金 12g，赤芍 12g，夜交藤 30g，红花 9g，龙齿 30g（先煎），五味子 9g，合欢花 15g。

【功效】养阴安神，行气活血。

【主治】梅核气，属心阴不足、气血瘀滞者。症见喉中如有物梗，吐之不出，咽之不下，厌烦诸事，记忆力减退，少寐多梦，胃纳锐减，腹胀肠鸣，并见浮肿、气短，腰痛肢麻，面色灰暗，唇紫，舌尖红，舌下有瘀点，苔白，脉沉略弦。

【用法】水煎服，每日 1 剂。

【经验】张老认为：肝失条达，气失疏泄，血行不畅，久则心脾两伤，营血衰少，肝失濡养而肝气逆乱，导致脏腑功能不调。脏腑之间相因为病，气痰郁结，致诸症丛生。故用玉竹、麦冬、夜交藤、合欢花、龙齿滋养心阴而安神，丹参、红花、郁金等行气活血而通络，五味子、石菖蒲、远志交通心肾而化痰，茯苓、白术、炙甘草健脾益气而祛湿。同时应辅以必要的思想开导工作。〔张学文 . 瘀血证治［M］. 西安：陕西科学技术出版社，1998，93-94〕

徐景藩：经验方

【组成】麝香或六神丸，藕粉。

【功效】开胃通窍止痛。

【主治】噎膈。

【用法】麝香或六神丸合藕粉调服。

【经验】六神丸中麝香辛香走窜，能行血分之滞，活血散结而消肿止痛，临床证明用于肿瘤有一定疗效；蟾酥含蟾酥二烯醇，具有较强的解毒消肿、止痛和抗癌作用；雄黄含三硫化二砷，能抑制巯基酶系统，以影响细胞代谢，因而对于生长迅速的肿瘤细胞具有抑制作用。徐老巧用麝香或六神丸合藕粉调成药糊服用治疗"噎膈"，取糊状的中药因其黏稠之性，便于附着在食管壁上，增加了药物与食管病灶的接触机会，使药物更好地直接作用于病灶，既能开窍散结、消肿止痛，又利于"护膜"修复癌疡病灶，从而提高疗效。〔徐青．徐景藩教授治疗胃病经验举隅［J］．临证经验，2013（18）：81〕

徐景藩：通噎汤

【组成】口服方：麦冬 30g，王不留行、急性子、通草、降香各 5g，姜半夏、青皮、陈皮各 10g，黄连 2g，水牛角、制大黄各 6g，枇杷叶、刀豆子各 20g，半枝莲、白花蛇舌草、石斛各 15g。泡脚方：红花 5g，川芎 10g，虎杖、干姜各 15g，仙鹤草 30g。

【功效】通噎降胃，清化瘀热。

【主治】胃癌术后复发，属瘀热内阻、胃失通降者。症见心下痞胀如塞，有气攻动，食少，夜寐不安，舌质微红，少苔，左寸脉迂曲，右脉弦而数。

【用法】水煎服，每日 1 剂。

【经验】徐老认为：本方证为胃癌术后复发，吻合口狭窄，支架置入术后，仍有进食困难，病属噎膈。徐老辨证为瘀热内阻、胃失通降，治以通噎降胃、清化瘀热。由于此病患者多进食困难，内服药难以下咽，故加用中药足疗，起到了一定的治疗作用。泡脚方中用红花、川芎、干姜温通活血，透皮吸收；仙鹤草、虎杖清热解毒抗癌。〔叶柏．徐景藩运用足疗方治疗脾胃病的经验［J］．浙江中医杂志，2010，45（1）：10-11〕

附：反 胃

　　反胃是指食后脘腹闷胀、宿食不化、朝食暮吐、暮食朝吐为主要临床表现的病证。多由饮食不节、酒色所伤，或长期忧思郁怒，使脾胃功能受损，以致脾胃虚寒、胃中积热、痰浊阻胃或瘀血阻络等，影响胃气通降下行，宿食不化而成。现代医学中消化性溃疡，胃、十二指肠憩室，急、慢性胃炎，胃黏膜脱垂，十二指肠壅滞症，胃肿瘤，胃神经官能症，等等，凡并发胃幽门部痉挛、水肿、狭窄，引起胃排空障碍，有反胃症状者，均可参考本部分内容辨证论治。

　　本部分收录了邓铁涛、何任两位国医大师治疗本病的验方2首。邓铁涛运用经方治本病；何任自拟经验方治反胃。

邓铁涛：半夏泻心汤加味

【组成】姜半夏、太子参各 12g，黄芩、干姜、陈皮、炒竹茹、炒枳壳各 10g，炙甘草 5g，沉香曲 6g，姜汁炒黄连 2g，生姜 3 片，大枣 3 枚。

【功效】泄热除寒，消痞降逆。

【主治】反胃，属寒热错杂、中焦痞塞者。症见恶心，呕吐，时吐清水，口臭。

【用法】水煎服，每日 1 剂。

【经验】经方因其配伍严谨、方简效宏，受到历代医家的推崇，临床屡收奇效。邓老对经方素有研究，临床常以经方治疗难症，深有体会。口臭多因胃热，吐清水又属胃寒，故此证属寒热错杂、中焦痞塞。邓老采用半夏泻心汤平调寒热，消痞散结。方中姜半夏、干姜辛温除寒，和胃止呕；黄连、黄芩苦寒泄降除热，清肠燥湿；太子参、大枣、炙甘草补中益气并养胃；陈皮降逆止呕；炒枳壳健脾和胃，下气止呕；炒竹茹理气化痰，清胆和胃，散烦闷，祛痰下气；沉香曲疏肝和胃。〔杨利.邓铁涛教授运用经方治验 4 则［J］.新中医，2004，36（6）：11-12〕

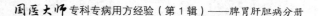

何　任：经验方

【组成】佩兰 6g，川黄连 1.5g，神曲 12g，鸡内金 9g，山楂肉 9g，厚朴 4.5g，龙胆草 3g，砂仁 1.5g，白蔻仁 1.5g，盐橄榄 2 颗，炒谷芽 30g。

【功效】清热化湿，消积导滞。

【主治】幽门狭窄并发慢性胃炎，属肠结胃翻、湿热阻滞者。症见胃脘不舒，反胃，每以进食不慎而作，作则呕泛，朝食暮吐，数日不能饮食。

【用法】水煎服，每日 1 剂。

【经验】"反胃"其成因有饮酒过伤所致，有热毒壅隔所致，有宿滞痼癖积聚冷痰所致。《太平圣惠方》还提出肠结胃翻而引起。先天性幽门狭窄，属于肠结胃翻的反胃症，故本方证采用疏导法，除疏导药外，以川黄连、龙胆草清热，佩兰、砂仁、白蔻仁、厚朴化湿；橄榄能清肺、开胃下气，盐渍橄榄除开胃下气外，兼能消导滞积。《仁存孙氏治病活法秘方》载："脾之中州，不能消磨水谷，胃之下口，不能宣达于闸门，泌别之，所以致气回升，引食而反，治之之法，须当运化水谷为先. 导泄胃之下口. 使气得下达，随引水谷下透于小肠. 则上不吐矣。"这是治疗本证的理论依据。〔老中医经验整理研究小组.何任医案［M］.杭州：浙江中医学院，1978，125〕

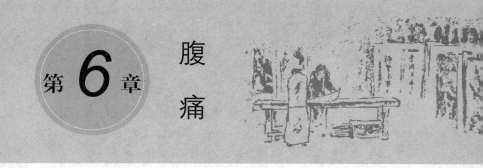

第 **6** 章　腹痛

　　腹痛是指胃脘以下、耻骨毛际以上部位发生疼痛为主要表现的病证。其在古代文献中被不同医家称之为"脐腹痛""小腹痛""少腹痛""环脐而痛""绕脐痛"等。腹痛是临床极为常见的证候，可见于内科、妇科、外科等多种疾病中。因腹内有肝、胆、脾、肾、大肠、小肠、膀胱等诸多脏腑，并为足三阴、足少阳、手阳明、足阳明、冲、任、带等诸多经脉循行之处，所以凡是能够导致脏腑气机不利、经脉气血阻滞、脏腑经络失养的因素，诸如外邪侵袭、饮食所伤、情志失调、跌仆损伤及气血不足、阳气虚弱等均可引起腹痛。内科腹痛可见于西医学的许多疾病当中，如胃肠痉挛、不完全性肠梗阻、结核性腹膜炎、腹型过敏性紫癜、肠易激综合征、消化不良等，当这些疾病以腹痛为主要表现，并能排除外科、妇科疾病时，均可参照本章内容辨证论治。

　　本章收录了王绵之、方和谦、邓铁涛、任继学、李济仁、李振华、何任、张琪、张灿玾、张镜人、周仲瑛、徐景藩、郭子光、路志正、颜正华等国医大师治疗本病的验方27首。王绵之以调治肝脾

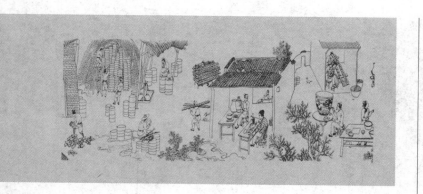

为主治脾病；方和谦从肝论治，调理气机，习用逍遥散加鸡
血藤活血化瘀止痛；邓铁涛治疗急性阑尾炎用"下法"；任
继学擅用片姜黄破血、行气、活血、理气，治疗不同原因引
起的各部位疼痛；李济仁以补益脾胃为主治腹痛腹泻；李振
华根据不同的病理阶段，辨证论治急、慢性阑尾炎，治蛔虫
病以驱蛔为主，同时结合调理脾胃；何任擅用经方治疑难杂
症，并自拟脘腹蠲痛汤治腹痛；张琪治腹痛临证擅抓主症，
兼顾次症；张灿玾温补脾肾治腹痛；张镜人治胰腺炎以"通"
为原则；周仲瑛采用复法治疗痛泻；徐景藩擅用附子理中汤
治痛证；郭子光自拟胆肾绞痛方治腹痛，对疼痛剧烈者采用
指针止痛法迅速缓解疼痛；路志正采用泻心汤治湿热腹痛；
颜正华对阑尾炎术后肠粘连者投活血化瘀、行气散寒之剂。

王绵之：经验方

【组成】柴胡 3g，川楝子 9g，赤芍、白芍各 12g，当归 18g，炒枳壳 9g，清半夏 12g，炒白术 12g，桃仁 9g，红花 9g，茯苓 18g，木香 3g，泽泻 9g，苏梗 5g。

【功效】活血疏肝，理气健脾。

【主治】慢性胰腺炎（胰腺纤维化）、原发性硬化性胆管炎术后，属肝脾两虚兼血瘀者。症见左胁牵涉脘腹，时有疼痛，胀满纳呆，腹胀便溏，舌嫩、苔白腻不厚，但板结，尖部多裂纹，舌左侧有瘀斑，脉细弦涩，左尤细，关部紧。

【用法】水煎服，每日 1 剂。

【经验】王老治病辨证精细，标本兼顾，遣药组方亦有特色。健脾益气重用茯苓，是因其能补益心脾之气以治其本。茯苓利湿治痰（因痰与湿异名而同类），是通过健脾、散精、归肺、通调水道而实现，故无伤阴之弊。其与白术相伍，则功效更显。养血柔肝重用白芍，是因其养血敛阴而不涩滞，兼有破结之功效，故对于血虚肝郁又有血瘀之证最为合拍。赤芍、白芍同用，则养血敛阴、破结化瘀之力更著。〔刘淑清. 王绵之辨治慢性胰腺炎的体会［J］. 中国医药学报，1993，8（5）：34-35〕

方和谦：逍遥散加鸡血藤

【组成】当归10g，白芍10g，北柴胡6g，茯苓10g，陈皮10g，干佛手6g，台乌药6g，炒枳壳10g，木香5g，苏梗5g，鸡血藤10g，大枣4枚。

【功效】理气止痛。

【主治】阑尾炎，属肝郁气滞者。症见间断性右下腹痛，热胀感，麦氏点压痛，大便干，腹软，舌质红，苔厚腻淡黄，脉平缓。

【用法】水煎服，每日1剂。

【经验】方老认为：肝主疏泄，右下腹为足厥阴肝经循行之处。肝气郁滞不疏，气机不畅，不通则痛，故用逍遥散化裁。方中柴胡、陈皮、枳壳、苏梗疏肝解郁；乌药、佛手、木香理气止痛；白芍和里缓急以止痛；当归、大枣养血和中。疼痛缓解后可加党参、白术健脾培中。方中鸡血藤一药是方老的经验用药。鸡血藤苦甘性温，既能活血又能补血，具有活瘀通经止痛、利关节的功效。《本草纲目拾遗》中记载其"壮筋骨、已酸痛……治老人气血虚弱，手足麻木瘫痪等症。男子虚损，不能生育及遗精白浊。妇女胃寒痛；妇人经水不调，赤白带下；妇女干血痨及子宫虚冷不受胎"。方老临床多习用逍遥散加鸡血藤活血化瘀止痛，治疗慢性阑尾炎、结肠炎、泌尿系统感染，疗效显著。〔方和谦.中国百年百名中医临床家丛书·方和谦［M］.北京：中国中医药出版社，2011，51-52〕

邓铁涛：经验方

【组成】方 1：生大黄 12g（后下），玄明粉 6g（冲服），桃仁 6g，牡丹皮 6g，赤芍 18g，冬瓜仁 45g，金银花 24g，蒲公英 24g，皂角刺 30g。方 2：冬瓜仁 45g，蒲公英 24g，连翘 18g，皂角刺 30g。

【功效】清热解毒，化瘀通腑。

【主治】急性阑尾炎合并弥漫性腹膜炎。症见畏寒发热，右下腹持续性疼痛（不放射），伴呕吐，腹肌紧张如板，抵抗明显，全腹均有明显的压痛及反跳痛，麦氏点尤甚，腰大肌征阳性，舌红，苔黄，脉弦滑数。

【用法】方 1：每日 1 剂，上午服，复渣再煎，取汁 200 mL 做保留灌肠；方 2：每日 1 剂，下午服。

【经验】邓老治疗急性阑尾炎多用"下法"。其认为急性阑尾炎是由于寒温失调或饮食失节或喜怒无度，而使"邪气"（瘀秽之物如粪石之类）与"营卫"（血液循环与卫外功能）互相搏结于肠道，致使运化失职，糟粕积滞，气血瘀阻，积于肠道而成肠痈。如果诱发肠痈的瘀热没有出路，则瘀热与血肉腐败成脓。因此，有效而便捷的治法即是驱邪从下而出，邪有出路，则脓不成而正自安。其方法是中药内服配合保留灌肠，争取时机，尽快控制病情。邓老认为只要诊断一成立，越早用"下法"越好。用药 3 ~ 4 小时后，若仍不见泻下，可再服 1 剂，必于当天达到泻下之目的。得泻，第 2 天仍用"下法"，直至痊愈。但后期泻下药应有所减轻，而增加清热解毒药。

但病情恶化如合并弥漫性腹膜炎时，"下法"则宜慎用。如此病发展成为阑尾周围脓肿时，仍可用"下法"。方药多以大黄牡丹汤为主加减化裁。痛甚者加蒲公英或田七末，热甚者加紫花地丁、金银花，出现包块者（阑尾脓肿）加皂角刺，虚者于后期酌加党参或吉林参以扶正。〔邓铁涛. 邓铁涛临床经验辑要［M］. 北京：中国医药科技出版社，1998，153-155〕

邓铁涛：胆蛔汤

【组成】炒榧子肉、苦楝根白皮各 15g，使君子（打烂）、枣子槟榔（切）各 12g，乌梅 10g。

【功效】杀虫消积，驱蛔止痛。

【主治】胆道蛔虫症。症见腹痛剧烈，上腹部有钻顶样绞痛，患儿哭闹不安，甚则寒战发热。

【用法】水煎服，每日 1 剂。本方为 10 岁左右儿童剂量，可根据年龄、体质及病情加减，病势重而体质尚好者可每日 2 剂。

【经验】邓老认为：胆道蛔虫症的发生，是因寄生在体内的蛔虫上行钻入胆道而引发。治疗重点在于驱蛔、安蛔、止痛。该方中，使君子、苦楝根白皮、榧子肉均为驱蛔虫的要药，各药合用则驱虫力更大。前人经验认为，"蛔得酸则静"，故用乌梅酸味以安蛔止痛；更兼槟榔杀虫消积，行气通便，则易使蛔虫退出胆道，排出体外而病愈。临床运用时，如腹痛甚者，可加木香、枳壳以行气止痛；兼有发热者，可加黄连或黄柏以清热；大便秘结者，可加枳实、玄明粉以攻下通便。运用胆蛔汤，药材的质地很重要，根据邓老的经验，苦楝根白皮杀虫药力专著，一定要鲜用，且不能夹杂红皮，红皮毒性大，轻则伤正，重则可致中毒。使君子需打烂用，整个使用则无效，此药亦不可重用，过量会引起呃逆。槟榔凡经加工切片者效果多不佳，最好临时切片或打烂用。邓老喜欢用枣子槟榔，因容易加工，切开即用。〔刘小斌，郑洪.国医大师临床经验实录·国医大师邓铁涛［M］.北京：中国医药科技出版社，2011，150-151〕

任继学：达原饮加减

【组成】槟榔 15g，厚朴 10g，草果 10g，知母 15g，杭白芍 15g，黄芩 15g，常山 10g，青皮 30g，片姜黄 15g，郁金 15g，石菖蒲 15g，生甘草 10g。

【功效】清热化浊，理气止痛。

【主治】阵发性发热伴有腹痛，属湿热蕴阻中焦、气机不通者。症见高热，腹胀痛，口苦，心烦，尿黄，舌尖红，边隐青，少苔，脉弦细而数。

【用法】水煎服，每日 1 剂。

【经验】任老认为：疼痛乃气血经络不通畅所致。其将片姜黄配入其他药物中，均起破血、行气、活血、理气的作用，治疗不同原因引起的各部位疼痛，有着显著的止痛效果，此为任老运用片姜黄的独到之处。本方证因湿热壅塞中焦所致，方中片姜黄配伍郁金，于清热利湿药中理气止痛而愈。〔卢光义.任继学教授妙用片姜黄初探［J］.黑龙江中医药，1991（2）：3-4〕

李济仁：参苓白术汤加减

【组成】苍术、白术各 15g，太子参 15g，炒薏苡仁 15g，炒扁豆 15g，茯苓 12g，怀山药 15g，木香 10g，黄连 9g，炙甘草 9g，砂仁 6g（后下），大枣 10g，生姜 6g。

【功效】健脾益气，和中化湿。

【主治】慢性结肠炎，属脾胃虚弱、湿浊留滞者。症见腹胀隐痛，体倦，面色萎黄，大便溏，进食油腻加重，唇舌淡红，舌苔白腻，脉象濡细。

【用法】水煎服，每日 1 剂。

【经验】李老认为：本方证由脾虚湿盛所致，治宜补益脾胃，兼以渗湿止泻。方中苍术、白术、太子参、茯苓益气健脾渗湿；山药健脾益气，兼能止泻；大枣健脾益胃；黄连清热燥湿；用炒扁豆、炒薏苡仁助白术、茯苓以健脾渗湿；用砂仁醒脾和胃，行气化滞；炙甘草健脾和中，调和全方。综观全方，补中气，渗湿浊，行气滞，使脾气健运，湿邪得去，则诸症自除。如年迈或阳虚者，可加入附子、干姜温中散寒、健运脾阳。〔李艳.国医大师临床经验实录·国医大师李济仁［M］.北京：中国医药科技出版社，2011，90-91〕

李振华：清热散痈汤

【组成】连翘 12g，金银花 24g，蒲公英 30g，枳壳 9g，青皮、延胡索各 9g，牡丹皮 12g，赤芍 15g，大黄 9g（后下），广木香 6g。

【功效】清热解毒，行气活血。

【主治】急性阑尾炎初期，属气血瘀滞、湿热蕴结者。症见腹痛从中上腹或脐周围开始，数小时后转移至右下腹部，呈持续性或阵发性疼痛，并越来越剧烈，痛处拒按，一般有反跳痛，伴有恶心呕吐、不欲饮食、发热、微恶寒、小便短赤、大便溏或秘、舌质稍红、苔白腻或微黄，脉滑数有力。

【用法】水煎服，每日 2 剂，每剂水煎 2 次，每隔 6 小时服 1 次。

【经验】李老认为：本方证多见于急性阑尾炎初期，气血瘀滞，湿热蕴结，肠痈初起，痈脓未成。方中连翘、金银花、蒲公英清热解毒；枳壳、青皮、广木香行气散结；延胡索、牡丹皮、赤芍活血化瘀；大黄除能活血化瘀外，并能荡涤热结，通利大便，使湿热从大便排出。恶心呕吐，加藿香 9g、竹茹 12g；发热重，加黄芩 9g；大便溏泻，去大黄，加薏苡仁 30g、白蔻仁 9g。外敷治疗：食盐 1500g（大青盐较好），每次 750g 放铁锅内炒极热，装入布袋内，放于右下腹，外用毛巾或布包垫，热量以能忍受为度。再另炒 750g 食盐，轮流热敷，临床观察常在 2 ~ 3 小时可达止痛目的。〔李郑生，郭淑云 . 国医大师临床经验实录·国医大师李振华［M］. 北京：中国医药科技出版社，2011，182-183〕

李振华：活血消痈汤

【组成】当归 9g，赤芍 15g，牡丹皮 12g，桃仁、枳壳各 9g，乳香、没药各 6g，金银花 24g，蒲公英 30g，皂角刺 9g，败酱草 30g，天花粉 15g，生薏苡仁 30g，大黄 15g，甘草 6g。

【功效】活血散瘀，排脓消肿。

【主治】急性阑尾炎热盛脓肿将溃期，属湿热壅盛、腐肉蒸脓者。症见右下腹疼痛剧烈，痛处拒按，反跳痛明显，或触及包块，腹壁拘急紧张，高热自汗，咽干口渴，便秘尿赤，舌质红、苔黄腻，脉洪数。

【用法】水煎服，每日 1 剂。

【经验】李老认为：本方证多为重症阑尾炎，或阑尾脓肿早期合并轻度腹膜炎。湿热过盛，热毒壅结肠中，气血瘀滞，腐肉蒸脓。方中当归、赤芍、没药、牡丹皮、桃仁、乳香、枳壳行气活血散瘀，生薏苡仁、败酱草、皂角刺、天花粉渗湿消肿排脓，金银花、蒲公英、甘草清热解毒，大黄荡涤热结、散瘀通便。若阑尾穿孔、严重坏疽性阑尾炎合并腹膜炎者，上方可加黄连、黄芩各 9g、生石膏 30g，以清大热。如热入血分，症见舌质绛红少苔、脉象细数者，上方可加水牛角 9g、生地黄 21g。本证同时注意通里攻下，可防止和治疗麻痹性肠梗阻和腹腔脓肿。外敷：用芒硝 60g 放入布袋内，加入少许盐水，使芒硝慢慢溶解，外敷于右下腹，每日 1～2 次；或用金黄散用水调成糊状外敷于右下腹。如身无大热、少腹微急、包块按之则软、脉细数者，则脓已成而未溃破，上方可去金银花、蒲公英，加黄芪30g、附子9g，以托里排脓。〔李郑生，郭淑云.国医大师临床经验实录·国医大师李振华［M］.北京：中国医药科技出版社，2011，184〕

李振华：参苓内托散加减

【组成】黄芪 30g，党参 15g，白术 9g，茯苓 15g，当归、川芎各 9g，赤芍 5g，附子 9g，败酱草 24g，生薏苡仁 30g，牡丹皮 9g，地骨皮 15g，广木香、甘草各 6g。

【功效】补气活血，托里排脓。

【主治】急性阑尾炎脓溃后，属痈脓已溃、气血虚损者。症见右下腹痛，腹部软，大便时下脓血，面色㿠白，时自汗出，语言无力，肢体倦怠，不热或午后低热。舌质淡、苔黄少津，脉细弱。

【用法】水煎服，每日 1 剂。

【经验】李老认为：本方证系痈脓溃破，脓毒未净，正气不足。方中黄芪、党参、白术、茯苓、甘草配附子、败酱草、生薏苡仁益气健脾，托里排脓；当归、川芎、赤芍、牡丹皮、广木香行气活血；牡丹皮配地骨皮，清气分血分之余热。临床观察中药配合外敷、针灸等治疗单纯性与化脓性阑尾炎，以及阑尾脓肿或早期合并轻度腹膜炎疗效较好。对治疗 24 小时后，体征没有明显改善，甚至出现腹胀等中毒性肠麻痹或合并弥漫性腹膜炎、盆腔脓肿，以及小儿、老人、妊娠妇女、有长期慢性病者，体质弱而本病又急重者，应考虑立即手术治疗。〔李郑生，郭淑云.国医大师临床经验实录·国医大师李振华［M］.北京：中国医药科技出版社，2011，184〕

李振华：香砂理中汤

【组成】党参、白术各9g，茯苓12g，陈皮、半夏、香附各9g，砂仁6g，西茴香、乌药各9g，丁香5g，白芍15g，延胡索9g，广木香、甘草各6g。

【功效】健脾温中，理气活血。

【主治】慢性阑尾炎。一般无明显症状，惟感到右下腹有坠胀隐痛感觉，并有压痛，伴有消化力弱，常因饮食过饱，或过于疲劳而症状加剧。

【用法】水煎服，每日1剂。

【经验】本方有增强胃肠消化，行气活血，改善局部血液循环，达到消除慢性炎症的作用。方中党参、白术、茯苓、陈皮、半夏健脾和胃；香附、砂仁、西茴香、乌药、丁香、广木香善行下焦之气，配延胡索可行气活血散瘀；白芍养血止痛；甘草配党参，益气补中并调和诸药。如右下腹疼痛较重时，可同时配合针刺足三里、阑尾穴，或用艾灸法。慢性阑尾炎如反复发作较剧，可考虑手术治疗。

〔李郑生，郭淑云. 国医大师临床经验实录·国医大师李振华〔M〕. 北京：中国医药科技出版社，2011，186〕

李振华：安蛔汤

【组成】乌梅 18g，苦楝树根皮 15g，川椒 6g，槟榔 9g，使君子 12g，枳壳 9g，广木香 6g，黄柏 9g。

【功效】安蛔驱虫，调理脾胃。

【主治】蛔虫病。症见面黄肌瘦，胃脘嘈杂，腹痛时作时止，鼻孔作痒，或睡中龋齿，或面有白色虫斑，巩膜有蓝斑，唇内有粟粒状白点，半数患者大便有排虫史，少数患者有吐虫史，舌苔微黄腻或正常，脉弦。

【用法】水煎服，每日 1 剂。

【经验】本方以安蛔为主，同时有驱虫作用。蛔虫有喜温恶寒、闻酸则止、遇辛则伏、见苦则下的特点。故治蛔虫腹痛，常将酸、苦、辛的药物并用，使蛔虫安静不动，则腹痛自止。方中乌梅、川椒、苦楝树根皮酸、辛、苦，相互配合，使蛔虫安静以达止痛；并配以槟榔、使君子驱虫；枳壳、广木香理气健胃；黄柏燥湿清热。全方共奏安蛔、驱虫、止痛的作用。如服药后，腹痛已止，但未排出蛔虫或排出不净者，可用驱虫汤（苦楝树根皮 24g，鹤虱、芜荑、广木香各 9g，槟榔、黑丑、白丑各 15g）；如舌苔黄腻、脉数有力、体壮、大便秘者，可加大黄 12g；如面黄肌瘦、身体较弱者，可加党参 12g；如四肢欠温、面色萎黄、形体消瘦、腹胀便溏、舌苔薄白而质淡、脉沉细无力者，可适当减少槟榔、黑丑、白丑用量，加党参 12g，制附子、干姜各 9g。〔李郑生，郭淑云.国医大师临床经验实录·国医大师李振华［M］.北京：中国医药科技出版社，2011，201〕

李振华：驱虫通便汤

【组成】苦楝树根皮 18g，槟榔 15g，乌梅 12g，川椒、广木香各 9g，芒硝 15g（冲服），大黄 15g，枳实 9g。

【功效】行气驱虫，通便导滞。

【主治】因蛔虫引起的肠梗阻。症见阵发性腹部剧痛，痛处拒按，痛时肠鸣音亢进，呕吐及腹胀较轻，间有少量矢气排出，舌苔薄白，脉弦。

【用法】水煎服，每日 1 剂。

【经验】李老认为：本方证系蛔虫成团，聚集肠中，梗阻肠道，不通则痛。方中苦楝树根皮、乌梅、川椒苦、酸、辛，以安蛔止痛；大黄、芒硝、枳实、槟榔行气软坚、导滞通便；广木香理气止痛。对因蛔虫引起的肠梗阻有驱虫通泻的作用。〔李郑生，郭淑云．国医大师临床经验实录·国医大师李振华［M］．北京：中国医药科技出版社，2011，202〕

李振华：乌梅汤

【组成】乌梅 15g，当归 12g，桂枝 6g，党参 12g，川椒、制附子各 9g，细辛 5g，黄连、黄柏、干姜各 9g。

【功效】温中驱虫。

【主治】胆道蛔虫病，蛔厥。症见上腹部阵发性绞痛，痛时并有钻顶感，并向腰或肩部放射，面色苍白，出冷汗，四肢厥冷，恶心呕吐，或吐出蛔虫，间歇时如常人，一天可以发作几次，舌苔白腻，脉弦紧。

【用法】水煎服，每日 1 剂。

【经验】李老认为：蛔虫有喜温而恶寒的特点，常因一时过食生冷，或贪凉露宿，腹部受寒，肠寒不适应蛔虫的生存，使其活动性增强，上行窜至胆道，发生本病。方中乌梅酸可制蛔，细辛、川椒辛可伏蛔，黄连、黄柏苦可下蛔，党参、附子、干姜、当归益气温中、补虚扶正。本方寒温并用，扶正驱虫，故可获效。如症见发热恶寒、寒热往来、咽干、口苦欲呕、脉弦者，上方可去附子、干姜，加柴胡、黄连各 9g，白芍 12g；如症见发热不恶寒、面红口渴、干呕口苦，甚至出现黄疸，舌苔黄腻而质红、脉弦数者，上方可去附子、干姜、桂枝，加金银花 15g、连翘 12g、栀子 9g、茵陈 15g、柴胡 9g。〔李郑生，郭淑云.国医大师临床经验实录·国医大师李振华 [M].北京：中国医药科技出版社，2011，202-203〕

何 任：芍药甘草汤加味

【组成】白芍 20g，炙甘草 9g，川楝子 9g，延胡索 12g，柴胡 9g，莱菔子 9g，茵陈 3g。

【功效】疏肝和胃止痛。

【主治】慢性胰腺炎因饮食不慎而致急性发作，属胃失和降、郁而为痛者。症见上腹疼痛，伴恶心、呕吐、手指发冷。

【用法】水煎服，每日 1 剂。

【经验】芍药甘草汤功能为和血养阴、缓急止痛，原系仲景治疗伤寒因误用汗法伤及阴血而致"脚挛急"之方。然从本方之功能与临床应用而言，实是治疗多种痛症之效方。本方证为慢性胰腺炎因饮食不慎而致急性发作，痛势较剧。其病发缘于饮食所伤，致和降失司，疏泄不达，郁而为痛。何老治以芍药甘草汤缓急止痛，佐柴胡、川楝子疏肝和胃以解郁；辅莱菔子、茵陈消食导滞。辨证确切，药少而精，效如桴鼓。对类似病症，如急性胃肠炎、胆囊炎、胆道蛔虫症及癌症疼痛等，何老常以芍药甘草汤加味治之，常获显效。
〔金国梁，何若苹. 何任教授学术经验及临证特色撷英（续）〔J〕. 浙江中医学院学报，1997，21（4）：1-2〕

何 任：脘腹蠲痛汤

【组成】延胡索 20g，白芍 20g，生甘草 6g，川楝子 10g，蒲公英 30g，郁金 10g，金钱草 30g，海金沙 20g，鸡内金 10g，玉米须 10g，沉香 10g。

【功效】蠲痛清利。

【主治】胰腺炎、胆囊炎、胆结石等因饮食无规律诱发，属湿热阻滞、灼烁胆腑者。症见腹痛，小便深黄，舌苔黄腻，脉弦数。

【用法】水煎服，每日 1 剂。

【经验】本方以延胡索、白芍、甘草、川楝子解痉止痛，佐以清热利湿、化结排石之郁金、金钱草、海金沙、鸡内金，并以玉米须之甘平利水清消胆道炎性水肿，故收效明显。腹痛消除，小便色正常，复检胆红素、血淀粉酶均已正常后，处方去延胡索、川楝子，加白术 10g、陈皮 10g 以健理脾胃，巩固疗效。〔何若苹.何任临证经验研究——杂病诊治医案举隅〔J〕.上海中医药杂志，2006，40（6）：1-2〕

张　琪：附子粳米汤

【组成】制附子 20g，半夏 20g，甘草 15g，大枣 5 枚，粳米 25g，生姜 20g，砂仁 15g。

【功效】温中祛寒，和胃止痛。

【主治】慢性胃炎、溃疡病、胃肠痉挛，属脾胃虚寒者。症见腹中雷鸣绞痛上攻，胸胁胀满，呕吐涎沫，手足厥冷，不能进食，食后则胀益甚，舌白苔滑，脉弦。

【用法】水煎服，每日 1 剂。

【经验】《金匮要略》之附子粳米汤为治疗脾胃虚寒之有效方剂。方中附子温中祛寒；半夏逐饮止呕，兼祛寒饮；粳米、大枣、甘草益脾胃，安中止痛，亦可解附子、半夏之毒，以及附子、半夏之燥烈；生姜、砂仁温中和胃止痛。附子与半夏合用，药师抓药每每提出疑问，实际不仅用之无任何毒副作用，且其效更佳，因附子散寒温中，寒气散则阴霾自消，半夏降气，二者相辅相成，具有他药不可替代的疗效。〔张佩青.国医大师临床经验实录·国医大师张琪［M］.北京：中国医药科技出版社，2011，278-279〕

张 琪：大柴胡汤加减

【组成】柴胡25g，黄芩15g，大黄10g，枳实15g，半夏15g，赤芍15g，牡丹皮15g，桃仁15g，金银花30g，连翘20g，甘草15g，生姜15g，大枣3枚。

【功效】疏利肝胆，泄热和胃。

【主治】急性胰腺炎，属肝热气郁、胃腑实热内结者。症见上腹痛、恶心、干呕、大便秘，舌苔白燥，脉弦数。

【用法】水煎服，每日1剂。

【经验】张老用此方甚多，如病毒性肝炎、胃炎、肋间神经痛、胸膜炎，辨证属于肝胆气郁、胃腑实热内结、上焦气滞不通者，此方皆有良好疗效。辨证着重一是胸胁胃脘痛胀，二是舌苔及脉象，三是大便秘。部分患者大便虽不秘，但下利黏滞不爽，亦可用此方加黄连5~7g。方中重用柴胡为君药，配臣药黄芩和解清热，以除少阳之邪；轻用大黄配枳实以内泄阳明热结、行气消痞，为臣药。赤芍柔肝缓急止痛，与大黄相配可治腹中实痛，与枳实相伍可理气和血，以除心下满痛；半夏和胃降逆；牡丹皮凉血清热；桃仁活血祛瘀；金银花、连翘清热解毒；大枣与甘草相配，能和营卫而行津液，并调和脾胃，功兼佐使。〔李淑菊，张佩青，王令朔.张琪临证抓主证的经验分析［J］.辽宁中医杂志，2007，34（9）：1199-1200〕

张　琪：经验方

【组成】海藻40g，川楝子30g，三棱15g，莪术15g，党参20g，广木香10g，青皮15g，桃仁15g，槟榔20g。

【功效】软坚化积，理气活血。

【主治】结核性腹膜炎、癥积。症见腹部攻冲作痛，面容憔悴，饥不能食，食则胃脘胀满，腹部可触到不规则块状物，按之痛，无矢气，大便不通，舌紫无苔，脉象弦滑。

【用法】水煎服，每日1剂。

【经验】结核性腹膜炎，因肠系膜、淋巴结与肠管间广泛粘连而形成慢性肠梗阻。张老脉症合参，腹腔内之块状物似为癥积，故着重软坚化积治疗。方中海藻为主药，咸寒软坚散瘀；川楝子开郁理气；广木香、三棱、莪术消坚开郁；桃仁活血；党参补气，以防开郁散气药伤损正气。诸药合用，癥积渐化，气行血活，得以痊愈。

〔崔应珉.痛证名医名家精要方·脘腹痛〔M〕.郑州：郑州大学出版社，2010，155-156〕

张灿玾：小建中汤加减

【组成】当归 9g，川芎 6g，酒炒白芍 9g，肉桂 6g，枳壳 6g，香附 9g，炙甘草 3g，生姜 3 片。

【功效】温阳散寒，行气活血。

【主治】腹痛，属寒邪凝滞、气血不行者。症见少腹疼痛，感寒尤甚，面色青，唇苍白，大小便正常，体弱，舌淡红，苔白滑，脉沉紧。

【用法】水煎服，每日 1 剂。

【经验】张老认为：此方证有人虚脉实之象，阳为寒邪所侵，凝滞于中下二焦，枢机不畅，气血不行，滞塞不通，当以温阳散寒、行气活血为法。《金匮要略》小建中汤主治"虚劳里急……腹中痛"等症，本方另加当归、川芎以促其血之运行，枳壳、香附以利其气之疏畅，温化建中，气血并调，则中下二焦之气化得通，脾胃之运化得健，故痛定而体健。然尚须如《黄帝内经》所载"谷肉果菜食养尽之"，方保健壮。〔张灿玾. 国医大师临床经验实录·国医大师张灿玾〔M〕. 北京：中国医药科技出版社，2011，118-119〕

张灿玾：平胃散合二陈汤合理中汤化裁

【组成】苍术9g，厚朴9g，陈皮6g，制半夏6g，鸡内金12g，炒山药6g，炮姜6g，砂仁6g，神曲6g，炒麦芽6g，香附9g，炙甘草3g，生姜3片。

【功效】温阳健脾，疏肝导滞。

【主治】慢性胃肠炎，属脾阳不振者。症见胃部不适，腹内胀痛，大便不调，腹中雷鸣，嗳气吐酸，消化不良，喜温而恶寒，舌淡红，苔白滑，脉沉缓无力。

【用法】水煎服，每日1剂。

【经验】张老认为：脾阳不振，胃肠运化无力，致水谷传导与转输功能紊乱。因虚而兼实，治当温阳与导滞并行，虚实兼顾，补消兼施，则可助胃肠功能之恢复。故以平胃散、二陈汤、理中汤三方化裁为治，另加消导利气之药以疏导。用香附者，佐以疏肝气之郁，凡脾胃虚弱者，易为肝害，故加用之，以收温中导滞疏肝之功；酌加陈皮、半夏免补剂之壅塞；加砂仁理脾胃之本，助脾肾之阳，其性温而不烈，行而无损。此平正之道，顺脾胃之性也。〔张灿玾.国医大师临床经验实录·国医大师张灿玾〔M〕.北京：中国医药科技出版社，2011，120-121〕

张灿玾：经验方

【组成】炒白芍9g，肉桂6g，砂仁6g，制附子4.5g，公丁香6g，苍术9g，炒山药6g，枳壳6g，广木香4.5g，制半夏6g，鸡内金9g，炙甘草3g，生姜3片。

【功效】温补脾肾，消食化滞。

【主治】腹痛，属脾胃阳气虚衰而积滞犹存者。症见腹痛难忍，嗳气吐酸，腹部胀满，大便有时稀溏，面色萎黄，倦怠无力，舌淡红，苔白薄而滑，脉沉迟无力，尺脉弱甚。

【用法】水煎服，每日1剂。

【经验】张老认为：脾胃阳气已衰，胃肠运化失职，水谷之消化无力，寒湿弥漫中下两焦，阳道不行，元气虚亏。此所谓虚中见实证，亦可谓本虚而标实。治当虚实兼顾，消补并行，于温阳之中，加以利导之品，然不可用攻伐峻剂，正所谓"勿留邪，勿伤正"也。此方仍以小建中汤为本，加众药综合以治，用肉桂、附子以温脾肾，砂仁、丁香温中降逆，枳壳、木香等以利气，生姜、半夏、苍术等祛湿以行水化饮，鸡内金以化滞。众药各司其功，补而不滞，补而不伐，未止痛而痛解，未止泻而泻除，扶正祛邪，各尽其宜也。〔张灿玾.国医大师临床经验实录·国医大师张灿玾〔M〕.北京：中国医药科技出版社，2011，121〕

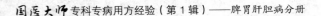

张镜人：经验方

【组成】柴胡9g，炒黄芩9g，川黄连3g，生大黄9g（后下），制半夏5g，炒陈皮5g，广郁金9g，制延胡索9g，广木香9g，连翘9g，金银花藤30g，薏苡仁12g，炒枳壳5g，炒竹茹9g，生山楂9g，香谷芽12g。

【功效】清利气机，泄热化湿。

【主治】慢性胰腺炎急性发作，属中焦湿热夹滞交阻、气机不利者。症见上腹疼痛剧烈，引及左胁及背部，伴有发热、泛恶，大便欠畅，舌苔根部黄腻，脉细滑数。

【用法】水煎服，每日1剂。

【经验】张老认为：胰腺炎往往由于进食油腻厚味之品而诱发，导致湿热积滞交阻中焦，肝胆脾胃气机受阻，气滞血瘀，故疼痛难忍，并伴有身热、泛恶、便艰、脉数、苔腻等症，辨证无疑属"实热"之证，"实者攻之""热者清之""六腑以通为用"，故以清胰泄热、化湿导滞、攻下实热为治。黄芩、黄连同用，苦寒燥湿之功倍增，大黄泻下之功为优，既能清泄无形之邪热，又可攻下有形之积滞；金银花藤、连翘清气分之热；半夏、陈皮化湿和中；佐以延胡索、郁金、木香等理气之品，以助气机运转而止痛；山楂、谷芽有消导悦胃之功。药后腑道畅行，邪热积滞得以疏导，疼痛逐一缓解。但猛攻之药，不宜久用，中病即止。〔王松坡.国医大师临床经验实录·国医大师张镜人［M］.北京：中国医药科技出版社，2011，122-123〕

周仲瑛：经验方

【组成】陈莱菔缨 12g，党参、焦白术、法半夏、炒白芍、陈皮各 10g，防风 6g，玫瑰花、煨木香各 5g，炮姜、炙甘草、黄连、吴茱萸各 3g，砂仁 3g（后下），川椒壳 2g。

【功效】温阳健脾，疏肝解郁，清热化湿，调理腑气。

【主治】慢性胃炎、十二指肠球部溃疡、胃下垂，属脾虚胃弱、肝木乘侮、湿阻热郁、腑气不调者。症见腹痛，肠鸣，大便时有黏液，脘闷，恶心，嗳气为舒，伴肛门下坠感，畏寒，舌质暗红、苔薄黄腻，脉弦。

【用法】水煎服，每日 1 剂。

【经验】腹痛腹泻，兼有肠鸣、嗳气当属痛泻。《医方考》载："泻责之脾，痛责之肝；肝责之实，脾责之虚，脾虚肝实，故令痛泻。"故本方证病机为脾虚胃弱，肝木乘侮。脾胃阳虚则见畏寒，大便黏液状；腑气不调则脘腹隐痛，恶心，嗳气；湿阻热郁则见舌苔薄黄腻。周老所用方中以参、术、姜、草之理中汤温中散寒，补气健脾；以黄连、吴茱萸、白芍之戊己丸疏肝理脾，清热和胃；以白术、白芍、陈皮、防风之痛泻要方补脾柔肝，祛湿止泻；以炮姜、党参、川椒壳之大建中汤温中补虚，降逆止痛；且有木香与黄连之香连丸清热燥湿，行气化滞；并予玫瑰花开郁、陈莱菔缨利水、砂仁理脾以协助治疗。全方共奏温阳健脾、疏肝解郁、清热化湿、调理腑气之功。综观此方，药仅 15 味，却寓理中汤、痛泻要方、戊己丸、大建中汤、香连丸之意，方中一药多义。由此可见，周老遣方用药已至炉火纯青之境界。〔王慧彬.周仲瑛教授复法治疗痛泻 1 例［J］.山西中医，2008，24（10）：21〕

徐景藩：附子理中汤加减

【组成】制附片 3g，白术 10g，党参 10g，高良姜 5g，赤芍、白芍各 10g，炙甘草 5g，合欢皮 20g，香附 10g，青皮、陈皮各 10g，延胡索 10g，马鞭草 15g，麦芽 30g，黄连 2g。

【功效】温中散寒，疏泄止痛。

【主治】腹痛原因不明者。症见腹痛反复发作，走窜不定，甚则腰背、胸臂也痛，腹平软，满腹压痛，无反跳痛，畏寒怕冷，痛时喜温敷，目眶色微黑，舌淡红，苔薄白、根微腻，脉不弦。

【用法】水煎服，每日 1 剂。

【经验】徐老认为：本方证乃"苦寒"过度，中阳受损，阳虚生寒，寒凝经脉，气机阻滞，络脉不通，而发为腹痛，故予以附子理中汤加减治疗。方中制附片辛甘大热，温阳散寒止痛；白术、党参、甘草益气健脾；改干姜为高良姜，且与香附相配，取良附丸之意，重在温阳散寒，理气止痛；芍药、甘草酸甘相合，缓急止痛；腹痛多年，疾病缠身，心情忧郁，故用青皮、陈皮、合欢皮、麦芽等疏肝理气解郁，选用麦芽疏肝，用量要大，一般 15～30g，且以生者为好；久病入络，故佐以延胡索、赤芍、马鞭草活血祛瘀止痛，使以少量黄连，以防制附片、高良姜温燥太过。〔周晓虹，徐丹华.徐景藩教授临证治验举隅［J］.江苏中医药，2007，39（3）：35-37〕

郭子光：经验方

【组成】柴胡 15g，枳壳 15g，白芍 50g，炙甘草 10g，延胡索 20g，酸枣仁 15g，罂粟壳 10～15g。

【功效】疏肝理气，定痛安神。

【主治】胆、肾绞痛，属肝郁气滞者。

【用法】水煎服，每日 1 剂。

【经验】郭老认为：胆、肾绞痛部位属肝经循行之所，"不通则痛"，故治疗相同。方用四逆散疏理肝气，延胡索行血中之气，使其"通则不痛"，其余两味定痛安神为辅，以收速效。若无罂粟壳则以地龙 15～20g 代之。若患者就诊时痛不可忍，甚至无法诊视切脉，当临时迅速缓解疼痛，采用指针止痛法：指压灵台、至阳二穴。方法是：嘱患者俯卧（坐位前伏亦可），医师以两拇指外缘压迫上述二穴（6、7 胸椎和 7、8 胸椎间隙）由轻至重，疼痛逐渐或立即缓解，继续巩固 3～4 分钟才松手。本法对各种胸腹痛及月经痛均有临时缓解之效，痛越重，效愈彰，绵绵作痛者反而效果不明显。〔黄学宽. 郭子光临床经验集［M］.北京：人民卫生出版社，2009，272-273〕

路志正：生姜泻心汤加减

【组成】当归6g，白芍15g，枳壳6g，生姜3片，半夏9g，黄芩9g，黄连6g，党参10g，甘草6g。

【功效】清热祛湿，益脾养血，通营活络，扶正祛邪。

【主治】腹痛，属脾虚有湿、气血两虚者。症见腹痛，排黄白色脓性便，伴里急后重，肠鸣，口苦，无寒热，舌淡红而润，苔薄微白，脉细无力。

【用法】水煎服，每日1剂。

【经验】路老认为：本方证为饮食不慎，湿热侵犯胃肠，阻滞气机故腹痛，肠鸣，排黄白色脓性便；热邪内迫，湿性重滞，故口苦，里急后重；脾虚运化失司，水谷精微运化失常，气血生化无源，络脉失养，故舌淡红而润、苔薄白，脉细无力。生姜泻心汤方即半夏泻心汤加生姜组成，主治胃虚水饮食滞之痞证。本方中生姜、半夏散水和胃，降逆止呕；当归、白芍养血敛阴，柔肝止痛；枳壳理气宽中；生姜温中化水；黄芩、黄连清热燥湿；党参、甘草补中益气。药后胃肠湿热清，则腹痛、里急后重、大便脓液均除。〔易瑞云.五种泻心汤的临床运用和体会［J］.广西中医药，1984，7（2）：25-27〕

颜正华：桃红四物汤加金铃子散加减

【**组成**】川芎 10g，红花 10g，桃仁 10g（打碎），赤芍 12g，丹参 30g，当归 6g，醋延胡索 10g（打碎），炒川楝子（金铃子）12g（打碎），乌药 10g，木香 6g，附片 10g（先煎），炮姜 6g。

【**功效**】活血化瘀，行气散寒。

【**主治**】阑尾炎手术后肠粘连，属血瘀气滞寒凝者。症见右下腹隐痛时作，上窜胁肋，下牵阴股，遇寒或阴雨天加重，畏寒，纳便尚可，舌暗淡，有齿痕，苔薄白，脉沉弦。

【**用法**】水煎服，每日 1 剂。

【**经验**】颜老认为：肠痈手术而致血瘀气滞，瘀血未去，日久不愈，故右下腹痛；久则必伤后天脾胃，而后天不足又致身体虚弱，体虚阳气不得温养，故畏寒。病在右下腹，此为肝经所过，故上连胁肋，下及阴股。舌暗淡，苔薄白，脉沉弦，为血瘀气滞寒凝之兆。治当活血行气与散寒止痛并举。颜老用桃红四物汤去地黄用赤芍，加丹参以活血化瘀；投金铃子散加乌药、木香、附片、炮姜，一则理气散寒，二则增强活血功效。〔常章富 . 颜正华临证验案精选［M］. 北京：学苑出版社，1996，50-51〕

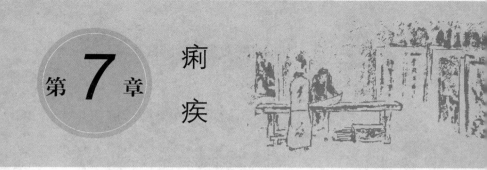

第**7**章 痢疾

痢疾是以大便次数增多，腹部疼痛，里急后重，下赤白脓血为特征的病证。本病多由外感或内伤，致邪蕴肠腑，传导失常，脂络受伤所致。本病是一种常见的肠道传染病，中医对本病尤其是久病采用辨证论治，常有较好的疗效。湿热痢治以清热导滞、调气行血；寒湿痢治以温化寒湿、行气活血；疫毒痢治以清热解毒、凉血除积；噤口痢实证治以泄热和胃、苦辛通降，虚证治以健脾和胃、降逆止呕；休息痢治以健脾益气、消积化滞；阴虚痢治以坚阴泄热、扶正止利；虚寒痢轻证治以温中驱寒、健脾化湿，重证治以温补脾肾、收涩固脱；劳痢治以建中益胃、敛精渗湿。凡现代医学中的急慢性细菌性痢疾、急慢性阿米巴肠病、慢性非特异性溃疡性结肠炎、慢性结肠炎等疾病，均可参照本章内容辨证论治。

本章收录了王绵之、方和谦、李玉奇、李振华、何任、张学文、徐景藩、路志正、颜正华等国医大师治疗本病的验方18首。王绵之以凉血解毒开窍法为主治疫毒痢危候有良效；方和谦治痢妙用大黄炭，有引气推陈之功，免受荡涤之苦；李玉奇临床常以芍药汤和白

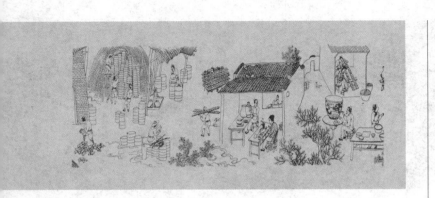

头翁汤为基础方加减治疗湿热蕴毒型溃疡性结肠炎；李振华认为炮姜能治愈年久痢疾之虚寒湿痢；何任治痢善于疏补共用；张学文喜用苦参治痢，配入治痢方中，可提高疗效；徐景藩擅用升、降、润、燥、消、补、清、化八法治痢；路志正主张治疗湿热型久痢不宜用补益固涩之品，应用清热祛湿导滞法先治其标；颜正华治疗久痢补泻并行，温清同用，标本兼治。

王绵之：黄连阿胶汤加减

【组成】生地黄 18g，赤芍 9g，白芍 9g，川黄连 4.5g，金银花 12g，净连翘 9g，白头翁 12g，生甘草 9g，阿胶 9g（烊化、分冲），大青叶 15g，紫花地丁 12g，当归炭 12g。

【功效】清营凉血，解毒开窍。

【主治】久痢，属疫毒痢危候者。症见下利频频、日夜近 30 次、以血为主、夹有少量脓液、气味热腐腥臭，烦躁，神昏，目开不识人，呼之不应，不语，不呻吟，寸口脉细数、趺阳脉细弱不应指。

【用法】水煎服，每日 1 剂。另配局方至宝丹 1 粒，分 2 次用药汁送服。

【经验】暑湿郁蒸肠中，邪毒入于营血，气阴大伤，清窍闭塞，是疫毒痢之危候。此证虚实夹杂，暑湿邪毒郁肠为实，须清热解毒祛湿；热入营血，耗伤气阴为虚，须凉血养阴。故方用黄连阿胶汤加减治疗。阳有余，以苦除之，黄连之苦以除热兼燥湿；阴不足，以甘补之，阿胶、当归炭之甘以补血；酸，收也，泄也，芍药之酸，收阴气而泄邪热也；金银花、连翘清热解毒；大青叶、紫花地丁、白头翁苦寒以解毒燥湿，凉血止利；生地黄甘寒质润，长于养心肾之阴，故血热阴伤用之甚佳；甘草生用，既能益气补虚，又能清热解毒。诸药合用，凉血解毒开窍，攻补兼施，对于疫毒痢之危候取效良好。〔陈镜合.当代名老中医临证荟萃［M］.广州：广东科技出版社，1987，201〕

方和谦：经验方

【组成】白头翁 9g，秦皮 9g，马尾连 9g，川大黄炭 9g，白芍 10g，炙甘草 6g，黄柏 9g，焦神曲、焦麦芽、焦山楂各 9g，茯苓 10g，苍术 10g，大枣 4 枚。

【功效】利湿清热，调和气血。

【主治】慢性痢疾，属湿热痢者。症见腹痛，大便稀软、黏液便，苔黄腻，脉弦滑细。

【用法】水煎服，每日 1 剂。

【经验】方老认为：本方证因久病，湿热邪气久羁，郁遏不解，损伤肠中络脉，湿热壅滞，影响肝气疏泄功能而致。治宜利湿清热、调和气血，自拟经验方治疗。方中白头翁苦寒清热，尤能凉肝，为主药；马尾连、黄柏清热燥湿、坚阴厚肠；秦皮清肝凉血，兼能治痢；配焦三仙（焦神曲、焦麦芽、焦山楂），取其消导之功；白芍、炙甘草缓急止痛；不用生大黄而用大黄炭取其推陈之功，而不受荡涤之苦，此为方老用药精妙之处；茯苓、苍术、大枣加强燥湿健脾之力。待病情缓解后，可施以逍遥散化裁和肝健脾以补后天之本。〔方和谦.中国现代百名中医临床家丛书·方和谦〔M〕.北京：中国中医药出版社，2008，47〕

李玉奇：白头翁汤加减

【组成】黄连 10g，苦参 10g，当归 25g，白术 20g，白头翁 15g，秦皮 15g，茯苓 20g，厚朴 15g，槟榔片 20g，麦芽 15g。

【功效】清热凉血，除湿健脾。

【主治】痢疾，属湿热内蕴者。症见腹泻，夹脓血黏便，腹痛。

【用法】水煎服，每日 1 剂。

【经验】李老认为：本方证因湿热内盛，肠道蕴毒，灼伤血络，成痢成脓。治宜清利湿热、健脾和中、凉血止利，以白头翁汤加减治疗。方中黄连、苦参、秦皮燥湿清热，厚肠止利；白头翁味苦性寒专入血分而清热解毒，凉血除瘀；厚朴、槟榔行气利水，治疗热痢后重、湿阻气滞；白术、茯苓、麦芽消食健脾，脾运而气生；当归活血和血，调气血之生化运行。全方清热凉血燥湿以除邪，健脾消食行气化滞以调气，方简而力宏。〔汤立东，王垂杰，王辉，等.李玉奇治疗溃疡性结肠炎经验［J］.辽宁中医杂志，2013，13（2）：225〕

李振华：四君子汤加味

【组成】党参 15g，白术 20g，茯苓 20g，甘草 6g，黄连 3g（冲服），木香 10g，马齿苋 30g，炒槟榔片 10g，山药 30g，白芍 20g，地榆炭 30g，槐花炭 30g。

【功效】益气健脾，厚肠止利。

【主治】慢性结肠炎，属脾胃虚弱者。症见腹痛，腹泻，便脓血，里急后重，腹胀肠鸣，倦怠怯冷，面色㿠白，舌红，苔白，脉弦滑或弦缓无力。

【用法】水煎服，每日 1 剂。

【经验】李老认为：本方证因脾胃虚弱，寒热互结，阻滞肠道所致。采用益气健脾、厚肠止利法，拟四君子汤加味治疗。方中四君子汤益气健脾，配山药以增强健脾之功，黄连、马齿苋清热止利，槟榔、木香除里急后重，白芍和解止痛，地榆炭、槐花炭凉血止血。诸药合用，脾气得健，运化有力，痢疾自止。〔李振华，陈愉之.休息痢治验（慢性结肠炎）［J］.天津中医，1986，3（3）：4〕

李振华：经验方

【组成】白头翁 20g，秦皮 15g，黄连 6g（分冲），当归 15g，白芍 30g，木香 10g，扁豆 10g，茯苓 15g，马齿苋 30g，金银花炭 30g，山药 20g，山楂炭 15g。

【功效】清热祛湿，调气行血。

【主治】慢性结肠炎，属湿热积滞者。症见腹泻，脓血便、黏液较多滞下，腹痛，肠鸣，里急后重，舌红，苔微黄，脉沉细数。

【用法】水煎服，每日 1 剂。

【经验】李老认为：本方证因湿热积滞肠中，气血受阻所致。自拟经验方清热祛湿、调气行血治疗。方中白头翁清热解毒、凉血止利，黄连清热解毒、燥湿厚肠，为治痢要药；秦皮清热解毒，兼收涩止利；白芍养血和营、缓急止痛，配当归养血活血，体现"行血则便脓自愈"之意；木香行气导滞；扁豆、茯苓利水渗湿健脾；山药补益脾胃；山楂炭消食导滞；金银花炭、马齿苋清热解毒。诸药合用，清除湿热，调和气血，临床疗效显著。〔李振华，陈愉之．休息痢治验（慢性结肠炎）〔J〕．天津中医，1986，3（3）：5〕

李振华：葛根芩连汤加减

【组成】葛根 20g，黄连 6g（分冲），黄芩 12g，木香 10g，地榆炭 30g，金银花炭 30g，槐花炭 30g，山楂炭 30g，马齿苋 30g，白芍 20g，炙甘草 3g。

【功效】清热解毒，凉血化湿。

【主治】慢性结肠炎，属湿热壅盛者。症见腹泻，脓血便，腹痛，里急后重，发热，微汗，口干不欲饮，纳呆，神疲懒言，舌红，苔黄腻，脉弦滑数。

【用法】水煎服，每日 1 剂。

【经验】李老认为：本方证系久居寒湿之地，但因素体阳盛，感寒受湿后入里化热，湿热壅滞肠中，湿热熏灼肠道，脉络受伤，气血瘀滞则化为脓血，而成利下赤白之证。证属湿热为患，故以葛根芩连汤加减清热解毒、凉血化湿。方中葛根、黄连、黄芩解肌清热，金银花炭、槐花炭、地榆炭、马齿苋解毒凉血，白芍、炙甘草酸甘化阴以止痛，山楂炭、木香理气消导以化滞。药证相投，获效满意。〔李振华，陈愉之.休息痢治验（慢性结肠炎）［J］.天津中医，1986，3（3）：6〕

李振华: 温中止痢汤

【组成】白术 15g, 苍术 10g, 茯苓 15g, 炒薏苡仁 30g, 陈皮 10g, 半夏 10g, 香附 10g, 木香 6g, 厚朴 10g, 乌药 10g, 砂仁 8g, 小茴香 10g, 吴茱萸 5g, 桂枝 5g, 炮姜 5g, 诃子 12g, 白芍 12g, 甘草 3g。

【功效】健脾益气, 燥湿祛寒。

【主治】慢性溃疡性结肠炎, 属脾虚寒湿内蕴者。症见泄泻, 腹痛, 利下黏液, 里急后重, 乏力, 头晕, 面色萎黄, 舌体胖大、边有齿痕, 舌质淡, 苔白腻, 脉沉细。

【用法】水煎服, 每日 1 剂。

【经验】李老认为: 本方证因过食生冷、饮食不节, 损伤脾胃, 又失于根治, 以致反复下利, 日久脾气亏虚, 寒湿内蕴, 而成虚寒湿之久痢。治宜健脾益气、温中祛寒、燥湿止利。以经验方温中止痢汤治疗, 药用白术、苍术、茯苓、炒薏苡仁健脾益气化湿, 陈皮、半夏、香附、木香、厚朴、乌药、砂仁理气燥湿止痛, 小茴香、吴茱萸、桂枝、炮姜祛寒理气通阳, 诃子涩肠止利, 白芍、甘草缓急止痛。全方共奏健脾益气、祛寒通阳、理气燥湿、涩肠止利之效。治疗除用健脾燥湿、理气收涩药物外, 重点用桂枝、吴茱萸、炮姜等辛温大热之品, 温脾阳而祛年久之寒湿, 尤其用温守之力独强之炮姜, 能治愈年久痼疾之虚寒湿痢。〔郭淑云, 李墨航. 国医大师李振华教授临证验案举隅［J］. 中医研究, 2013, 26（12）: 41〕

何 任：开噤散加减

【组成】党参9g，石莲肉6g，川黄连4.5g，红曲3g，广木香4.5g，枳壳4.5g，山楂6g，鲜荷叶2角，槟榔4.5g，黄糙米1小盅（自加）。

【功效】辟秽解毒，健脾和胃。

【主治】噤口痢，属脾虚积滞者。症见下利、夹有黏液脓血，形羸色败，苔垢，脉微。

【用法】水煎服，每日1剂。

【经验】时疫痢在其病变过程中，由于湿热疫毒结于肠中，上攻于胃，胃失和降，而出现呕吐或不能进食、脘腹胀满，利下时间较长，夹有黏液脓血，元气虚而积滞未消，痢成"噤口"。本病脾胃已虚而积滞未消，故以开噤散加减辟秽解毒、健脾和胃。方中荷叶、川黄连、槟榔辟秽解毒降逆，党参、石莲肉、黄糙米以健脾和胃，木香、红曲、山楂、枳壳理气导滞。全方疏中有补，补中有疏，寓补于疏，使邪浊去，脾胃健而正气复。〔何任.何任医学经验集［M］.杭州：浙江科学技术出版社，2005，44〕

何　任：经验方 1

【组成】黄芪 9g，焦酸枣仁 12g，炙甘草 6g，土炒白术 6g，当归 6g，生姜 2 片，桂枝 4.5g，杭白芍 9g，柏子仁 6g，新会皮 4.5g，煅龙骨、煅牡蛎各 9g。

【功效】温中益气，平调阴阳。

【主治】久痢，属脾肾亏虚者。症见大便黏液，口多唾涎，头目昏眩，潮热盗汗，健忘寐差，脱肛。

【用法】水煎服，每日 1 剂。

【经验】何老认为：本方证因下利时间久，脾胃虚弱，化源无资，渐见阴阳失调所致。治以黄芪建中法，自拟经验方治疗。方中黄芪、焦酸枣仁、炙甘草、杭白芍、生姜、桂枝温中益气、平调阴阳；加入土炒白术、新会皮（广东省新会县橘皮）理气健脾；当归健脾养血；煅龙骨、煅牡蛎既能固涩止利，又能潜上亢之虚阳；焦酸枣仁、柏子仁乃为安神所设，冀使中焦健运，正气旺盛，以祛内停之余邪。诸药合用，疗效显著。〔何若苹，徐光星 . 何任医案实录［M］. 北京：中国中医药出版社，2012，19〕

何　任：经验方2

【组成】党参12g，赤石脂30g（包煎），肉豆蔻4.5g，干姜6g，炒白术9g，四神丸30g（包煎），粳米15g，炙甘草4.5g，广木香4.5g。

【功效】温中散寒，涩肠止泻。

【主治】久痢，属脾肾虚寒者。症见下利、便出物为黏液及脓血、血色灰暗，腹部隐痛，腰酸，舌质淡，脉细弱。

【用法】水煎服，每日1剂。

【经验】何老认为：本方证因脾肾虚寒，脾阳不振，气机不畅，中气下陷，不能固摄，而发为痢疾。对于脾肾虚寒之久痢，采用温涩之法治疗。方用《伤寒论》桃花汤法以质重性涩之赤石脂养肠固脱，粳米益气滋中，干姜温脾止泻。复加肉豆蔻温中散寒、止泻止痛，党参、白术、甘草益气健脾，木香和中调气。再加四神丸温补脾肾，增止泻痢之功，久痢脾肾虚寒、滑脱不禁者，是为所宜。〔浙江中医学院《何任医案选》整理组．何任医案选［M］．杭州：浙江科学技术出版社，1981，11〕

何 任: 白头翁汤加减

【组成】马齿苋 24g，白头翁 9g，炒金银花 9g，佩兰 6g，薏苡仁 12g，苍术 9g，藿香 6g，黄连 4.5g，焦楂炭 12g，秦皮 6g，焦神曲 9g，广木香 4.5g。

【功效】清化胃肠，祛湿消滞。

【主治】痢疾，属湿热内蕴者。症见腹痛下利，小便少，苔垢厚。

【用法】水煎服，每日 1 剂。

【经验】何老认为：本方证多因饮食不洁，湿热疫毒侵袭，湿热滞于肠道，损伤胃肠，使浊邪结于肠道，传导失司，清浊不分，湿热下注而泻下急迫，下利频作，肛门灼热。治宜清化胃肠湿热，施以白头翁汤加减治疗。方以白头翁、马齿苋清热解毒、凉血止利；黄连、秦皮、金银花等助白头翁解毒止利；木香、焦楂炭理气和血导滞，亦即古人"调气则后重除，行血则便脓愈"之意；藿香、佩兰、苍术芳香化湿；薏苡仁淡渗利水、分清别浊。其中炭药还有健脾止泻的作用，必使脾土得以健运。诸药合用，有清热解毒、化湿止利的作用。〔何任.何任临床经验辑要［M］.北京：中国医药科技出版社，1998，421〕

张学文：黄连解毒汤加减

【组成】黄连 9g，黄芩 9g，黄柏 9g，葛根 15g，白头翁 15g，秦皮 12g，生甘草 6g，白芍 12g，木香 6g，连翘 15g，焦山楂 24g，焦地榆 15g。

【功效】清热解毒，益阴止血。

【主治】细菌性痢疾，属热毒炽盛者。症见腹胀，腹痛，大便脓血，里急后重，低热，纳呆，舌尖红而干，苔黄，脉洪大。

【用法】水煎服，每日 1 剂。

【经验】张老认为：本方证因湿热伤及胃肠，日久湿从热化，热毒交织，耗伤津血，损伤血络所致。治宜清解湿热毒邪，调气行血止痛，以黄连解毒汤加减治疗。方中黄连、黄柏清热解毒，燥湿止利；黄芩苦寒清热燥湿，厚肠止利；白头翁清热解毒，凉血止利；秦皮清热解毒，涩肠止泻；木香行气导滞；连翘清热解毒，疏散风热；焦山楂、焦地榆凉血止血；白芍柔肝理脾，敛阴养血，缓急止痛，调和气血；甘草益胃和中，调和诸药，与白芍相配缓急止痛，又酸甘化阴。诸药合用，共奏清泄里热、凉血止利之功。张老还喜用苦参 10g，配伍黄连、大黄、白芍、葛根、木香等，或加入葛根芩连汤或芍药汤中应用。苦参苦寒泄热燥湿，功效与黄芩、黄连、龙胆草相近，配入治痢方中，对提高疗效、缩短疗程、改善腹痛下坠等症状有明显效果。〔张学文.黄连解毒汤的临床应用案例［J］.陕西中医，1980（2）：27〕

徐景藩：经验方 1

【组成】白头翁 15g，北秦皮 15g，苦参 10g，煨木香 10g，炒白芍 20g，炒当归 10g，地榆 15g，仙鹤草 15g，炒防风 10g，青蒿 15g，焦山楂 15g，神曲 15g，炙甘草 3g，谷芽 30g。

【功效】清化湿热，调和气血。

【主治】久痢，属湿热蕴结者。症见大便稀溏、夹脓血、白多红少，下腹隐痛，里急后重，面色萎黄，时有低热，舌质淡红，苔薄黄，脉细弦小数。

【用法】水煎服，每日 1 剂。

【经验】徐老认为：本方证由肠腑湿热未净，脾胃虚弱，气血不和，营卫失调所致。属本虚标实、虚实夹杂之候，治宜清化湿热、调和营卫气血。方中香参丸为治痢之方，苦参功擅清热燥湿，用于湿热痢疾。既用苦参，则不必再用黄连、黄柏，故白头翁汤中仅选用白头翁、秦皮。重用白芍，配以当归、甘草、木香，取芍药汤调气和血缓急之用。加防风以祛风胜湿，与白芍相伍，则抑肝而鼓舞脾胃。青蒿和解清热。焦山楂、神曲、谷芽消积滞，健脾胃。全方以治标之品以止利，辅加固本之味以健脾。服药后，肠腑湿热气滞等病理因素可逐渐清除。〔徐景藩 . 徐景藩脾胃病治验辑要［M］. 南京：江苏科学技术出版社，1999，210〕

徐景藩：经验方 2

【组成】桑叶 10g，菊花 10g，杏仁 10g，桔梗 5g，薄荷 5g，生甘草 5g，荆芥炭 10g，白术 10g，木香 6g，黄连 3g，厚朴 10g，藿香 10g，佩兰 10g，地榆 15g，仙鹤草 15g，紫草 10g，神曲 15g，炒谷芽 30g，炒麦芽 30g。

【功效】疏风清热，化湿止血。

【主治】痢疾，属湿热蕴积者。症见黏液脓血便，低热，咳嗽，咳痰，舌淡红，苔薄白，脉细弱。

【用法】水煎服，每日 1 剂。

【经验】徐老认为：本方证因外感风邪，入里酿湿生热，日久伤阴耗血，治当表里兼顾，宜疏风清热、化湿止血。方中木香为行气止痛之要药，性辛味苦降，属于"降法"；黄连清肠热，地榆、仙鹤草、紫草、荆芥炭清热止血宁络，均属"清法"；藿香、佩兰均能醒脾健脾、燥湿化湿，为芳化湿浊之要药，体现"化法"；杏仁、桔梗皆入肺胃二经，上中二焦兼顾，疏通肺胃气机，其中桔梗辛散升发，体现"升法"；徐老治泻多用燥药，方中白术、厚朴温中化湿，白术健脾止泻，均属八法中的"燥法"；神曲、谷芽、麦芽消食健脾，属于"消法"。全方配伍，升、降、清、化、燥、消六法同用，气机升降正常，邪去正复，收效甚好。〔孙蓉.徐景藩升、降、润、燥、消、补、清、化八字要领治疗脾胃病［J］.实用中医内科杂志，2013，27（2）：3〕

徐景藩：经验方 3

【组成】炒白芍 20g，炙乌梅 10g，木瓜 10g，炒谷芽 20g，炙甘草 5g，白芷 6g，炒防风 10g，炒枳壳 10g，槟榔 10g，煨木香 6g，乌药 10g。

【功效】柔肝敛阴，祛风胜湿。

【主治】痢疾，属阴虚下利者。症见肠鸣腹痛，大便频数、呈胶冻状，里急后重，头昏神倦，食少，口干欲饮，形体消瘦，舌质微红而干，苔薄净，脉细。

【用法】水煎服，每日 1 剂。

【经验】徐老认为：本方证似泻似痢，诚如《金匮要略》仲景所称"下利"。良由肝阴不足，腹中之气散而不收所致。治宜柔肝敛阴、祛风胜湿、和胃理气，自拟经验方治疗。药用白芍、乌梅、木瓜，配谷芽、甘草，酸甘相合，柔肝和胃，化生阴液，胃肠得濡、胃气得养而利于肠中浊邪下泻；白芷辛香，配防风祛肠中之风而能胜湿。乌药利气，《证治准绳》"异功散"治下利腹胀痛之方中，即以乌药、白芷、白芍相配，行气而鼓舞脾胃，又善柔摄。〔徐景藩.徐景藩脾胃病临证经验集粹［M］.北京：科学出版社，2010，209〕

路志正：葛根芩连汤合芍药汤加减

【**组成**】葛根12g，败酱草15g，当归9g，白芍12g，大黄炭6g，黄连粉1.5g（分冲），秦皮9g，槟榔9g，佛手9g，甘草6g。

【**功效**】清热导滞。

【**主治**】慢性细菌性痢疾，属湿热胶结者。症见下利臭秽、利下不爽、夹有脓血，里急后重，肛门灼热，腹痛拒按，小便短赤，舌质紫暗，苔厚腻，脉沉弦而滑。

【**用法**】水煎服，每日1剂。

【**经验**】路老认为：本方证为久痢，治当补涩，临证不得概以病之新久而分虚实，亦不得囿于"初痢宜通，久痢宜涩"之论，而当据证辨析。对于湿热积滞之久痢，路老以葛根芩连汤合芍药汤加减清热除湿，祛除积滞。方中葛根、黄连清热除湿，当归补血活血，败酱草清热消脓，白芍养血止痛，大黄炭清热利湿，秦皮清热燥湿，槟榔、佛手行气导滞，兼用甘草调和诸药。凡治痢疾，最当察虚实、辨寒热，对久痢未虚者勿滥用固涩，以免造成"闭门留寇"之弊。

〔路志正.路志正医林集腋［M］.北京：人民卫生出版社，1990，42〕

颜正华：四君子汤合白头翁汤加减

【组成】党参 18g，黄芪 30g，炒白术 15g，炒白芍 18g，炙甘草 6g，当归 10g，木香 6g，山楂炭 12g，黄连 6g，黄柏 10g，炒枳壳 10g，白头翁 30g。

【功效】清热除湿，补中益气。

【主治】慢性细菌性痢疾，属湿热蕴结者。症见痢疾反复发作、有脓血、时轻时剧，腹痛，里急后重，腰痛，倦怠乏力，舌质红，苔黄腻，脉细滑。

【用法】水煎服，每日 1 剂。

【经验】颜老认为：本方证因正气虚损，湿热留恋所致，治以清热除湿、补中益气，以四君子汤合白头翁汤加减治疗。方中党参、黄芪、当归、甘草补中益气；白术、枳壳、木香燥湿行气，与白芍、黄连、黄柏、白头翁合用，共奏清热燥湿之效；山楂炭理气除湿，增强止泻作用。本方证复杂，非一方一药所能匹敌，故合数方于一方，以根除痼疾。其间除湿热有香连丸，扶正气有四君子汤，二方共用，使湿热无容身之地，气血强壮，正盛邪亦除，法度谨严，故收效显著。〔郑虎占.颜正华临证论治［M］.哈尔滨：黑龙江科学技术出版社，2000，108〕

颜正华：四君子汤合芍药汤加减

【组成】台党参 10g，焦白术 10g，炙甘草 5g，炒白芍 15g，当归 15g，淡苁蓉 15g，炒枳壳 5g，木香 10g，茯苓 10g，陈皮 10g，黄柏炭 10g，焦楂炭 10g。

【功效】补中气，化湿滞。

【主治】休息痢，属寒热夹杂者。症见下利，大便质软有黏液、时轻时重，腹痛，矢气频作，倦怠乏力，食少，舌质淡，苔薄黄，脉弦缓。

【用法】水煎服，每日 1 剂。

【经验】颜老认为：本方证为下利日久，中气被伤，而湿滞未净，虚多滞少，寒多热少，成寒热夹杂之候。中医治疗休息痢的基本原则是中虚有寒，治当温补；湿滞兼热，治当清化；虚实互见，又当通涩并施，至于孰多孰少，应视具体病证而定。对于本证，颜老投党参、茯苓、白术、甘草、当归、白芍补气养血，枳壳、陈皮、木香、焦楂炭、黄柏炭理气化湿消滞，又以淡苁蓉合当归温补润肠通滞，白芍合甘草缓急止痛，黄柏炭兼清肠热。如此用药，主次分明，全面周到，补泻适度，温清得当，进剂即顿挫病势，疗效显著。〔常章富.颜正华临证验案精选［M］.北京：学苑出版社，2007，65〕

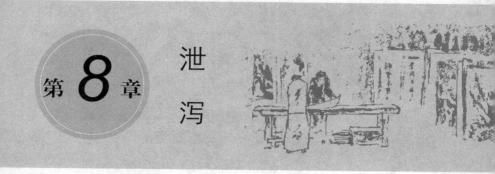

第**8**章 泄泻

泄泻是以大便次数增多，粪质溏薄或完谷不化，甚至泻出如水样为特征的病证。本病多由外感风寒湿邪、内伤饮食，湿胜脾病，脾胃运化功能失调，致清浊不分，水谷混杂，并走大肠所致。治疗当以运脾化湿为法。暴泻宜重用化湿，佐以分利；久泻当予健脾。寒湿泄泻治以芳香化湿、解表散寒；湿热泄泻治以清热利湿；伤食泄泻治以消食导滞；脾虚泄泻治以健脾益气；肾虚泄泻治以温补脾肾、固涩止泻；水饮留肠证治以健脾利湿、前后分消；瘀阻肠络证治以化瘀通络、和营止痛。凡现代医学中的急慢性肠炎、炎症性肠病、肠结核、肠道肿瘤、肠易激综合征、结肠过敏等疾病，均可参照本章内容辨证论治。

本章收录了方和谦、邓铁涛、朱良春、李玉奇、李振华、李辅仁、何任、张琪、张灿玾、周仲瑛、徐景藩、郭子光、颜正华、颜德馨等国医大师治疗本病的验方51首。方和谦治疗泄泻妙用伏龙肝涩肠止泻；邓铁涛对于肝脾失调型泄泻从肝脾相关入手辨证论治；朱良春治脾虚湿热泻自创仙桔汤清化湿热、补脾敛阴；李玉奇治疗

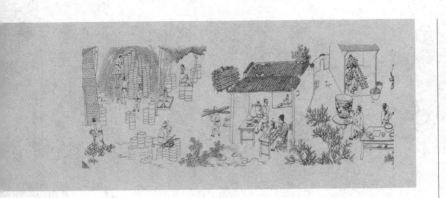

泄泻取法东垣，喜用辛甘之品滋脾胃，以旺生长之气；李振华治泻重健脾利湿、温补脾肾，喜用白术、苍术、干姜、丁香、附子之品；李辅仁注重健脾疏肝治泻；何任治泻善从中焦脾胃调治，认为健脾尤为重要，脾旺则不受邪；张琪常用乌梅丸加活血化瘀药治疗寒热错杂之泄泻，自创乌梅活血化瘀汤，临床屡用屡验；张灿玾常于健脾止泻药中加消导之品治疗，可获奇效；周仲瑛善用苍耳草治过敏相关性泄泻；徐景藩对于大便溏泻而多白色黏液、腹不痛者，可按痰泻论治，以化痰化湿立法，常获良效；郭子光治疗寒热错杂、顽固难愈之泄泻用连梅理中汤治疗，疗效显著；颜正华治虚性泄泻主张重用甘温益气健脾之品，多用平和之药；颜德馨治泄泻从瘀着手，另辟蹊径，临床常投以理气活血之逐瘀汤加减治疗，血活气畅，湿热化、脾胃健，不止泻而泻自止。

方和谦：香砂六君子汤加减

【组成】党参 15g，茯苓 15g，炒白术 10g，炙甘草 6g，炮姜炭 5g，炒谷芽 15g，焦神曲 10g，大枣 4 个，广木香 5g，陈皮 6g，法半夏 6g，伏龙肝 12g。

【功效】理中温运。

【主治】胃肠功能紊乱，属脾胃虚寒者。症见泄泻，腹胀腹痛，食欲不振，神疲乏力，畏寒，四肢不温，舌淡，苔白，脉沉缓。

【用法】水煎服，每日 1 剂。

【经验】方老认为：本方证因素有阳气虚衰，加之过食寒凉，损伤脾胃阳气，脾胃无以运化、腐熟，气机升降功能失常，从而产生泄泻、腹胀、腹痛等症。治宜健运中州，拟香砂六君子汤加减治疗。方中党参大补元气，助运化而正升降；合炒白术、茯苓燥湿健脾；炙甘草、大枣益气和中；炮姜炭、伏龙肝温中焦脾胃，使中焦之虚得甘温而复；用木香辛甘微温行胃肠滞气；以炒谷芽、焦神曲、陈皮、法半夏和中助运水谷。全方标本兼顾，虚实互调，融益气健脾、温中散寒、固肠止泻于一体，以恢复脾胃正常运化之功能。〔方和谦.中国现代百名中医临床家丛书·方和谦［M］.北京：中国中医药出版社，2008，53〕

方和谦：痛泻要方加减

【组成】陈皮10g，白芍12g，防风10g，炒白术12g，木香10g，伏龙肝15g，炒地榆10g，焦山楂、焦神曲、焦麦芽各6g，炒槐花10g，马尾连10g，秦皮10g，大枣4枚。

【功效】疏肝健脾，和血止泻。

【主治】慢性结肠炎，属肝气犯脾者。症见泄泻，腹痛，大便呈黄稀黏便、便后痛减，嗳气，少食，胸胁胀满，舌质略红，苔微黄，脉弦细。

【用法】水煎服，每日1剂。

【经验】方老认为，本方证乃七情所伤，致肝旺脾虚，木郁乘土，肝脾不调，脾失健运，气机阻滞，伤及血络所致。治宜疏肝健脾、和血止泻，以痛泻要方加减治疗。方老在痛泻要方燥湿健脾疏肝的基础上，妙用伏龙肝，取其涩肠止泻、摄血止血之功，故奏效显著。配以炒地榆、炒槐花凉血和血。全方补中寓疏，泻肝补脾，调和气血，故取效显著。〔方和谦.中国现代百名中医临床家丛书·方和谦［M］.北京：中国中医药出版社，2008，55〕

方和谦：参苓白术散加减

【组成】上党参 10g，白茯苓 10g，炒白术 10g，炙甘草 5g，炒山药 15g，莲子肉 10g，生薏苡仁 10g，白芍 10g，焦神曲 6g，炒谷芽 15g，炙黄芪 10g，大枣 4 枚，陈皮 10g，补骨脂 5g，木香 3g，川黄连 3g，炮姜炭 3g。

【功效】补气培中，理气祛湿。

【主治】克罗恩病，属脾虚湿阻者。症见大便溏泻，腹胀痛，形体消瘦，喜热饮，舌淡红，苔薄白，脉缓。

【用法】水煎服，每日 1 剂。嘱饮食软、烂、熟、温。

【经验】克罗恩病是一种原因不明的肠道炎症性疾病，属于中医学"泄泻"范畴，多见于青年人。其病位在脾，病机为脾气亏虚，运化失司，湿停气阻。临床上泄泻、腹痛并见，久病气虚而致血虚，可产生贫血等虚证。治宜健脾祛湿为主，佐以理气止痛。方用参苓白术散加减治疗。参苓白术散健脾化湿，香连丸理气止痛，焦神曲、炒谷芽、大枣、陈皮和胃安中，重用益气健脾药炙黄芪升提脾气，补骨脂、炮姜炭固涩止泻。诸药合用，理法方药丝丝入扣，临床疗效节节取胜。〔高剑虹.方和谦治疗疑难杂症验案 4 则［J］.北京中医，2004，23（4）：206〕

邓铁涛：四君子汤合四逆散加减

【组成】木香 5g（后下），川黄连 5g，柴胡 10g，白芍 15g，枳壳 6g，甘草 5g，太子参 30g，白术 15g，茯苓 15g。

【功效】健脾疏肝，行气止痛。

【主治】慢性结肠炎，属肝脾不调者。症见泄泻，腹部胀痛，神疲，脉弦细。

【用法】水煎服，每日 1 剂。

【经验】邓老认为：本方证因肝气不舒，脾失健运，肝脾失和所致。对于慢性腹泻，应从肝脾相关入手辨证论治，治以健脾疏肝、行气止痛之法，方用四君子汤合四逆散加减。四逆散疏肝健脾，四君子汤益气健脾，合用肝脾同调，诸症皆愈。腹痛明显者，可加砂仁、延胡索、救必应；泄泻较甚者，加番石榴叶；纳差者，加麦芽、鸡内金、布渣叶；久泻不止者，加赤石脂、补骨脂。〔邓铁涛.跟名师学临床系列丛书·邓铁涛［M］.北京：中国医药科技出版社，2010，200〕

朱良春：仙桔汤

【组成】仙鹤草 30g，桔梗 8g，乌梅炭 4.5g，木槿花 9g，炒白术 9g，木香 5g，炒白芍 9g，秦艽 10g，炒槟榔 1.2g，甘草 4.5g。

【功效】清化湿热，补脾敛阴。

【主治】慢性泄泻，属脾虚湿热者。症见腹泻，大便溏薄、夹有黏液或脓血，腹痛，腹胀。

【用法】水煎服，每日 1 剂。

【经验】朱老认为：慢性泄泻迭治不愈，缠绵难解者，辨证往往有脾虚气弱的一面，又有湿热滞留的存在，呈现虚实夹杂的征象。所以在治疗上，既要补脾敛阴，又须清化湿热，才能取得效果。久泻咎于脾虚，其病在气机，故其注重运枢机，制肝木，健脾胃，化痰瘀，涩滑脱。仙桔汤即据此而设，主治脾虚湿热型慢性泄泻。方选仙鹤草为主药，取其止利、补虚之效，涩中有补，止中寓通。仙鹤草不仅可治利，还能促进肠吸收功能的恢复。桔梗解毒排脓，可排除肠中之痰，畅大肠气机，导大肠壅滞。木槿花轻清滑利，能升能降，上清肺热，下利水道，清热利湿凉血，善治湿热滞留、泻痢溏垢臭秽。故桔梗与木槿花合用清解滑利、解毒祛秽。白术、木香健脾调气；白芍、乌梅炭、甘草酸甘敛阴，善疗泻痢而缓解腹痛；槟榔散结破滞，下泻杀虫。桔梗伍槟榔，升清降浊；槟榔伍乌梅炭，通塞互用；木香伍白芍，气营兼调。诸药合之，共奏补脾敛阴、清化湿热之功。方中无参、芪之峻补，无芩、连之苦降，无硝、黄之峻猛，久利正虚邪伏，湿热逗留，一时不易辨清，进补则碍邪，攻下则伤正，故宜消补兼行，寓通于补，方与病机吻合。此方对久病正虚，攻不胜攻，清不耐清，补不能补之久泻、便溏、夹有黏冻、纳呆肠鸣、腹胀乏力、舌尖红、白腻苔、脉濡细之慢性结肠炎、过敏性结肠炎及慢性痢疾疗效确切。但朱老指出，对久泻久利证属脾肾阳虚或肾阳不振者，或大寒凝内多年不愈者，仙桔汤当不适用。

〔钟灵毓，纪伟，王丹.朱良春经验方仙桔汤治疗慢性泄泻临床应用〔J〕.吉林中医药，2012，32（11）：1098-1099〕

李玉奇：健脾止泻汤

【组成】山药 20g，莲肉 20g，苍术 15g，砂仁 20g，白芍 20g，莱菔子 15g。

【功效】健脾益气，渗湿止泻。

【主治】慢性肠炎，属脾气亏虚者。症见便溏、稀水样便，伴或不伴腹痛。

【用法】水煎服，每日 1 剂。

【经验】李老认为：本方证多由嗜食生冷或职业性不能定时就餐等原因，伤及脾气，致使脾气虚或伴肾气弱而来。治宜健脾益气、渗湿止泻，以健脾止泻汤治疗。方中山药、莲肉、苍术、砂仁均入脾胃经，皆可健运脾胃；山药甘平，既补脾气，又益脾阴，且性兼涩而长于止泻；莲肉甘涩平，补脾止泻，既涩肠又健脾；苍术燥湿健脾；砂仁化湿开胃，温脾止泻；白芍益气健脾；莱菔子消食化积，行气除胀。诸药合用，以达健运脾胃、渗湿止泻之功。李老认为，对泄泻较重者，不可过早使用收涩之品，以免关门留寇，反生呕吐。如无典型肾泻症状者，禁用肉豆蔻、吴茱萸等大辛大热之品，以免加重病情。临床灵活运用此方，往往能取良效。〔张会永. 从《脾胃论》发挥到萎缩性胃炎以痈论治学说——解读李玉奇教授脾胃病临床经验［J］. 中华中医药学刊，2007，25（2）：208〕

李振华：五苓散合四神丸加减

【组成】党参 15g，白术 10g，茯苓 15g，泽泻 12g，桂枝 6g，炒白芍 12g，砂仁 8g，补骨脂 10g，五味子 10g，煨肉豆蔻 10g，吴茱萸 6g，诃子肉 12g，生姜 3 片，大枣 5 枚，炙甘草 6g。

【功效】温补脾肾，收涩止泻。

【主治】慢性泄泻，属脾肾阳虚者。症见泄泻、多发于黎明前、大便稀薄，腹痛，肠鸣，畏寒肢冷，腰膝酸冷，神疲乏力，食少腹胀，舌体胖大，舌质淡，苔薄白，脉沉细无力。

【用法】水煎服，每日 1 剂。

【经验】李老认为：本方证因脾肾阳虚、命门火衰、阴寒内盛、传导失职所致。治宜温补脾肾、收涩止泻，方用五苓散合四神丸加减治疗。方中补骨脂善补命门火，温养肾阳；煨肉豆蔻、五味子暖脾涩肠，酸敛固涩；吴茱萸温中祛寒；党参、白术、茯苓、炙甘草、泽泻益气健脾，利湿止泻；桂枝、白芍、生姜、大枣温中补虚，协调肝脾；诃子肉收敛固涩；砂仁调中行气，使补而不滞。四神丸合五苓散，相互配合，使温肾健脾、祛湿止泻的功效更强。〔李郑生 . 国医大师李振华教授治疗久泻经验［J］. 中医研究，2012，25（11）：51〕

李振华：四神丸合补中益气汤加减

【组成】肉豆蔻 10g，吴茱萸 5g，补骨脂 12g，党参 12g，白术 10g，茯苓 20g，炒白芍 10g，生黄芪 15g，柴胡 6g，升麻 6g，薏苡仁 30g，诃子肉 12g，砂仁 8g，陈皮 10g，泽泻 10g，煨姜 5g，制附子 10g，生姜 3 片，大枣 5 枚，炙甘草 6g。

【功效】温补脾肾，益气升阳。

【主治】慢性结肠炎，属脾肾阳虚者。症见黎明前腹痛肠鸣、大便溏薄、完谷不化，食少腹胀，肛门下坠，畏寒肢冷，身倦乏力，面色萎黄，形体消瘦，舌体胖大，舌质淡，苔薄白，脉细弦。

【用法】水煎服，每日 1 剂。

【经验】黎明之前，腹痛肠鸣，应时而泻，伴肛门重坠、身倦肢冷等，乃脾肾阳虚且伴有中气下陷之五更泻。治宜温补脾肾、益气升阳，以四神丸合补中益气汤加减治疗。方中党参、白术、茯苓健脾益气，黄芪、柴胡、升麻升阳举陷，肉豆蔻、吴茱萸、补骨脂温肾暖脾、收涩止泻。由于利湿有助于健脾，故本方配用泽泻；敛肝能够安脾，故本方妙用炒白芍。诸药合用，脾肾得补，虚寒可去，气陷恢复，泄泻自止。〔郭淑云，李墨航. 国医大师李振华教授临证验案举隅［J］. 中医研究，2013，26（12）：40〕

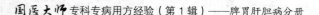

李振华：痛泻要方加味

【组成】防风 10g，白芍 20g，白术 15g，陈皮 6g，黄连 3g（冲），莲子 15g，木香 10g，苍术 15g，甘草 6g。

【功效】泻肝补脾。

【主治】慢性溃疡性结肠炎，属肝郁脾虚者。症见黏液稀便或血便，腹痛肠鸣，里急后重，心烦口苦，面色晦暗，神疲乏力，舌暗红，苔白腻，脉弦滑。

【用法】水煎服，每日1剂。

【经验】李老认为：本方证系平素酗酒，且性情急躁，致使肝气不舒，失于条达，横逆犯脾，影响脾之运化，清浊不分，混杂而下，遂成泻痢。故从肝脾不和论治，以泻肝补脾为法，拟痛泻要方加味治疗。方中防风、白芍、白术、陈皮以补脾土而泻肝木，调气机以止痛；黄连清热解毒，燥湿厚肠；莲子补脾止泻；木香行气导滞；苍术燥湿健脾；甘草调和诸药，配白芍酸甘化阴，缓急止痛。诸药合用，共奏泻肝补脾、清热解毒、收敛止血之功。〔李振华，陈愉之．休息痢治验（慢性结肠炎）[J]．天津中医，1986，3（3）：6〕

李振华：黄连温胆汤加减

【组成】紫苏叶 10g，黄连 10g，黄芩 10g，陈皮 10g，清半夏 10g，枳壳 10g，竹茹 15g，焦槟榔 10g，生姜 10g，杏仁 10g，瓜蒌皮 12g，木香 10g，生甘草 10g。

【功效】清热利湿，和胃止泻。

【主治】泄泻，属脾胃湿热者。症见大便频数质稀、排便不畅，肛门灼热，恶心呕吐，舌红，苔黄腻，脉滑数。

【用法】水煎服，每日 1 剂。

【经验】李老认为：本方证因内伤脾胃，湿热蕴积，化腐蒸秽，火性急迫，湿邪黏腻，致便频不畅，身感苦灼。治宜清热利湿、和胃止泻，处以黄连温胆汤加减治疗。方中黄芩、黄连等清热利湿，荡涤燔溽，即"所谓热者清之是也"。杏仁、瓜蒌皮和槟榔、木香等药疏利肺肠气机，并推湿热之邪从下而出。诸药合用，使热清泻止。〔闻斐斐，李振华.李振华教授运用治泻九法验案举隅［J］.环球中医药，2013，6（4）：290-292〕

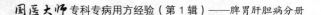

李振华：五苓散加减

【组成】猪苓 30g，茯苓皮 30g，桂枝 10g，泽泻 10g，炒白术 15g，附子 6g，肉桂 6g，干姜 10g，炒苍术 15g，厚朴 10g，陈皮 10g，冬瓜皮 30g，炙甘草 10g。

【功效】温阳健脾，淡渗利湿。

【主治】肠易激综合征，属脾阳虚湿盛者。症见便质稀溏，胃脘胀满，舌淡，苔薄白而滑，脉弦细。

【用法】水煎服，每日 1 剂。

【经验】李老认为：本方证因脾阳已虚，运化无力，致水湿内盛，流注于肠间而腹泻不止。治宜温阳健脾、淡渗利湿，处以大剂五苓散"利小便以实大便"，使湿邪速去，此即所谓淡渗法。在淡渗利湿的基础上运用辛温通阳的附子、肉桂、干姜等药，以期温振脾阳，绝生湿之源。诸药合用，体现了中医"标本兼治"的治疗原则。〔闻斐斐，李振华.李振华教授运用治泻九法验案举隅［J］.环球中医药，2013，6（4）：290-292〕

李振华：经验方 1

【组成】党参 12g，白术 10g，茯苓 20g，泽泻 12g，桂枝 6g，厚朴 10g，砂仁 8g，薏苡仁 30g，煨肉豆蔻 10g，诃子肉 12g，生姜 3 片，大枣 5 枚，炙甘草 6g。

【功效】温中健脾，理气和胃。

【主治】慢性泄泻，属脾胃虚弱者。症见泄泻、完谷不化，面色萎黄，形体消瘦，神倦乏力，腹胀纳差，舌体胖大、边有齿痕，舌质淡，苔白腻，脉濡缓。

【用法】水煎服，每日 1 剂。

【经验】李老认为：本方证因外邪内伤致脾胃虚弱，中焦虚寒，健运失职，水湿不化所致。方中党参、白术、茯苓、泽泻、薏苡仁、炙甘草健脾益气，利湿止泻；桂枝、生姜、大枣振奋脾胃阳气，温中补虚；煨肉豆蔻、诃子肉涩肠止泻，收敛固涩；厚朴、砂仁调中行气，温脾止泻。诸药合用，脾胃功能得复，水湿自化，泄泻自止。

〔李郑生，宋耀成，高锡朋. 李振华教授治疗慢性结肠炎经验［J］. 中医函授通讯，1992，11（2）：16〕

李振华：经验方2

【组成】乌梅20g，五味子10g，山茱萸10g，木瓜15g，法半夏10g，干姜10g，炮姜10g，党参15g，大枣10g，黄连6g，黄芩6g，补骨脂10g，肉豆蔻10g，木香10g，葛根10g，炙甘草10g。

【功效】酸敛气阴，补益脾肾。

【主治】泄泻，属脾肾两虚者。症见泄泻、夹有黏液，里急后重，舌质淡红，苔薄白，脉弦细。

【用法】水煎服，每日1剂。

【经验】李老认为：本方证因年老体弱，病程日久，正气大伤，导致胃肠功能低下，无力统摄，使大便频脱、气阴耗散。此时需急敛气阴、迅固正气，治宜酸敛气阴、补益脾肾，自拟经验方治疗。方用酸味之乌梅、五味子、山茱萸、木瓜等急收将脱之气液，即"散者收之"是也。除见脾肾阳虚之外，尚有几分积滞，年迈体虚久病之人难堪消导破气，故配半夏泻心汤调理中焦气机的升降，以防过用酸收而闭门留寇。李老采用酸收法治疗，适用于病程较长、纯虚无邪之泄泻。而新病泄泻，多以实为主或虚实夹杂，此时不宜妄用酸收，或用酸收佐以祛邪之品，以防闭门留寇，变生他证。〔闻斐斐，李振华．李振华教授运用治泻九法验案举隅［J］．环球中医药，2013，6（4）：292〕

李辅仁：温中益肾汤

【组成】补骨脂 10g，肉豆蔻 5g，淡附片 5g，干姜炭 5g，炒苍术、炒白术各 10g，五味子 5g，乌药 5g，炒薏苡仁 15g，党参 10g，茯苓 20g，焦楂炭 10g，诃子肉 6g，肉桂 3g。

【功效】温中健脾，补肾化湿。

【主治】慢性结肠炎，属脾肾阳虚者。症见大便溏泻、晨起登厕、泻后痛减，腹胀怕冷，面色无华，腰腿酸软，舌质淡红，苔薄腻，脉沉细。

【用法】水煎服，每日 1 剂。

【经验】李老认为：本方证为病延已久，伤及脾胃，中焦阳虚，运化失司，命门火衰，脾胃生化之源虚冷，水谷失其腐熟所致。治宜温中健脾、补肾化湿，以温中益肾汤壮命门之火，温中化湿，健脾止泻。方中补骨脂、淡附片、肉桂、干姜炭、乌药温阳，党参、茯苓健脾，炒苍术、炒白术、炒薏苡仁健脾祛湿，肉豆蔻、五味子涩肠止泻，焦楂炭健运止泻。本方效力较强，每见此证，均可获速效。对慢性腹泻、结肠炎，久治不愈者均有良效。〔刘毅，李世华.李辅仁治疗老年病经验［M］.北京：中国中医药出版社，2004，30〕

李辅仁：玉屏风散合香砂六君子汤加减

【组成】生黄芪30g，白术10g，防风10g，党参15g，茯苓20g，炙甘草5g，砂仁5g（后下），广木香3g，炒陈皮5g，清半夏10g，大枣10g，生姜2片。

【功效】益气固表，健脾和胃。

【主治】泄泻，属脾胃亏虚者。症见腹胀便溏，神疲气短，汗出畏风，易感冒，舌质淡红，苔薄白，脉沉细。

【用法】水煎服，每日1剂。

【经验】李老认为：本方证为素体脾胃健运失司，卫气不固而致泄泻腹胀。治宜益气固表、健脾和胃，方用玉屏风散合香砂六君子汤加减治疗。方中生黄芪、白术健脾益气，固表止汗；防风散风御邪；党参、炙甘草益气健脾；砂仁、木香、陈皮理气。玉屏风散扶正固卫，增强免疫功能，香砂六君子汤益气健脾和胃，两方合用，相得益彰，屡见功效。〔刘毅，李世华．李辅仁治疗老年病经验［M］．北京：中国中医药出版社，2004，88〕

李辅仁：经验方

【组成】藿香梗 10g，炒薏苡仁 15g，炒扁豆 10g，炒陈皮 5g，焦楂炭 10g，茯苓 10g，通草 3g，泽泻 10g，佩兰 10g，川黄连 3g，木香 3g，苍术、白术各 10g。

【功效】调和脾胃，和中化湿，清肠化热。

【主治】慢性胃肠炎，属湿热阻滞者。症见肠鸣泄泻、次数甚多，脘闷腹胀，口苦，溺赤，脉弦滑。

【用法】水煎服，每日 1 剂。

【经验】李老认为：本方证为素有脾胃功能不足，暑湿季节饮食不慎，感受外邪，内伤脾胃，湿浊内停，肠间热阻所致。治宜芳香化浊、分清化浊、和中化湿，自拟经验方治疗。方中先以藿香梗、佩兰、川黄连、木香芳香化浊，清肠祛热；扁豆、苍术、白术、薏苡仁、陈皮、茯苓、焦楂炭等健脾和胃；通草、泽泻以通利小便，分清化浊。李老认为，对于老年人急性胃肠炎切不可妄投大剂量伤阴或滋腻药物，分量要适中，否则易导致伤阴或阻滞之证，病情易转化。〔刘毅，李世华. 李辅仁老年病独特治验［M］. 北京：中国中医药出版社，2012，28〕

何　任：健运汤

【组成】党参 20g，白术 15g，茯苓 20g，陈皮 6g，白芍 15g，炙甘草 10g，干姜 6g，淡附片 10g，木香 10g，黄连 3g，炒谷芽 20g。

【功效】益气健脾，渗湿止泻。

【主治】慢性结肠炎，属脾虚湿盛者。症见大便泄泻、时作时止，腹部隐痛，纳食减少，苔白，脉沉迟。

【用法】水煎服，每日 1 剂。

【经验】何老认为：本方证因泄泻日久，湿邪阻滞，损伤脾土，脾气亏虚所致。久泻以脾虚为主者，当健运脾土，脾气旺而不衰，则无由受外邪，用自制经验方健运汤扶正治疗，视证情加减，疗效明显。方中党参、白术、茯苓益气健脾渗湿；陈皮理气调中，促中焦运化；白芍柔肝止痛；干姜、淡附片温中散寒。诸药配伍，脾得健运，泄泻自止。治五更泻，则于健运汤中酌加五味子、补骨脂、肉豆蔻温肾暖脾，亦能得桴鼓之效。泄泻之病，不仅辨治要确当，更宜多加预防。〔何任.何任医学经验集［M］.杭州：浙江科学技术出版社，2005，437〕

何 任：金铃子散加减

【组成】延胡索 9g，炒白芍 12g，川楝子（金铃子）9g，甘草9g，乌药 6g，制香附 9g，海螵蛸 12g，沉香曲 24g，蒲公英 24g，川黄连 3g，红藤 9g。

【功效】疏肝健脾，理气导滞。

【主治】泄泻，属肝郁脾虚者。症见脐腹作痛，大便时泻时闭、排便不畅、遇寒更甚，嗌干，泛酸。

【用法】水煎服，每日 1 剂。

【经验】何老认为：本方证因情志刺激，肝气郁结，木旺克土，导致脾胃运化失常，浊邪滞于肠道而发为腹泻腹痛。治宜疏肝健脾、理气导滞。方以金铃子散加香附疏肝理气；肝性刚强宜柔宜养，故加入芍药、甘草酸甘化阴，缓急止痛；蒲公英、红藤、川黄连清肠道秽浊之邪；乌药、香附、沉香曲理气止痛，与川黄连互用又能辛开温通苦降，起到散结消痞的作用；海螵蛸收敛制酸和胃。诸药合用，使肝舒脾健，故痼疾得以消除。〔老中医经验整理研究小组.何任医案〔M〕.杭州：浙江中医学院，1978，130〕

何　任：香砂六君子汤加减

【组成】白术9g，建莲肉12g，炙甘草4.5g，广木香4.5g，川黄连2.4g，赤苓、白苓各9g，米炒党参9g，陈皮6g，白芍6g，砂仁2.4g，越鞠丸12g（包煎）。

【功效】健脾和中，养胃理气。

【主治】泄泻，属脾胃失和者。症见泄泻，胃胀，腹痛，纳少，神疲倦怠，脉细。

【用法】水煎服，每日1剂。

【经验】何老认为：本方证因脾虚不运，胃失和降，气机阻滞所致。治宜健脾和中、养胃理气。方中香砂六君子汤能健脾理气和胃；黄连既能清泻虚火，又可燥湿止泻；莲肉、白芍收敛固涩止泻。诸药配伍，共奏健脾理气化湿之效，使脾健湿化，泄泻自止。〔何若苹，徐光星.何任医案实录［M］.北京：中国中医药出版社，2012，194〕

何 任: 经验方 1

【组成】大豆卷 12g, 炒白术 9g, 广木香 6g, 柴胡 4.5g, 薤白 12g, 沉香曲 9g, 黄连 6g, 扁豆花 12g, 枳实 4.5g, 白芍 9g, 白豆蔻 2.4g（杵）。

【功效】理气祛湿, 健脾和胃。

【主治】泄泻, 属脾虚湿盛者。症见泄泻时作时止、糟粕不化, 脘腹作痛, 苔薄, 脉细。

【用法】水煎服, 每日 1 剂。

【经验】慢性腹泻, 由于营养物质不能吸收, 久之可出现贫血等症。胃为水谷之海, 主受纳腐熟, 脾胃为后天之本, 主运化水谷以化气化血。脾胃虚弱, 健运失职则水反为湿, 谷反为滞, 则作清泻。对于素本脾虚, 感邪而作, 湿浊下注者, 以理气祛湿、健脾和胃为治。方中大豆卷祛外邪, 扁豆花健脾利湿, 黄连苦寒燥湿解毒, 木香、炒白术、枳实、柴胡、沉香曲等理气和胃止痛。全方有健脾化湿、祛浊利腑的作用, 脾健湿化则腹泻自愈。〔浙江中医学院《何任医案选》整理组. 何任医案选〔M〕. 杭州: 浙江科学技术出版社, 1981, 86〕

何　任：经验方 2

【组成】赤石脂 9g，莲肉 9g，伏龙肝 9g，肉豆蔻 2.4g，丁香 1.5g，藿香 4.5g，苍术 4.5g，薏苡仁 12g，香砂六君子丸 12g（包煎）。

【功效】健脾补肾，化湿止泻。

【主治】慢性肠炎，属脾肾亏虚者。症见大便次数多，初则矢气、继则便溏，精神倦怠，腰酸，腹胀痛。

【用法】水煎服，每日 1 剂。

【经验】腹痛便溏病久患者，非肝郁乘脾可比，良由日久脾失运化，中气益臻虚弱，累及于肾所致。证属脾肾两虚，滑脱不固，治法以固摄为主，健脾补肾，化湿止泻。治以香砂六君子丸加莲肉、薏苡仁健脾；藿香、苍术化湿，再取四神丸之赤石脂、肉豆蔻二味，加丁香以健脾胃、温肾阳，理法井然，是脾虚泄泻的常用方。〔何任.何任临床经验辑要〔M〕.北京：中国医药科技出版社，1998，445〕

何 任：经验方 3

【组成】党参 9g，赤石脂 15g，伏龙肝 12g，藿香梗 6g，石莲肉 15g，山药 15g，薏苡仁 12g，沉香曲 9g，苍术 9g，白术 9g。

【功效】健脾祛湿，涩肠止泻。

【主治】过敏性结肠炎，属脾肾两虚者。症见腹痛，便溏、晨间尤甚，神疲倦怠，苔薄，脉濡。

【用法】水煎服，每日 1 剂。

【经验】何老认为：本方证乃肾虚不能温运脾阳，脾气虚弱，健运失常所致。证属脾肾两虚，滑脱不固。故治以固摄为主，温补脾肾，自拟经验方治疗。方用伏龙肝、赤石脂温中涩肠止泻，党参、苍术、白术、石莲肉、薏苡仁补脾除湿，藿香梗、沉香曲和中调气，山药配参、术健脾。诸药合用，消补互用，温清并行，疗效显著。
〔老中医经验整理研究小组.何任医案［M］.杭州：浙江中医学院，1978，129〕

张　琪：乌梅活血化瘀汤

【组成】乌梅20g，当归15g，生晒参15g，山药15g，桃仁15g，牡丹皮15g，赤芍15g，附子10g，川椒10g，黄连10g，黄柏10g，桂枝10g，三七参10g，干姜5g，细辛5g。

【功效】除湿化瘀，温补脾肾。

【主治】泄泻，属寒热交错者。症见泄泻，腹痛，便下黏液脓血，食少纳呆，倦怠乏力，面色萎黄，消瘦贫血，舌淡，苔白，脉弦细。

【用法】水煎服，每日1剂。

【经验】张老认为：本方证多因先天禀赋不足，素体虚弱或病后体虚，加之摄食不慎，致湿热蕴结肠道，脉络郁滞，气血相搏，血败肉腐而发病。多起病日久，病久入络，导致肝郁脾虚，气滞血瘀，与湿热相互蕴结，阻滞肠腑，进一步耗气伤血，导致虚实错杂，正虚邪恋。辨证多为脾胃不和，寒热交错，湿瘀交阻。方中乌梅酸敛生津，涩肠止泻；黄连、黄柏苦寒泻火，燥湿清热；附子、干姜、川椒、细辛、桂枝振奋肾阳，温中祛寒；生晒参、当归补益气血，健脾安中；乌梅与黄连、黄柏、干姜配伍辛开苦降，调和中焦。张老擅长在乌梅丸的基础上加入三七参、桃仁、牡丹皮、赤芍等活血化瘀之品，自拟乌梅活血化瘀汤治疗，临床屡用屡验。〔张宇翔，杨建宇.国医大师治疗溃疡性结肠炎之经验浅谈［J］.中国中医现代远程教育，2010，8（23）：61-62〕

张灿玾：参苓白术散加减

【组成】太子参 10g，炒白术 10g，茯苓 10g，薏苡仁 15g，砂仁6g，莲子肉 6g，炒山药 10g，桔梗 6g，鸡内金 15g，炒乌梅 6g，煨肉豆蔻 6g，煨诃子 6g，葛根 6g，炙甘草 3g。

【功效】益气健脾，渗湿止泻。

【主治】泄泻，属脾虚夹湿者。症见泄泻，大便呈黄色稀物、夹不消化食物，腹胀。

【用法】水煎服，每日 1 剂。

【经验】张老认为：本方证因脾虚运化功能失常，泄泻日久累及肾脏，肾阳亏虚所致。张老处参苓白术散加鸡内金、炒乌梅、煨肉豆蔻、煨诃子、葛根治疗。其中参苓白术散补气健脾，渗湿止泻；炒乌梅收敛生津；肉豆蔻温中涩肠，行气消食；诃子苦涩降敛，固脾止泻；葛根升阳止泻；鸡内金，既有消导之力，又具收涩之用。诸药合用，共奏健脾止泻之功。若有滑泄甚者，可加炒乌梅、煨肉豆蔻、煨草果以固涩，甚则可加罂粟壳以固之。张老指出，泄泻虽由脾虚而致，然其消化之功必有所损，胃肠中常有留滞之物，故以健脾止泻之品加消导之品治疗，每获奇效。〔李玉清，朱毓梅，张鹤鸣.张灿玾教授治疗泄泻经验〔J〕.山东中医杂志，2013，32（1）：54〕

张灿玾：不换金正气散加减

【组成】苍术 9g，厚朴 6g，陈皮 6g，猪苓 6g，泽泻 4g，佩兰 9g，藿香 9g，白扁豆 9g，神曲 9g，炒麦芽 9g，炒山楂 9g，生甘草 3g。

【功效】祛暑化湿，利水止泻。

【主治】泄泻，属暑湿者。症见排便次数增多、粪质稀薄、泻下如水样，恶心呕吐，腹痛，肠鸣，烦热，头重，口渴，舌苔白腻，脉濡。

【用法】水煎服，每日 1 剂。

【经验】夏秋之际，是泄泻多发季节，患者多外伤暑邪，内伤脾胃，症见排便次数增多，粪质稀薄，甚至泻下如水样、恶心呕吐、腹痛、肠鸣并兼有烦热、头重、口渴、舌苔白腻、脉濡。张老指出，其治法为祛暑化湿利水，方选不换金正气散加减治疗。不换金正气散见于《太平惠民和剂局方》，能正不正之气，故名"不换金正气散"。方中藿香、佩兰理气和中，辟恶止呕，兼治表里；苍术除湿运脾；厚朴、陈皮行气消满除胀；猪苓、泽泻、白扁豆清热利水，使水湿从小便而出；加神曲、炒麦芽、炒山楂加强消导之力。诸药合用，暑解湿去，水消泻止。〔李玉清，朱毓梅，张鹤鸣．张灿玾教授治疗泄泻经验［J］．山东中医杂志，2013，32（1）：55〕

张灿玾：葛根芩连汤加味

【组成】葛根 15g，黄芩 9g，黄连 9g，白芍 12g，木香 6g，甘草 6g。

【功效】清热止泻。

【主治】泄泻，属湿热者。症见泄泻、呈突发性，肛门灼热，口渴，小便黄赤，身热，舌红，苔黄，脉沉数。

【用法】水煎服，每日 1 剂。

【经验】湿热泄泻为肠道受湿热之邪侵袭所致。治以清热利湿止泻为主，方选葛根芩连汤加减治疗。方中葛根，从里以达于表，从下以腾于上；黄连能清热坚肠，为治利之要药；黄芩降火清金。黄芩、黄连配伍，坚毛窍而止汗，坚胃肠以止泻。原方加白芍、木香，其中白芍、甘草相合既能缓急止痛，又能养血敛阴；木香辛苦温，能温中行气止痛，与黄连相伍寒温协调，黄连得木香寒而不滞，木香得黄连温而不燥。诸药配伍，有清热厚肠止泻之功，效果较好。〔李玉清，朱毓梅，张鹤鸣.张灿玾教授治疗泄泻经验〔J〕.山东中医杂志，2013，32（1）：54〕

周仲瑛：柴胡疏肝散合左金丸加减

【组成】醋柴胡 6g，赤芍 10g，白芍 10g，制香附 10g，青皮 6g，陈皮 6g，片姜黄 10g，九香虫 5g，延胡索 10g，焦山楂、焦神曲各 10g，乌梅肉 5g，黄连 4g，吴茱萸 2g，炮姜炭 3g，苍耳草 15g。

【功效】疏肝理脾，清热利湿。

【主治】泄泻，属肝脾不调者。症见泻下稀便、大便急迫，口干口苦，厌油腻食物，舌质红，苔黄薄腻，脉细弦。

【用法】水煎服，每日 1 剂。

【经验】周老认为：本方证因肝胆湿热不净所致。辨证病在肝（胆）脾（胃），属肝脾不调、湿热内蕴，病久邪入血分而有络瘀之象。故治宜疏肝理脾、清利湿热，兼以活血。方中用柴胡疏肝散化裁以疏肝理气，左金丸以泻火开郁，加片姜黄、九香虫、延胡索以行气活血止痛，乌梅、炮姜炭合左金丸似有仿乌梅丸之意而未全用其药，寒热并用可以安中。〔叶放，霍介格，周仲瑛 . 周仲瑛教授辨治脾胃病验案探析［J］. 南京中医药大学学报，2005，21（3）：180〕

周仲瑛：胃苓汤合连理汤合小半夏加茯苓汤合苓桂术甘汤加减

【组成】潞党参 10g，炒苍术、炒白术各 10g，炮姜 4g，黄连 3g，厚朴 5g，煨木香 6g，茯苓 10g，法半夏 10g，炙桂枝 6g，陈莱菔缨 15g，砂仁 3g（后下），焦山楂、焦神曲各 10g，炙甘草 3g。

【功效】温中健脾，化饮利水。

【主治】泄泻，属脾虚水停者。症见腹泻、大便呈糊状，腹胀，肠鸣，纳差，厌食生冷油脂之物，怕冷，口干口苦，舌体胖大，舌质紫暗，苔中部黄腻，脉濡滑。

【用法】水煎服，每日 1 剂。

【经验】周老认为：本方证因脾虚不健，水饮内停，湿热内蕴所致。治宜温中健脾、化饮利水，兼清利湿热，采用胃苓汤合连理汤合小半夏加茯苓汤合苓桂术甘汤加减化裁治疗。方中运用黄连、炮姜温清并施；陈莱菔缨、焦山楂、焦神曲行气消食化积；砂仁理气化湿和胃；厚朴、煨木香燥湿行气；炒苍术、炒白术、茯苓、潞党参、炙甘草补气健脾；法半夏燥湿化痰；炙桂枝温经通脉，助阳化气。诸药合用，共奏温中健脾、化饮利水、清热燥湿之功。〔方樑，周学平.周仲瑛治疗顽固性泄泻验案 1 则［J］.江苏中医药，2011，43（12）：45〕

周仲瑛：痛泻要方合四逆散加减

【**组成**】焦白术 10g，炒白芍 12g，陈皮、防风、炒枳壳各 5g，肉桂（后下）、吴茱萸各 1.5g，乌梅 6g，苍耳草根 15g，黄连、花椒壳、玫瑰花、甘草各 3g。

【**功效**】泻木安土，调中止泻。

【**主治**】肠易激综合征，属肝脾不和者。症见腹泻，腹痛，肠鸣，食欲不振，腹部畏寒，舌质偏暗，苔薄白腻，脉弦细。

【**用法**】水煎服，每日 1 剂。

【**经验**】周老认为：本方证因脾胃素弱，复加情志怫郁，精神紧张，则肝失疏泄，横逆乘脾，脾气益虚，运化失职而致泄泻。治宜抑木扶土、和中止泻，方用痛泻要方合四逆散加减治疗。方中白芍、乌梅与甘草相配，酸甘合用，酸以制肝，甘以健脾；黄连配肉桂，意取交泰而安神；黄连又配吴茱萸，则苦辛寒热同用，调和胃肠；复加花椒壳、炒枳壳以理气，苍耳草根止泻，玫瑰花开郁。全方泻木安土，调中止泻，配合情志调适，遂收良效。对此型患者，临诊尤需言语开导，畅其情志，并嘱其平日自我调适，切忌情绪过激。

〔李振彬．周仲瑛教授治疗肠易激综合征的经验［J］．新中医，1997，29（8）：7〕

周仲瑛：补脾健运方

【组成】山药、苍耳草、炒白芍各 12g，炙鸡内金、乌梅、石斛、木瓜各 6g，玫瑰花 5g，太子参、南沙参、白扁豆各 10g，炙甘草 3g。

【功效】补脾阴，健脾运。

【主治】肠易激综合征，属脾阴亏虚者。症见腹泻，腹胀，肠鸣，下肢浮肿，口干欲饮，舌紫红有裂纹，苔中部黄腐腻，脉细弦。

【用法】水煎服，每日 1 剂。

【经验】周老认为：本方证因禀赋薄弱或因病伤脾，脾阴不足，脾胃不耐重负，稍食油腻生冷，辄易溏泻、腹胀。治宜补脾阴、健脾运，自拟补脾健运方治疗。方中苍耳草一味，系周老经验用药，治与过敏因素有关之泄泻，每多用之。山药益气养阴，补肺脾肾；炙鸡内金消食健胃；乌梅涩肠止泻；石斛益胃生津，滋阴清热；木瓜除湿和胃；玫瑰花柔肝醒胃，疏气活血；太子参补气生津；南沙参养阴清胃，益气；白扁豆健脾化湿；炒白芍补血，抑肝，益脾，敛肝阴，炙甘草补中益气，缓急止痛，调和药性，二者配伍酸甘养阴，缓急止痛。诸药合用，共奏补脾阴、健脾运之功。以补脾阴、健脾运为主，佐以敛肝之品，获效迅捷。临床禁用香燥温药。〔李振彬.周仲瑛教授治疗肠易激综合征的经验［J］.新中医，1997，29（8）：6-7〕

徐景藩：参苓白术散合补中益气汤加减

【组成】炒党参15g，炙黄芪15g，炒白术10g，炒山药15g，茯苓15g，炙甘草3g，炙升麻5g，益智仁10g，建莲子15g，炙鸡内金10g，焦神曲15g，荷叶15g，谷芽30g。

【功效】健脾和胃。

【主治】泄泻，属脾胃亏虚者。症见大便溏泻，腹胀肠鸣，畏寒，神疲，舌淡红，苔薄白，脉细弱。

【用法】水煎服，每日1剂。

【经验】徐老认为：本方证因他病、久病而影响脾胃功能，脾胃气虚，中气不足，脾虚运化失职，胃虚受纳腐熟功能障碍所致。治宜健脾和胃、升阳助运，以参苓白术散合补中益气汤加减治疗。补中益气汤中，因便溏去润肠通便之当归；参苓白术散中，取其健脾益气之常用药，加入益智仁以温脾肾，涩肠止泻。升麻与党参、黄芪相伍，补气升阳鼓舞元气。诸药合用，健脾益气，升阳止泻，药中病机，疗效显著。〔徐景藩.徐景藩脾胃病治验辑要［M］.南京：江苏科学技术出版社，1999，207〕

徐景藩：平胃二陈汤加减

【组成】炒苍术 10g，焦白术 10g，制川朴 10g，炒陈皮 10g，法半夏 10g，炒薏苡仁 30g，冬瓜子 30g，桔梗 10g，荷叶 15g，炒防风 10g，茯苓 15g，炙甘草 5g，焦山楂 15g，建神曲 15g。

【功效】运脾温中，化湿化痰。

【主治】痰泻，属脾虚湿聚者。症见大便溏泻、白色黏液便，无腹痛、里急后重，神疲乏力，胃胀，纳呆，舌苔中根白腻。

【用法】水煎服，每日 1 剂。

【经验】徐老认为：本方证因急性痢疾愈后损伤脾胃而出现便溏、白色黏液便等症状，无腹痛、里急后重症状，中医证属"痰泻"。"痰泻"之名，首见于《医学入门》，临床症见大便溏稀、白色黏液便、无腹痛、无里急后重，与一般泄泻不同，相当于西医学慢性结肠炎、肠易激综合征等病。主要病机为脾运失职，升降失常，脾虚生湿酿痰。故以运脾温中、化湿化痰为法，治选平胃二陈汤加减。方中苍术、白术同用，运脾与健脾相伍；陈皮、半夏、薏苡仁、冬瓜子、桔梗、茯苓均为化痰常用之品；加防风祛风胜湿，荷叶升清阳，山楂、神曲助脾胃运化，甘草和中。其中桔梗用 10g，一则宗"升举"之意，二则其清除大便黏液之效佳，故用量较大。诸药合用，温中健脾，化湿化痰，切合病机，故疗效显著。〔徐景藩. 徐景藩脾胃病临证经验集粹［M］. 北京：科学出版社，2010，205〕

徐景藩：附子理中汤加减

【组成】制附子 5g，干姜 5g，炒白术 10g，炒山药 15g，鹿角霜 10g，补骨脂 10g，金毛狗脊 15g，炒当归身 10g，炒陈皮 6g，法半夏 6g，炙鸡内金 10g，焦神曲 15g，仙鹤草 15g。

【功效】健脾温肾。

【主治】轻度结肠炎，属脾肾虚寒者。症见大便溏泻，肠鸣，神疲乏力，伴背脊恶寒、甚则酸痛及于腰脊。

【用法】水煎服，每日 1 剂。白昼服后仰卧 30 分钟，晚上睡前温服。

【经验】徐老认为：本方证为脾肾两虚，阳气不振，督脉失于温养所致。总属不足之证。虚则宜补，故治法当从健脾温肾补督着手，方选附子理中汤加减。方中附子、干姜以温阳，白术、山药以补气健脾，陈皮、半夏以化湿，鸡内金、神曲健脾胃而助运化，仙鹤草补虚而治泻痢，尚加鹿角霜、补骨脂、狗脊、当归身以温经补督。鹿角霜补虚助阳止泻；补骨脂补肾助阳，暖土止泻，补骨生髓，配以狗脊补肝肾，强腰脊；当归养血补肝。诸药合用，通补督脉，对脾肾阳虚引起的泄泻、脊背恶寒等症疗效较佳。全方宗温补之品，助肾阳，暖脾土，以止泄泻，祛脊寒。〔徐景藩 . 徐景藩脾胃病治验辑要［M］. 南京：江苏科学技术出版社，1999，219〕

徐景藩：慎柔养真汤加减

【组成】党参 10g，焦白术 10g，白芍 15g，山药 15g，五味子 5g，黄连 3g，益智仁 10g，补骨脂 10g，藿香 10g，焦山楂 15g，神曲 15g，荷叶 10g，鸡内金 10g，泽泻 15g，诃子 10g。

【功效】益气养阴，健脾益肾。

【主治】泄泻，属气阴亏虚者。症见肠鸣泄泻、次多量少、夜间尤甚，口干欲饮，舌红有紫斑，苔灰黄，脉弦细数、脉来歇止。

【用法】水煎服，每日 1 剂。

【经验】泄泻病位主要在脾，久泻也可及肾，出现肾阳虚弱。健脾需辨脾气虚、脾阴虚、脾阳虚，分别采用益气、养阴、温中治法。本方证不仅有脾气虚，同时还有脾阴虚，而且年高久病肾阳不足，肠腑湿热内蕴，寒热虚实错杂。徐老据证采用慎柔养真汤加减益气养阴、健脾益肾、清化止泻。方中党参、白术、泽泻健脾益气化湿，白芍、山药、五味子、诃子养脾敛阴止泻，黄连、藿香、荷叶清热化湿，焦山楂、神曲、鸡内金健脾助运止泻，补骨脂、益智仁温肾涩肠。诸药合用，化湿不伤阴，养阴不碍脾运，寒温并用，虚实同调。〔叶柏．徐景藩运用古方经验举隅〔J〕．中医杂志，2007，48（8）：683-684〕

徐景藩：桑丹汤合痛泻要方加减

【组成】桑叶15g，牡丹皮10g，北沙参10g，百合30g，白芍20g，炒防风6g，焦白术10g，山药20g，苦参5g，益智仁10g，白茅根30g，蝉蜕5g，黄连2g，焦山楂15g，焦神曲15g，鸡内金10g，鹿含草10g。

【功效】肃肺健脾，抑肝和胃。

【主治】嗜酸细胞增多症，属肝郁脾虚者。症见泄泻、大便呈糊状、时有黏液，腹痛腹胀，肠鸣，咳痰，舌暗红，苔薄白，脉沉细而弦。

【用法】水煎服，每日1剂。

【经验】徐老认为：本方证因情志劳倦内伤，日久损伤肝脾，导致肝胆郁火内生，脾失健运；加之肺素有痰，肺气本虚；肝木侮脾，木火刑金，故可见泄泻、腹痛肠鸣等症状。治宜肃肺健脾、抑肝和胃。处以桑丹汤合痛泻要方加减治疗。桑丹汤出自叶天士《临证指南医案·咳嗽》，用治肝阳逆行，乘肺犯胃之咳嗽、不饥不纳。桑叶轻清宣肺，善清肝胆气分之热，牡丹皮行瘀滞，善清肝胆血分之热，两药合用，达清泻肝胆郁火之功，尤适用于肝经郁火之证。方以桑丹汤合痛泻要方加减为治，切中病机，故收效甚佳。〔徐景藩.徐景藩脾胃病临证经验集粹［M］.北京：科学出版社，2010，210〕

徐景藩：经验方 1

【组成】方 1：炙黄芪 15g，炒党参 10g，焦白术 10g，炒山药 15g，茯苓 15g，炙甘草 3g，北五味子 3g，炙升麻 5g，荷叶 10g，炒防风 10g，焦神曲 15g。方 2：麦冬 15g，太子参 15g，炒山药 15g，炙黄芪 15g，黄芩 10g，紫菀 15g，杏仁 10g，浙贝母 10g，茯苓 15g，炙甘草 3g，炒枳壳 10g，全当归 10g。

【功效】方 1：健脾除湿止泻；方 2：益气健脾，理肺润肠。

【主治】泄泻，属脾肺气虚者。症见泄泻、泻止后又发便秘、泄泻便秘交替发作、无规律、以便溏泻占多，腹胀，神疲乏力、动则气短，舌淡红，苔薄白，脉弦细。

【用法】水煎服，每日 1 剂。先服用方 1，再服用方 2，两方交替服用。

【经验】徐老认为：本方证主症为泄泻，泻止后便秘，有交替之征，既无腹痛，又无脓血黏液便，不同于一般泄泻，但病总属久泻。久泻者脾必虚，脾虚则运化无力，水反为湿，谷反为滞，湿胜而生濡泻。泻下之后，脾气更虚，传化失司，肠腑空虚，继因肺气失于宣肃，脾气虚而无力排便。故治脾固属首要，但应同时治肺。方 1 以健运脾气为主，用于刚有泄泻症状出现之时。故治以健脾助运，佐以升阳胜湿，不用固涩之品，用四君子汤加黄芪、山药。加五味子酸收止泻，敛脾肺之气；升麻、荷叶升清阳；防风祛风胜湿；神曲助脾胃运化。全方健脾益气，佐以升阳胜湿，标本兼顾以治泻。方 2 以理脾益气为法，用于便秘之时。仍用黄芪补益脾肺，配以山药、太子参益脾胃之气，麦冬与黄芪相伍，补益肺气之功尤著；更用黄芩、杏仁、浙贝母清肃肺金；紫菀温化利肺，通便，肺脾同治；佐枳壳行气；当归养血润肠；甘草调和诸药。全方肺脾同治，助上焦，健中焦，以通下焦。两方配合使用，药对病证，症状可逐渐好转。〔徐丹华．徐景藩治泄泻疑难证验案2则〔J〕.江苏中医，1999，20（11）：32〕

徐景藩：经验方 2

【组成】炒白芍 20g，乌梅炭 15g，炒木瓜 15g，合欢花 10g，合欢皮 10g，麦芽 30g，蝉蜕 3g，蚕砂 15g（包煎），乌药 10g，炒防风 10g，焦白术 10g，茯苓 15g，炒陈皮 6g，炙甘草 3g，大枣 7 枚，焦神曲 15g。

【功效】抑肝、健脾、利湿。

【主治】肠易激综合征，属肝脾不调者。症见泄泻时作、量少甚则如水样、泻后痛减，腹痛肠鸣，神疲乏力，舌苔舌质正常，脉稍弦数。

【用法】水煎服，每日 1 剂。

【经验】久泻脾必虚，脾虚必生湿，湿胜则濡泻；木旺克土，脾胃功能失常而发泄泻。本病与饮食不当、情志抑郁关系密切。应以治肝为主，抑制肝木之恣横，敛摄肝阴，疏调肝气，使肝气条畅，不致侮土，则疾病可愈。治当抑肝健脾利湿。方中白术、白芍、陈皮、防风，乃痛泻要方。加入敛摄之乌梅、木瓜，开郁疏达之合欢花、合欢皮、乌药。复加甘麦大枣汤之意，以甘药缓肝之苦急。至于蝉蜕、蚕砂二味，与防风、白芍相配，对结肠过敏有效。蝉蜕功擅散风热、宣肺、定痉；蚕砂功能祛风除湿、活血定痛，二者均可治疗过敏引起的腹痛、肠管功能失调等过敏性疾病。全方以酸甘为法，摄敛结合，甘以缓急，条达肝木，佐以健脾之品，治标之味，肝脾同调，标本兼治。〔徐丹华.徐景藩治泄泻疑难证验案 2 则［J］.江苏中医，1999，20（11）：33〕

徐景藩：经验方 3

【组成】黄连 3g，藿香 12g，黄柏 10g，黄芩 10g，山栀子 8g，玄参 15g，广郁金 10g，炒白术 12g，金银花 15g，连翘 15g，苍术 10g，延胡索 12g，炒谷芽 15g，炒麦芽 15g，陈皮 10g，炙甘草 3g。

【功效】化痰除湿，开郁清火。

【主治】泄泻，属痰湿郁火者。症见腹部阵发性隐痛，大便质稀臭秽，呕吐胃内容物，小便黄，舌红，苔腻黄，脉弦滑。

【用法】水煎服，每日 1 剂。

【经验】徐老认为：本方证因痰湿内蕴，郁久化火，邪客胃肠所致。治宜化痰除湿、开郁清火、和胃止痛，自拟消壅止泻方治疗。徐老认为，藿香配伍黄连乃止呕止利之要药。藿香芳香而不嫌其猛烈，温煦而不偏于燥热，能祛除阴霾湿邪，而助脾胃正气。黄连苦寒，能清中焦湿热，且能解毒，两药寒温相伍，共奏清热化湿、止呕止利之功。徐老临床常将黄连、藿香配伍用于湿热中阻之胃痛、痞胀、恶心、泄泻等病证，尤其是在夏月，暑湿当令，可在辨证的基础上加用黄连、藿香以祛时邪。〔李超.徐景藩教授治疗脾胃病经验［J］.中医学报，2012，27（2）：162-163〕

徐景藩：经验方 4

【组成】藿香 15g，黄连 3g，制川朴 10g，炒陈皮 10g，炒薏苡仁 30g，炙鸡内金 10g，炒党参 10g，焦白术 10g，炮姜炭 6g，益智仁 15g，诃子 15g，补骨脂 10g，茯苓 15g，炙甘草 5g。

【功效】化湿清热，温运脾肾。

【主治】久泻，属脾肾阳虚者。症见大便溏泻，肠鸣不痛，精神萎靡，形瘦骨立，少气懒言，舌淡白，苔黄腻，脉沉细。

【用法】水煎服，每日 1 剂。

【经验】徐老认为：对于老年久泻，恙久体虚，泻下有水液，腹痛不著者，乃脾肾阳气俱虚，兼有湿热，应标本同治，化湿清热，温运脾阳，待湿热渐去，再专从脾肾同治。以黄连、川朴同用化湿清热，加藿香、陈皮、薏苡仁、茯苓等品。黄连与川朴祛中焦湿热，藿香辛苦而微温，苦寒与苦温相配，不仅能祛脾经之湿热，亦兼清化胃中湿热，祛邪而鼓舞脾胃，止泻而利于胃气之来复。薏苡仁甘淡，化湿清热而健脾胃，利小便；陈皮燥湿理气和胃；茯苓健脾渗湿。上述 6 味，化湿清热，虽属治标之品，然甚重要，湿浊困遏不去，则脾阳尤难振运，湿热病邪不除，有碍健脾温肾扶正。方中兼用理中汤以温阳健脾，更加温肾摄肠之益智仁、诃子、补骨脂，三药合用，则止泻效果明显。全方标本同治，以消助补，以达治病求本之效。〔徐景藩. 徐景藩脾胃病临证经验集粹［M］. 北京：科学出版社，2010，204〕

徐景藩：经验方5

【组成】焦白术 10g，炒山药 20g，云茯苓 15g，炙甘草 5g，炒白芍 20g，炒防风 10g，炒陈皮 6g，煨木香 6g，益智仁 10g，补骨脂 10g，仙鹤草 20g，焦山楂 12g，焦神曲 12g，高良姜 6g。

【功效】健脾、温肾、抑肝。

【主治】泄泻，属肝脾肾失调者。症见腹泻、泻前腹痛隐隐、泻后痛减，脘腹痞满，食少纳呆，神疲乏力，面色萎黄无华，舌质偏淡，舌苔薄白，脉细中带弦。

【用法】水煎服，每日1剂。

【经验】徐老认为：泄泻病久，脾气自虚，由脾及肾，火不暖土，复因肝木乘侮，肝、脾与肾三经同病，而发泄泻、腹痛。治疗每从三经同治入手，健脾、抑肝、温肾。一般健脾少用参、芪，因其妨碍肝气之调畅。益智仁温肾摄涎，与山药相配，实脾止泻之效颇良。白术炒焦与白芍同用，健脾之效尤增。方中以痛泻要方抑木扶中，防风兼可祛风胜湿，仙鹤草补虚止血而善治泻痢，用以为伍。处方平淡，但切中病机，收效显著。〔徐景藩.徐景藩脾胃病临证经验集粹［M］.北京：科学出版社，2010，212〕

郭子光：连梅理中汤加味

【组成】黄连 10g，乌梅 10g，党参 20g，白术 15g，干姜 15g，木香 15g，白芍 15g，茯苓 15g，罂粟壳 15g，谷芽 15g，炙甘草 5g。

【功效】清热敛肠，益气健脾。

【主治】顽固性腹泻，属寒热错杂者。症见腹泻、大便清稀如水样，腹中雷鸣、隐痛，恶心，口干欲饮热汤，纳差，消瘦，精神萎靡，四肢冷凉，舌红，少苔而润，脉沉微。

【用法】水煎服，每日 1 剂。

【经验】郭老认为：本方证因脾寒肠热，传化失司，津液偏渗而发泄泻，多有气液脱竭将入少阴之势。对于使用各种有关抗生素无效者，多表现为寒热错杂，阴阳混淆，病情顽固难解。故用连梅理中汤加味治疗，寒温并用，益气敛肠。方中黄连清热燥湿，解毒止利，伍酸涩之乌梅，涩肠止利，共为君药；党参、茯苓、白术益气健脾，谷芽健益脾胃，罂粟壳味酸涩，固滑脱，以上共为臣药；木香辛行苦降，善行大肠之滞气，白芍酸敛，养血而止痛，干姜辛热，反佐之用，共为佐药；炙甘草调和诸药。罂粟壳，若药肆无售，可以仙鹤草 20~30g 代之。如中焦虚寒者，当加制附片等。〔刘杨，江泳. 中国百年百名中医临床家丛书·郭子光［M］. 北京：中国中医药出版社，2011，108〕

颜正华：痛泻要方加减

【组成】炒防风10g，炒白术15g，炒白芍18g，柴胡10g，炒枳壳10g，炙甘草6g，焦山楂、焦神曲、焦麦芽各10g，黄连3g，木香6g，茯苓30g，生薏苡仁、炒薏苡仁各15g，干荷叶10g。

【功效】疏肝健脾，清化湿热。

【主治】泄泻，属肝气乘脾者。症见腹痛腹胀、时发时止、痛后泻下、泻后痛止，食欲欠佳，舌苔薄白，根苔微黄薄腻，脉濡滑。

【用法】水煎服，每日1剂。

【经验】颜老认为：本方证因肝气郁结，肝胃不和，脾虚湿盛所致。治以疏肝健脾、清化湿热，以痛泻要方加减治疗。方中炒防风和炒白术配伍，燥湿健脾止泻；炒白术和炙甘草合用，柔肝缓急止痛；柴胡和炒枳壳疏肝行气；黄连和木香燥湿行气止泻；茯苓、炒薏苡仁、生薏苡仁、干荷叶配伍，利湿渗水止泻。诸药合用，融疏肝、祛湿、补脾于一体，补中有行，行中寓补，动静相宜，奏效甚佳。〔吴嘉瑞，张冰.国医大师临床经验实录·国医大师颜正华〔M〕.北京：中国医药科技出版社，2011，44-45〕

颜正华：四君子汤合四神丸加减

【组成】党参 10g，炒白术 15g，炮姜 5g，甘草 6g，炒白芍 18g，焦山楂 15g，补骨脂 10g，肉豆蔻 10g，茯苓 30g，炒薏苡仁 30g，炒酸枣仁 18g，木香 6g，陈皮 10g。

【功效】温补脾肾，涩肠止泻。

【主治】慢性肠炎，属脾肾阳虚者。症见五更泄泻、完谷不化、粪质清冷，四肢不温，怕冷喜暖，乏力，舌质淡，苔白，脉沉细。

【用法】水煎服，每日 1 剂。

【经验】五更之时，阳气未振，阴寒较甚，脾肾阳虚，易致泄泻。治疗时当温补脾肾、涩肠止泻，以四君子汤合四神丸加减治疗。方中党参、白术、茯苓、甘草、陈皮、木香益气健脾，补骨脂、肉豆蔻温肾止泻，炮姜温脾止呕，白芍柔肝止痛，炒薏苡仁渗湿健脾，焦山楂行气散结止泻，炒酸枣仁敛汗生津。其中大剂量茯苓有健脾利水渗湿之功；白术炒用增强健脾作用；白芍炒用，减其寒凉之性，有缓急止痛之效；山楂炭用，具有止血止泻作用；薏苡仁炒用，长于健脾止泻。诸药合用，温补脾肾而涩肠止泻，收效显著。

〔刘民胜．颜正华施治慢性腹泻临证医案［J］．中外健康文摘，2010，7（22）：225-226〕

颜正华：异功散加减

【组成】党参 15g，炒白术 15g，茯苓 30g，炮姜 10g，薏苡仁 30g，煨木香 6g，陈皮 10g，炒白芍 15g，炒枳壳 6g，炒泽泻 10g，干荷叶 10g，甘草 6g。

【功效】温中补虚，除湿散寒。

【主治】慢性结肠炎，属脾胃虚寒者。症见腹痛即泻、泻后痛止，腹部畏寒，肠鸣，乏力，舌淡暗，苔薄白，脉细缓。

【用法】水煎服，每日 1 剂。

【经验】颜老认为：本方证起因于冷饮冷食，系脾胃气虚，寒湿中阻所致。治宜健脾益气、祛寒止泻，方用异功散加减治疗。方中党参、白术、茯苓、甘草健脾益气；炮姜温中祛寒；陈皮、枳壳、木香行气健脾；白芍与木香同用燥湿理气；干荷叶利湿，健脾；又有泄泻皆离不开湿，故用薏苡仁、泽泻、茯苓利水除湿。诸药合用，使土健旺，水谷转运，精微四布，泻止而神健。〔郑虎占 . 颜正华临证论治［M］. 哈尔滨：黑龙江科学技术出版社，2000，101〕

颜正华：藿香正气散加减

【组成】藿香 10g，苍术、白术各 10g，猪苓 15g，茯苓 15g，厚朴 6g，炒泽泻 15g，焦神曲、焦麦芽、焦山楂各 10g，白蔻仁 5g（后下），陈皮 10g，大腹皮 12g，车前子 15g（包煎）。

【功效】消食导滞，芳香化湿。

【主治】急性胃肠炎，属脾胃失和者。症见腹泻、大便呈黄稀水样，肠鸣，胃脘胀痛，呕恶厌食，尿少，苔黄厚腻，脉弦细。

【用法】水煎服，每日 1 剂。

【经验】颜老认为：本方证因饮食不慎，致脾胃失调，而发腹泻胃痛。食滞与湿阻并存，治当消食与化湿并用。方中有焦三仙（焦神曲、焦麦芽、焦山楂）消食和胃，藿香芳香化湿，苍术、白术苦温燥湿，猪苓、茯苓、泽泻淡渗利湿，再加厚朴、白蔻仁、陈皮健脾行气，大腹皮行气宽中利水，车前子清热渗湿止泻。本方集消食、芳香化湿、淡渗利湿于一体，湿除食化，脾胃自和，病自向愈。

〔郑虎占.颜正华临证论治［M］.哈尔滨：黑龙江科学技术出版社，2000，104〕

颜正华：香苏散加减

【**组成**】藿香10g，苍术10g，苏叶5g，苏梗5g，制厚朴6g，陈皮10g，猪苓12g，茯苓12g，炒泽泻12g，法半夏10g，焦麦芽12g，焦谷芽12g，焦神曲12g，生姜3片。

【**功效**】化湿和中，发表散寒。

【**主治**】吐泻，属外邪伤中者。症见泄泻、呕吐交替发作。

【**用法**】水煎服，每日1剂。

【**经验**】颜老认为：本方证为感受风寒湿邪，寒湿伤中，脾胃升降失调，传化失常，则发呕吐、水泻。治宜化湿和中、发表散寒，以香苏散加减治疗。据此，颜老首用辛香苦燥温化之藿香、苍术、苏叶、苏梗、厚朴、陈皮、法半夏等，以化湿和中，发表散寒；次配甘淡渗利之猪苓、茯苓、泽泻，以利湿健脾止泻；再伍甘温之焦谷芽、焦麦芽、焦神曲，并合辛温之生姜，以健胃消食。用药后水泻止，呕吐减。诸药合用，配伍精当，故疗效甚佳。〔常章富.颜正华验案精选［M］.北京：学苑出版社，2007，51〕

颜正华：葛根芩连汤加减

【组成】生葛根 12g，黄芩 10g，黄连 5g，车前子 15g（包煎），泽泻 10g，大腹皮 10g，陈皮 10g，炒枳壳 6g，茯苓 20g，炒神曲 12g，炒谷芽 12g。

【功效】清利湿热，和中健胃。

【主治】肠源性腹泻，属胃肠湿热者。症见泄泻急迫、泻而不爽，肛门灼热，小便短赤。

【用法】水煎服，每日 1 剂。

【经验】泄泻日久，脾胃被伤，经治虽泻止而脾胃仍虚，加之夏日着凉、饮食失调，脾虚运化水湿不力，而使湿热停于胃肠，中焦升降失调，诸症遂起。颜老投以《伤寒论》葛根芩连汤加减治疗，清利湿热，和中健胃，升清止泻，恰中肯綮。方中生葛根既清热生津，又升清止泻；黄芩、黄连苦寒清热燥湿；车前子、泽泻、茯苓利湿健脾止泻；大腹皮、陈皮、炒枳壳、炒神曲、炒谷芽祛湿理气、和中开胃。诸药相合，能使湿热分消，中焦和畅，脾胃健运，泄泻自止。〔常章富 . 颜正华验案精选 ［M］. 北京：学苑出版社，2007，60-61〕

颜正华：经验方1

【组成】生黄芪15g，党参12g，炒白术10g，炒山药15g，建莲子12g（打碎），炒薏苡仁30g，茯苓30g，霍山石斛15g（先煎），煨葛根15g，陈皮6g，砂仁6g（打碎，后下），炒谷芽15g。

【功效】健脾止泻，补气养阴。

【主治】肠源性腹泻，属气阴两虚者。症见泄泻、稀水样便，神疲乏力，纳少，腿软无力，舌红，少苔，脉细弱。

【用法】水煎服，每日1剂。

【经验】对于年老体弱便秘者误用攻下之品，可损伤脾胃而致水泻不已。水泻日久不愈，势必既伤气又伤阴。故颜老认为，治疗上要抓住三点：一是将健脾益气止泻放在首位，只有脾气健运，才可使化源充足，气阴得补；二是兼以养阴，补充当下已亏之胃阴，促进脾运早日复常；三是佐以和中开胃，使补而不滞，充分发挥药效。因此，在选药上重用甘温益气健脾，但不宜用过于温补的人参等，以免燥热伤阴；兼以甘寒养阴，但不宜投用滋润滑肠的麦冬、玄参等，以免加重泄泻。据此，主以生黄芪、党参、炒白术、炒山药、建莲子、炒薏苡仁、茯苓等健脾益气、祛湿止泻；兼以石斛益气养阴；煨葛根鼓舞脾胃清阳之气，升阳止泻；佐以少量陈皮、砂仁和大量炒谷芽和中开胃。本方既甘温健脾、益气止泻，又不滞气碍胃或燥热伤阴；诸药合用，既甘寒养阴，又不滑肠通便。〔常章富.颜正华验案精选［M］.北京：学苑出版社，2007，62〕

颜正华：经验方 2

【组成】西洋参 9g（另煎），炒白术 12g，茯苓 30g，生薏苡仁 30g，炒怀山药 18g，莲子肉 15g，天花粉 10g，石斛 15g（先煎），麦冬 10g，煨诃子肉 12g，炒白芍 18g，炙甘草 6g，穿山龙 30g，桑枝 15g，桑寄生 30g，炒扁豆 12g，炒麦芽 15g，谷芽 15g。

【功效】益气健脾，养阴和胃。

【主治】泄泻，属脾虚湿盛、胃阴不足者。症见泄泻，腹痛，胃灼热，口鼻干燥，纳少，舌淡，苔白腻、有齿痕，脉弦细。

【用法】水煎服，每日 1 剂。

【经验】颜老认为：本方证为脾气虚弱，不能运化水湿，湿自内生，停留胃肠，发为泄泻。治当益气健脾、养阴和胃、渗湿止泻，自拟经验方治疗。方中西洋参、炒白术、茯苓、炙甘草平补脾胃之气；配以生薏苡仁、炒怀山药、莲子肉、煨诃子肉、炒扁豆既健脾，又收敛止泻；天花粉、石斛、麦冬养胃生津；合炒麦芽、谷芽消食和胃以促脾运；炒白芍与炙甘草相配，缓急止痛；穿山龙、桑枝、桑寄生合用补肝肾、舒筋活络，以缓解关节僵硬肿痛。本方中颜老考虑到气阴两虚之状况，而用西洋参，彰显孟河医派"醇正尚和缓，平淡见神奇"之用药神韵。〔吴嘉瑞，张冰．国医大师临床经验实录·国医大师颜正华［M］．北京：中国医药科技出版社，2011，81〕

颜正华：经验方3

【组成】党参 12g，炒白术 12g，炮姜 6g，炙甘草 6g，黄连 4g，木香 6g，焦山楂、焦神曲、焦麦芽各 12g，茯苓 30g，炒薏苡仁 30g，炒谷芽 15g，炒泽泻 12g。

【功效】健脾益胃，清热燥湿。

【主治】泄泻，属脾虚肠热者。症见大便黏滞难解，口干、喜热饮，腰腹冷，肠鸣，小便不畅、量少，纳差，舌红，苔黄腻，脉数。

【用法】水煎服，每日 1 剂。

【经验】颜老认为：泄泻的病变主要在脾胃与大小肠，外因与湿邪关系密切，内因与脾虚关系最大，即"脾虚湿盛"是导致本病的重要因素。治宜健脾利湿清热。方中党参、茯苓、炒白术、炙甘草健脾益气；炮姜温暖中焦；黄连配木香是治疗湿热泻痢的经典方香连丸；炒泽泻利尿力强，既为小便不畅、量少而设，又取"利小便以实大便"之意；焦三仙（焦山楂、焦神曲、焦麦芽）、炒谷芽、炒薏苡仁健脾消食，以增强主药健脾利湿之效。诸药合用，益气健脾而除湿热，收效甚佳。〔吴嘉瑞，张冰.国医大师临床经验实录·国医大师颜正华［M］.北京：中国医药科技出版社，2011，84〕

颜德馨：膈下逐瘀汤加减

【组成】白芍 12g，川芎、当归、桃仁、乌药、枳壳、甘草各 6g，红花、五灵脂、香附、延胡索各 9g。

【功效】理气活血，益肝补脾。

【主治】泄泻，属肝郁脾虚、湿热瘀阻者。症见腹泻、泻下不畅、粪便溏薄、夹有黏液，腹痛拒按，心烦易怒，口干不欲饮，胸胁胀痛，面色苍黑，舌边尖红，苔腻根黄，脉弦细。

【用法】水煎服，每日 1 剂。

【经验】本方证因泄泻日久，脾胃受损，湿热内蕴肠道，气机乏于斡旋，郁久致瘀所致。故颜老断然投以理气活血的膈下逐瘀汤加减治之，俾血活气和，气机调畅，湿热化而脾胃健，不止泻而泻止。将原方去掉牡丹皮，防苦寒伤脾胃，将赤芍换成白芍，养血敛阴，柔肝止痛，平抑肝阳。如此化裁，使王清任这首性凉偏攻的活血化瘀名方变成一首性偏温和，既能活血化瘀，又能益肝补土的方子。本方不仅能行血分之瘀滞，又能解气分之郁结，活血而不耗血，祛瘀又能生新，合而用之，使瘀去气行，共奏其功。〔高尚社. 国医大师颜德馨教授治疗泄泻验案赏析［J］. 中国中医药现代远程教育，2011，9（15）：12〕

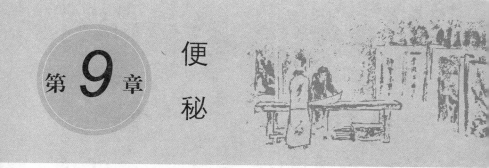

第 **9** 章　便秘

　　便秘即大便秘结不通。临床以大便排出困难，排便时间或排便间隔时间延长，或虽不延长而粪质干结为特征的一种病证。多由胃肠积热，或气滞，或寒凝，或阴阳气血亏虚，使大肠传导功能失常所致。治疗当分虚实而论，实证以祛邪为主，施以泄热、温散、理气之法，虚证以养正为先，主用滋阴养血、益气温阳之法。热秘治以清热润肠，气秘治以顺气导滞，气虚便秘治以补气健脾，血虚便秘治以养血润燥，阴虚便秘治以滋阴补肾，冷秘治以温润通便。凡现代医学中的内分泌及代谢性疾病，以及肌力减退引起的便秘，肠神经官能症、肠道炎症恢复期引起的便秘，肛裂、痔疮、直肠炎等肛门直肠疾患引起的便秘，均可参照本章内容辨证论治。

　　本章收录了王绵之、方和谦、邓铁涛、李玉奇、李辅仁、何任、徐景藩、郭子光、路志正、颜正华等国医大师治疗本病的验方23首。王绵之强调便秘要重情志因素，治宜调肝脾、畅气机；方和谦自创和肝汤治气秘；邓铁涛治虚秘立足于调气血津液，升清降浊；李玉奇治虚秘注重以补为主，塞因塞用，独创迴溪汤治大肠郁滞秘；

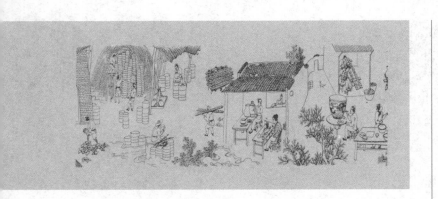

李辅仁扶正祛邪治老年性便秘疗效好；何任善用川朴花调气
扶脾以温通；徐景藩擅肺与大肠同调，治表里兼病之便秘；
郭子光以补阳还五汤活血化瘀治气滞血阻型便秘；路志正治
疗便秘既重脾胃，又注重调肺气、肝气和腑气，疗效颇佳；
颜正华治便秘讲究刚柔相济，补泻兼施，慎用苦寒攻伐之
品，喜用平和润肠之药，对年老气虚便秘，喜用生白术一药
通便，确有效验。

王绵之：经验方

【组成】白术 15g，枳实 10g，香附 10g，槟榔 10g，山楂 10g，鸡内金 10g，黄连 3g，使君子 10g，炙甘草 6g。

【功效】泄热通便，健脾益气。

【主治】便秘，属肝脾气滞者。症见大便秘结，脘腹胀满，食少纳呆，口干，舌淡红，苔薄微腻。

【用法】水煎服，每日 1 剂。

【经验】内伤饮食固然是便秘的主要病因，情志因素也是发病的关键。情志因素主要责之于肝，木郁土虚，气机不利，腑气不通，从而出现便秘等消化系统症状。王老立方以疏肝健脾理气为法，以四逆散加减治疗。使君子甘温是温和之温，殊非温燥可比，故能助饮食之运化，而疏导肠中积滞，且富有脂液，所以滑利流通。使君子配伍鸡内金、山楂、白术运脾消食，白术健脾益气。以上诸药共用，有消食化积、健脾益气之功效。槟榔味辛苦、性温，降阴中阳也，专破滞气下行；因燥屎久停于大肠易郁久化热，或木郁气滞，久而生热，或恐该方辛温之品久用助热，故用黄连 3g 以清热；甘草调和诸药。如此健脾益气，诸症自安。王老还告诫，注意搭配饮食，定时排便，按时休息，调整情绪，神清便自通。〔董兴鲁，良石．跟国医大师学保健［M］．石家庄：河北科学技术出版社，2011，8〕

王绵之：黄芪汤合补中益气汤加减

【组成】炙黄芪 18g，党参 18g，炒白术 12g，肉苁蓉 12g，干地黄 15g，麦冬 12g，广木香 5g，炒枳实 9g，大腹皮 12g，当归 20g，生白芍 18g，桃仁 9g，红花 9g，火麻仁 12g。

【功效】益气温肾，滋阴润肠。

【主治】虚秘，属脾肾两虚者。症见大便干结，脘腹胀满，舌质暗红，苔白根部微腻，脉虚细而涩。

【用法】水煎服，每日1剂。

【经验】此方用于脾肾两虚者，此类患者素体脾肾亏虚，屡用泻药致中阳被损，阴液耗伤，致使胃无降浊之能，脾失散精之道，肾失开阖之机，遂成"虚秘"之证。单纯滋阴润肠亦未必水增舟行，当益气温肾，滋阴润肠，兼以行气活血，方能气阴得补，命门得温，下焦气化得行，自然腑气通顺而积浊自降。肾司二便，脾主运化。方中黄芪为补益脾、肺之要药；火麻仁润肠通便；党参、白术益气健脾；肉苁蓉补肾助阳，润肠通便；广木香、炒枳实、大腹皮、当归、生白芍、桃仁、红花诸药行气活血；麦冬、干地黄滋肾养阴。如此脾肾得补，诸症皆除。〔龙致贤.北京中医药大学中医学家专集［M］.北京：人民卫生出版社，1996，78〕

方和谦：和肝汤加减

【组成】当归 10g，白芍 10g，白术 10g，柴胡 10g，茯苓 10g，薄荷 3g，生姜 3 片，炙甘草 10g，党参 12g，苏梗 10g，香附 10g，大枣 4 个，陈皮 6g，炒谷芽 15g，焦神曲 10g。

【功效】疏肝健脾。

【主治】气秘，属肝脾失调者。症见大便秘结，脘腹胀满，腹痛，纳呆，舌淡红，苔薄白，脉缓。

【用法】水煎服，每日 1 剂。

【经验】方老认为：本方证因肝失疏泄，肝气郁滞，气机不畅，脾胃失运致使脾之阴津不能正常转输，胃失和降，腑气阻滞不通，而出现大便秘结不畅之临床症状。气秘与情志关系密切。方老拟疏肝理气、健脾和胃通滞为治，着重从调肝入手，采用和肝汤治疗。和肝汤为方老经验方，由逍遥散化裁而来，于逍遥散中加党参、香附、苏梗、大枣而成。既保留了逍遥散疏肝解郁、健脾和营之功，又增加了培补疏利之特性，有肝脾两和、气血双调的功效。〔高剑虹.方和谦治疗疑难杂症验案 4 则〔J〕.北京中医，2004，23（4）：207〕

方和谦：益气养阴补肾方

【组成】生黄芪 15g，北沙参 15g，党参 10g，熟地黄 15g，石斛 10g，炒山药 15g，山茱萸 10g，女贞子 12g，墨旱莲 10g，火麻仁 10g，枸杞子 10g，知母 6g。

【功效】益气养阴，补肾填精。

【主治】便秘，属肝肾阴虚者。症见大便干秘，手足发麻，口舌发干，舌暗红少津，脉沉细。

【用法】水煎服，每日 1 剂。

【经验】方老认为：本方证因气阴两虚，肾精虚损所致。治宜益气养阴、补肾填精，自拟益气养阴补肾方治疗。方中生黄芪、北沙参、党参以补气为主，兼以养阴；知母清热泻火、滋养肾阴；火麻仁润肠通便；熟地黄、炒山药、山茱萸、墨旱莲、女贞子、枸杞子滋养肾阴。诸药合用，肾精得补，气阴可复，大便自通。〔方和谦.中国现代百名中医临床家丛书·方和谦［M］.北京：中国中医药出版社，2008，262〕

邓铁涛：补中益气汤加味

【组成】黄芪 60g，五爪龙 50g，党参 30g，柴胡 10g，升麻 10g，枳实 12g，白术 50g，肉苁蓉 15g，秦艽 30g，北杏仁 10g，瓜蒌仁 15g，火麻仁 10g。

【功效】补肾健脾，润肠通便。

【主治】虚秘，属脾肾亏虚者。症见大便干结，面色无华，纳差，唇淡，舌嫩，色暗红，苔黄浊厚，脉右虚大、左沉虚。

【用法】水煎服，每日 1 剂。

【经验】邓老认为：本方证因脾气虚弱，运化无权而肠道闭阻，肾精亏虚，精血不足而肠道干涩，从而导致糟粕内停而大便不通。治宜益气健脾、润肠通便，以补中益气汤加味治疗。补中益气汤益气健脾；辅以肉苁蓉补肝肾、养精血、补肾阳、滋肾阴；火麻仁、瓜蒌仁滋润多脂，性滑利窍；大剂量白术健脾和胃，配黄芪健脾气，助运化；加北杏仁开肺气，与升麻、柴胡同用，升清气，降浊阴，下输糟粕；枳实调气导滞散结，利导通便。诸药合用，塞因塞用，以补开塞，寓通于补，立足于调阴阳，补气血，保津液，使清气得升，浊气得降，疾病告愈。邓老认为，对于老年人气血虚弱，阴阳失调，脏腑功能衰退者，切不可滥用大黄、芒硝等峻下之品克伐之，图一时之快，而犯虚虚之戒。〔邱士君，李辉.邓铁涛教授医案 2 则〔J〕.新中医，2002，34（8）：14〕

李玉奇：经验方

【组成】苦参 10g，黑芝麻 15g，桑椹 15g，草决明 15g，白扁豆 15g，当归 20g，桃仁 15g，沉香 5g，火麻仁 15g，郁李仁 15g，莱菔子 15g，苏子 15g。

【功效】补肾健脾，润肠通便。

【主治】便秘，属湿郁气阻者。症见大便秘结、黏腻不爽，腹胀痛，食少嗳气，面色萎黄无华，形体消瘦，舌淡红，苔白，脉沉细。

【用法】水煎服，每日1剂。

【经验】李老认为：本方证因饮食不节，食伤脾胃而致脾胃失调，运化失司，肾气亦相对不足，精血津液虚少，肠道失润，腑气不通而致便秘、腹胀、腹痛。此时当以调养脾胃缓其燥结为主，而不宜峻下，因峻下恐更伤脾胃使疾病更加难治而不愈，故以麻子仁丸为基础方加减，加黑芝麻、桑椹、草决明以助润肠；苦参清无名虚火；白扁豆健脾化湿；当归、桃仁活血除瘀；沉香、莱菔子、苏子行气通腑。全方力主通下而不燥，势缓而解急。若有腹胀，可加槟榔片 20g 通腑行气，利水消肿以解郁。李老指出，大肠郁滞亦有因虚因实所致，实则急攻，缓则润下，切莫急功近利妄投峻下之品，虽得便通，亦有伤正之弊，临床当审慎之。〔汤立东，王学良，王垂杰，等.李玉奇教授治疗便秘经验［J］.世界中医药，2013，8（8）：932〕

李玉奇：脾约方

【组成】桃仁 15g，炒杏仁 10g，枇杷叶 15g，桑椹 20g，阿胶 15g，当归 25g，荆芥 15g，火麻仁 15g，槐花 20g，皂角仁 15g。

【功效】滋养肺胃，润肠通便。

【主治】便秘，属脾约者。症见大便燥结不通。

【用法】水煎服，每日 1 剂。

【经验】脾胃相表里，共居中州。脾主运化，胃主受纳；脾主升，胃主降，升者其水谷精微通过肺的宣发敷布周身，降者其水谷糟粕通过肺的肃降由大肠排出体外。现中气亏虚，胃津受损，脾不得为胃行其津液，久则母病及子，致使肺津干涸，肠中燥结，则病发此证。治宜滋阴润肺、养胃润肠，自拟脾约方治疗。方中荆芥、杏仁、枇杷叶以宣降肺气，顺通肠腑；阿胶、火麻仁、皂角仁、桑椹滋养胃阴，润肠通便；桃仁、当归、槐花活中有养，清润通腑。诸药合用，滋养肺胃，润肠通便，使脾约得解。李老认为，对于因肺津干涸而肠中燥结之便秘者，当治肺胃，宜滋阴宣肺、润肠通幽，禁用大黄、附子、承气汤。〔高尚社.国医大师李玉奇教授治疗便秘验案赏析［J］.中国中医药现代远程教育，2013，11（1）：4〕

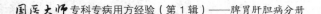

李玉奇：迥溪汤

【组成】苦参 10g，槐花 20g，槟榔 20g，厚朴 15g，桃仁 15g，莱菔子 15g。

【功效】逐瘀导滞，行气散结。

【主治】便秘，属大肠郁滞者。症见脐下胀满，排便困难，虚坐努责。

【用法】水煎服，每日 1 剂。

【经验】李老认为：本方证多由平素大便燥结，屡用泻下药物，迫使食物过早进入大肠，积于大肠而发酵，产生气体而胀满，浊气上逆而口臭。临床症见脐下胀满，排便困难，而大便并非干燥，虚坐努责，排出大便细如面条。临床鲜有良方，常束手无策。迥溪汤为李老独创，具有逐瘀导滞、行气散结之功。方中苦参、槐花、槟榔、厚朴、桃仁均归属大肠经，苦参清热燥湿；槐花清热；槟榔行气消积以导滞，兼缓泻而通便，疏通导滞；厚朴燥湿行气，消胀除满；桃仁活血祛瘀，润肠通便；莱菔子行气消胀。此方李老取"山穷水复疑无路，柳暗花明又一村"之意。〔张会永. 从《脾胃论》发挥到萎缩性胃炎以痈论治学说——解读李玉奇教授脾胃病临床经验〔J〕. 中华中医药学刊，2007，25（2）：210〕

李辅仁：滋肾通幽汤

【组成】肉苁蓉 30g，瓜蒌 30~50g，草决明 30g，玄参 30g，生地黄 30g，火麻仁 10g，酒大黄炭 5~10g，白术 15g，党参 15g，牛膝 10g，生何首乌 20g，枳实 10g，甘草 3g。

【功效】润肠通便。

【主治】老年性便秘，属本虚标实者。症见大便干结，排出困难。

【用法】水煎服，每日 1 剂。

【经验】便秘是老年人常见病证，往往并见于多种疾病，且对其他疾病的转归有直接影响，久而久之易变生他证。其病因病机为本虚标实，老年人脏腑功能衰退为本虚，主要指的是肾气不足，脾胃功能衰退；糟粕壅滞肠腑，肠道干涩为标实。关于治疗，李老提出润肠通便法，自拟滋肾通幽汤治疗。方中肉苁蓉、瓜蒌、草决明、火麻仁、生何首乌等润肠通便，玄参、生地黄等益气养阴，酒大黄炭祛邪通便，白术健脾养胃，牛膝补养肝肾，枳实消积除满通便。诸药合用，扶正祛邪，标本兼顾，治疗老年性便秘疗效好。另外，李老治疗任何疾病时都特别重视通便，认为大便一通，其他症状也往往因之减轻。如肝阳上亢的高血压病，通过通便泄热，则肝阳得平，肝热得降；对一些血瘀证，善用一些既具有通便作用又具有活血作用的药物，如桃仁、酒大黄、酒大黄炭、当归、赤芍等，对妇科疑难杂症，疗效甚好。并认为通便药能增强活血力量，再三强调治疗瘀血顽症用一般活血药常难以取效，非通便破瘀难以奏效。〔史学军.李辅仁教授治疗脾胃疾病经验介绍［J］.中国医刊，1999，34（6）：48〕

何　任：增液汤加味

【组成】北沙参 9g，玄参 9g，生地黄 12g，番泻叶 1.5g，麦冬 9g，白蜜 1 匙（冲入药内）。

【功效】润肠通便。

【主治】便秘，属津液不足者。症见大便艰闭不通，口渴，舌红少津，脉细数。

【用法】水煎服，每日 1 剂。

【经验】增液汤为吴鞠通治疗阳明温病，津液干燥而致大便闭结的治方，具有增水行舟、润肠通便的作用。方中北沙参甘苦咸寒，滋阴生津，壮水制火；麦冬甘寒多液，润肺益胃；生地黄滋阴壮水，清热润燥；白蜜润肠通便；番泻叶泄热通便；玄参清热凉血，滋阴降火。对于年已古稀又患其他疾患者，津液早已不足，故以增液为法，并略予导下之品，常获效满意。〔何任.何任临床经验辑要〔M〕.北京：中国医药科技出版社，1998，486〕

何　任：千金温脾汤加减

【组成】制大黄 3g，制附子 6g，党参 9g，生甘草 4.5g，川朴花 4.5g，干姜 1.5g，白芍 9g。

【功效】祛寒温阳。

【主治】便秘，属寒实者。症见大便干结，神疲乏力，苔白，脉沉。

【用法】水煎服，每日 1 剂。

【经验】何老认为：本方证为寒实结于内，损伤阳气，以致肠道不能分清泌浊而成。治宜温通寒积，兼补益脾阳，方用千金温脾汤加减治疗。方中川朴花既能调气，又能化湿扶脾；大黄、附子、干姜温通寒积，附子、干姜可制大黄寒性存其攻下走泄之性；党参补益脾气；白芍柔肝调营，缓和药物之峻性；生甘草益气缓和止痛、调和诸药。药后便通，诸症尽解。〔浙江中医学院《何任医案选》整理组.何任医案选［M］.杭州：浙江科学技术出版社，1981，89〕

何 任：凉膈散加减

【组成】生大黄 4.5g，玄明粉 9g，白茅根 12g，连翘 9g，生甘草 4.5g，焦山栀 9g，郁金 9g，板蓝根 12g，黄芩 9g，薄荷 4.5g，竹叶 6g。

【功效】清热泻火通便。

【主治】便秘，属肺胃热壅者。症见大便难下，身热面赤，咽痛，鼻衄，胸闷，心烦，苔黄，脉数。

【用法】水煎服，每日1剂。

【经验】何老认为：本方证由于肺胃热壅则便闭而不行，为中上焦积热，故以凉膈散清上通下为治。方中以调胃承气汤使邪热从大便清泄，亦即釜底抽薪之意，并以山栀、黄芩、薄荷清肺胃之热，郁金在清解之剂中有宽胸利膈的作用，药后便通热退，诸症尽解。

〔浙江中医学院《何任医案选》整理组.何任医案选［M］.杭州：浙江科学技术出版社，1981，90〕

何 任：经验方

【组成】生大黄 6g，制附子 6g，白芍 9g，北细辛 1.5g，焦神曲 12g，干姜 1.5g。

【功效】祛寒开结。

【主治】便秘，属寒实者。症见大便难下、夹有黏液，腹痛、按之硬满，面色㿠白，畏寒，手足不温，苔白而垢，脉沉。

【用法】水煎服，每日 1 剂。

【经验】何老认为：本方证为寒实内结，阳气不行，以致肠道不能传化而成。治宜温下，以温通寒凝而开闭结为治。方以大黄附子汤温通寒积，干姜助温行之力，神曲消而导之，白芍一味乃缓其药物之峻性为佐，大黄得附子、干姜配伍则制其寒性存其攻下走泄之性。〔浙江中医学院《何任医案选》整理组．何任医案选［M］．杭州：浙江科学技术出版社，1981，89〕

徐景藩：经验方

【组成】紫菀 15g，白杏仁 15g，麦冬 20g，川百合 15g，全当归 10g，前胡 10g，桃仁 15g，郁李仁 15g，麻仁 20g，枳壳 15g，炙甘草 5g。

【功效】利肺滋液，润肠通便。

【主治】便秘，属气阴两亏者。症见大便干结难解，腹部痞胀不适，咳嗽，痰少，舌质暗红，苔薄净，脉弦缓。

【用法】水煎服，每日 1 剂。

【经验】徐老认为：本方证因便秘日久，气阴两亏，肠腑失濡，传送无力而大便干结难解。肺与大肠相表里，肺气不利，腑行难畅，便秘加重，兼有咳嗽。故从上焦肺金着手治疗，利肺、滋液、润肠。用紫菀、前胡、麦冬、百合宣补相合，调畅气机。并取《世医得效方》五仁丸意，加杏仁、桃仁、郁李仁。配以东垣润肠丸，去羌活，复方图治。诸药合用，脏腑同治，治法有别，其效亦殊。〔徐景藩.徐景藩脾胃病临证经验集萃［M］.北京：科学出版社，2010，215〕

郭子光：补阳还五汤加味

【组成】黄芪 50g，桃仁 15g，红花 15g，当归 15g，川芎 15g，赤芍 15g，鸡血藤 30g，石菖蒲 10g。

【功效】活血化瘀，辅以益气。

【主治】便秘，属气郁瘀阻者。症见大便秘结，大小便分解（即解大便时不解小便），情绪抑郁，舌质有瘀斑，苔薄白而润，脉沉弱。

【用法】水煎服，每日 1 剂。

【经验】郭老认为：本方证因肝气疏泄失常，气机郁滞，瘀血阻遏，大肠传导功能失职所致。二便分解症状乃瘀滞导致，实为膀胱、直肠反射不全现象。治宜活血化瘀，辅以益气。方中黄芪甘温之品，补气以行血，补气以通痹，为君药；当归补血活血，鸡血藤活血补血，共为臣药；桃仁活血祛瘀，红花活血散瘀，川芎行气通滞，赤芍活血化瘀，共为佐药；兼加石菖蒲，能辛通窍道，似有裨益，为使药。诸药合用，活血化瘀，佐以益气，切合病因，疗效显著。〔黄学宽.郭子光临床经验集［M］.北京：人民卫生出版社，2009，249〕

郭子光：通便方

【组成】肉苁蓉 40g，瓜蒌仁 20g，鸡血藤 30g，白术 20g，生地黄 20g，槟榔 15g。

【功效】补虚润肠。

【主治】慢性便秘，属体虚肠燥者。症见大便秘结。

【用法】水煎服，每日 1 剂。

【经验】本方适用于各种慢性便秘，尤其是各种虚秘，如老年性便秘、习惯性便秘等，多有良效。方中肉苁蓉，甘咸质润，润肠通便；瓜蒌仁，质润多脂，润燥滑肠；生地黄生津润燥；白术益气健脾；鸡血藤活血补血；槟榔行气，缓泻通便。全方以润燥之品为主，佐以益气活血行气之品，配伍周全，作用和缓。如有长期便秘，下而复秘，日久依赖者，可采取逐步减药法服用本方，即第 1 个疗程 3～5 剂，用原方每日 1 剂；第 2 个疗程 3～5 剂，减肉苁蓉 20g；第 3 个疗程 3～5 剂，减去肉苁蓉；第 4 个疗程 3～5 剂，减瓜蒌仁 5～10g；第 5 个疗程 3～5 剂，去瓜蒌仁，只煎服其余药味。在服药过程中，注意养成定时排便习惯，多吃水果、蔬菜和饮水。排便动力减弱者，注意锻炼身体，尤其应加强腹肌、肛提肌的锻炼。〔黄学宽.郭子光临床经验集［M］.北京：人民卫生出版社，2009，271〕

路志正：麻子仁丸加减

【组成】藿香梗 10g，苏梗 10g，厚朴 12g，姜半夏 10g，炒苍术 15g，炒白术 15g，炮姜 8g，陈皮 10g，茯苓 20g，桃仁 10g，杏仁 10g，当归 12g，火麻仁 12g，炒防风 10g，羌活 6g，炒枳实 15g，甘草 6g。

【功效】温中健脾。

【主治】便秘，属脾阳虚衰者。症见便秘，颜面痤疮、有脓头，双手掌皮疹，舌淡红，苔白腻，脉滑细。

【用法】水煎服，每日 1 剂。

【经验】路老认为：本方证乃脾阳虚微，湿壅内郁，肠腑失于传导所致。习惯性便秘的形成不是简单的肠腑问题，与肺气的宣降、肝胆的疏泄关系密切。治疗上常用通法，然通导之法虽能取一时之效，但病情常反复难愈。对于便秘的治疗既要立足脾胃的气机升降，又要上调肺气，中调肝气，下调腑气，不能仅是以一"通"字了之。故用苍术、白术、炮姜温阳健脾；藿香梗、苏梗、半夏等宣化湿邪；杏仁、厚朴、陈皮宣降肺气；羌活、防风散肝胜湿；桃仁、枳实顺腑气；火麻仁、当归润肠通便；茯苓除湿；甘草调和诸药。诸药合用，务以恢复脾胃温运腐熟功能为要旨，收效甚佳。〔石瑞舫.侍诊日记 [M].北京：中国中医药出版社，2011，112〕

路志正：经验方

【组成】瓜蒌皮 15g，清半夏 12g，黄连 10g，厚朴花 12g，藿香梗 12g，苏梗 12g，茵陈 12g，炙枇杷叶 12g，炒杏仁 9g，炒薏苡仁 30g，桑白皮 12g，地骨皮 12g，生白术 30g，炒苍术 12g，砂仁 10g（后下），炒莱菔子 15g，炙酥皂角子 9g，竹沥汁 30mL（为引）。

【功效】肃肺涤痰，化浊祛湿。

【主治】湿秘，属脾虚湿盛者。症见大便黏滞不爽、量少不成形，脘腹胀满，口干黏，咳嗽，痰多、质稀难咳，困倦思睡，疲乏少力，舌暗红，苔薄黄腻，脉弦细滑。

【用法】水煎服，每日 1 剂。

【经验】湿秘因久病或误用泻下药，伤脾败胃，脾虚不能运化水湿，湿阻气滞，升降失常，最终导致湿秘的发生。治疗湿秘，以宣肃肺气、益气健脾、行气化湿、泻浊导滞为法。此方以瓜蒌皮、炙枇杷叶、桑白皮、炒杏仁宣肃肺气，导滞泻浊；炒苍术、生白术、炒薏苡仁益气健脾；藿香梗、茵陈、砂仁、清半夏芳香化湿；苏梗、厚朴花行脾气；竹沥汁、地骨皮清肺化湿浊而使之归清；炒莱菔子、炙酥皂角子燥能除湿，辛能通窍；黄连清湿热。诸药合用，既能化无形之气，又能逐有形之湿。〔石瑞舫.侍诊日记［M］.北京.中国中医药出版社，2011，115〕

颜正华：大承气汤加减

【组成】枳实 10g，厚朴 10g，大黄 10g（后下），玄明粉 10g（冲），生白术 30g，瓜蒌仁 30g，决明子 30g，冬瓜仁 30g，焦山楂、焦麦芽、焦神曲各 12g，鸡内金 12g，谷芽 15g。

【功效】通腑泄热，健运脾胃。

【主治】便秘，属热积肠腑者。症见大便干结，胃脘痛，口苦，纳呆，口不渴，舌质暗红少津，苔薄微黄，脉弦细。

【用法】水煎服，每日 1 剂。

【经验】颜老认为：本方证乃素体脾胃虚弱，中气不足，致肠道推动无力，糟粕积滞肠腑，蕴湿生热，出现便秘、口苦、苔黄等肠腑热结症状。方用以大承气汤为主，以枳实、厚朴、大黄、玄明粉通腑泄热；并重用瓜蒌仁、决明子润肠；焦山楂、焦麦芽、焦神曲、鸡内金健脾开胃；并用生白术以补中焦，健脾运肠益气，与攻下剂合用，标本兼顾。综观本方中药物，刚柔相济，收效甚佳。〔吴嘉瑞，张冰．国医大师临床经验实录·国医大师颜正华［M］．北京：中国医药科技出版社，2011，41〕

颜正华：逍遥散加减

【组成】柴胡 10g，枳实 10g，当归 10g，香附 10g，赤芍 12g，火麻仁 15g，郁李仁 15g，生何首乌 30g，瓜蒌仁 30g，生黑芝麻 30g，蜂蜜 30g（冲），决明子 30g。

【功效】养血疏肝，润肠通便。

【主治】便秘，属阴血不足者。症见大便干燥、排便困难，纳呆，寐差，倦怠乏力，舌红，苔黄，脉弦细。

【用法】水煎服，每日 1 剂。

【经验】颜老认为：本方证为阴血不足，肝气不舒，气机不畅致脏腑不通，血虚阴亏不能濡润肠道，故大便干结难下。颜老重用决明子润肠通便，并以养血疏肝润肠法治之，其中火麻仁、郁李仁、生何首乌、瓜蒌仁、生黑芝麻、蜂蜜均具润肠通便之功，柴胡、枳实、香附共奏疏肝理气之效，当归、赤芍养血活血。全方配伍，简捷明快，疗效甚显。〔吴嘉瑞，张冰.国医大师临床经验实录·国医大师颜正华［M］.北京：中国医药科技出版社，2011，47〕

颜正华：柴胡疏肝散加减

【组成】柴胡 10g，香附 10g，车前子 15g（包煎），赤芍 15g，怀牛膝 12g，郁金 12g，青皮 8g，陈皮 8g，枳壳 6g，枳实 6g，生大黄 6g（后下），炒酸枣仁 30g，夜交藤 30g。

【功效】疏肝行气，利湿排毒。

【主治】便秘，属湿毒久蕴者。症见大便干燥，两胁胀满，失眠，无小便，面色晦暗，乏力倦怠，舌暗，苔白，脉细。

【用法】水煎服，每日 1 剂。大便每天超过 4 次则去大黄。

【经验】颜老认为：本方证因湿毒内蕴日久，气机运行失畅，大肠传导失司所致。治以疏肝行气为主，气行则湿行，而通腑泄热。方中大黄通腑力专，每日大便超过 4 次则停用 1 天，以防攻下太过，损伤正气；柴胡、香附、郁金、青皮、陈皮、枳壳、枳实疏肝行气；车前子清热渗湿；赤芍清热凉血；炒酸枣仁、夜交藤宁心安神；怀牛膝利尿通淋，引药下行。诸药合用，疏肝行气，利湿排毒，临床收效显著。〔吴嘉瑞，张冰. 国医大师临床经验实录·国医大师颜正华〔M〕. 北京：中国医药科技出版社，2011，52〕

颜正华：经验方 1

【**组成**】全瓜蒌 30g，薤白 12g，丹参 20g，陈皮 10g，生何首乌 15g，火麻仁 15g，郁李仁 15g，当归 12g，决明子 30g，生黑芝麻 30g，蜂蜜 30g（冲），白蔻仁 5g，枳实 6g，枳壳 6g。

【**功效**】补益精血。

【**主治**】便秘，属精血亏虚者。症见便秘难解、解不干净，多梦，舌下青紫，舌暗、苔黄腻，脉沉弦。

【**用法**】水煎服，每日 1 剂。

【**经验**】便秘是由大肠传导功能失常所致。对于老年精血亏虚，润肠之力减弱，湿阻气滞，运化失灵，以致大便难解者，治疗应当主以补精血、润肠燥，兼以化湿行气，切不可轻投大量芒硝、大黄等苦寒攻伐之品，以求速效。本方中选用全瓜蒌、生何首乌、火麻仁、郁李仁、当归、决明子、生黑芝麻、蜂蜜以润肠通便，其中当归、生黑芝麻、蜂蜜又具补养精血、益气之功；薤白、陈皮、白蔻仁、枳壳、枳实理气以行大肠气滞，促进胃肠蠕动；全瓜蒌、白蔻仁、决明子兼有化痰湿、清热之效；丹参凉血活血，促进血行，以调畅气血津液。诸药合用，收效显著。对于虚性便秘，颜老慎用苦寒攻伐之品，喜用平和润肠之药，以补气养血为主要治法。同时，适宜的饮食和适当的锻炼，是治愈便秘的重要措施。〔吴嘉瑞，张冰．国医大师临床经验实录·国医大师颜正华［M］．北京：中国医药科技出版社，2011，88〕

颜正华：经验方 2

【组成】生白术 30g，炒枳壳 10g，全瓜蒌 30g，当归 12g，决明子 30g（打），生何首乌 30g，郁李仁 15g，白芍 15g，火麻仁 15g，益母草 30g，甘草 5g。

【功效】健脾行气，清热润肠。

【主治】便秘，属脾虚气滞者。症见便秘，腹胀，嗳膈，恶心，口腔异味，月经失调，舌红，苔黄腻，脉弦细。

【用法】水煎服，每日 1 剂。

【经验】颜老认为：本方证为脾虚失运，气机郁滞，久而化热，热伤津液，致肠燥传导功能失常。或有热象，但不宜苦寒泻下，恐更伤脾气，当针对病机，予以健脾运脾、行气导滞，兼清热养血、润肠通便。方中投予较大剂量之生白术以健运脾气，配伍枳壳行气导滞，郁李仁、生何首乌消胀通便；当归、白芍养血润燥；郁李仁、火麻仁润肠通便；瓜蒌、决明子清热缓下。全方配伍精当，标本兼顾，既行气导滞通便，又无损伤脾胃之弊。颜老治年久气虚便秘，喜用生白术一药通便，确有效验。〔吴嘉瑞，张冰．国医大师颜正华教授治疗便秘临证经验探析［J］.中华中医药杂志，2012，27（7）：1836〕

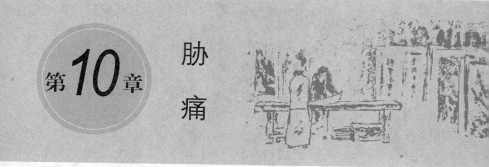

第10章 胁痛

胁痛是以单侧或双侧胁肋部疼痛为特征的病证，是较多见的一种自觉症状。临床可伴有胸闷、腹胀、嗳气、急躁、易怒等症状。本病多由外感或内伤引起肝气郁结、瘀血阻络、湿热蕴结、肝阴不足，导致肝胆气机失调，脉络不通或不荣所致。治疗当以疏肝活络止痛为法。外感以祛邪为主，内伤应分虚实，分别施用攻补之法。肝气郁结证治以疏肝理气；瘀血阻滞证治以祛瘀通络；肝阴不足证治以养阴柔肝；肝胆湿热证治以清热利湿。凡现代医学中的急慢性肝炎、肝硬化、肝寄生虫病、急慢性胆囊炎、胆道蛔虫病、肋间神经痛等疾病，若以胁痛为主要症状时均可参照本章内容辨证论治。

本章收录了王绵之、方和谦、邓铁涛、朱良春、李济仁、李辅仁、吴咸中、何任、张琪、张学文、张镜人、周仲瑛、徐景藩、郭子光、路志正、颜正华、颜德馨等国医大师治疗本病的验方51首。王绵之用逍遥散加减治胁痛，主张柴胡、木香用量宜少，枳壳、白术炒炙用，以防伤阴；方和谦善从肝胆、脾胃、湿热论治，妙用茵陈、大豆卷清热利湿治胁痛；邓铁涛自创慢肝六味饮肝脾同调治胁痛；朱良春

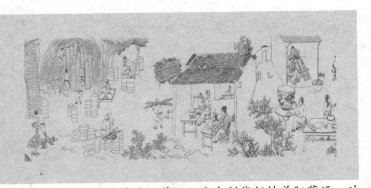

治疗本病常仿柴胡桂枝干姜汤之意自创柴胡桂姜胆草汤，对痛甚者配合使用虫类药，还喜生甘草、炙甘草同用甘缓和解止痛；李济仁重用紫丹参活血祛瘀止痛，还特别注重服药时间，常嘱患者睡前服药或药后即卧，宜静忌动；李辅仁以治肝为基础，自创养肝汤、舒肝汤治疗胁痛，收效显著；吴咸中自创茵陈胆道汤、胆道排石汤1号方治疗胆结石引起的胁痛；何任在辨证论治的基础上喜用疏肝、清肝、平肝之法；张琪治本病除用疏肝健脾药外，常加活血通络药和清热解毒之品；张学文以清肝解郁、化瘀散结立法，自创基本方清肝活血饮治疗脂肪肝，疗效颇佳；张镜人擅用实脾法治肝病；周仲瑛除重视辨证论治外，擅以温通法治湿阻气滞之胁痛；徐景藩认为胆胃之病必有气滞，常选用微辛微温之品理气，并配伍酸柔和缓之品舒挛解痛；郭子光以"久病入络"为指导，临床常以全蝎、地龙、僵蚕等虫类药为通络固定方治疗各种痛证；路志正重视调治脾胃，认为此是治疗湿热胁痛的关键；颜正华认为胁痛多与肝气疏泄有关，临床治疗以理气为要；颜德馨喜用广犀角（现用水牛角代，下同）清热凉血解毒，苍术解郁燥湿辟恶，治疗湿浊胶结难化之胁痛，可获奇效。

王绵之：逍遥散加减

【**组成**】柴胡 3g，川楝子 9g，赤芍 12g，白芍 12g，当归 18g，炒枳壳 9g，清半夏 12g，炒白术 12g，桃仁 9g，红花 9g，茯苓 19g，木香 3g，泽泻 9g，苏梗 5g。

【**用法**】水煎服，每日 1 剂。

【**功效**】和血疏肝，理气健脾。

【**主治**】慢性胰腺炎，属肝脾两虚夹血瘀者。症见左胁牵涉脘腹、时有疼痛，胸满纳呆，腹胀，便溏，舌嫩、舌尖部多裂纹、左侧有瘀斑，苔白腻不厚，脉细弦涩。

【**经验**】胁痛多因气滞、血瘀、湿热蕴结致肝胆疏泄不利，不通则痛，或肝阴不足，络脉失养，不荣则痛。以逍遥散加减疏肝解郁、养血健脾。方中木香温中行气止痛；枳壳破气行痰；白术燥湿健脾；柴胡疏肝行气；白芍行气健脾；茯苓利水渗湿健脾；苏梗行气宽中；当归养血活血；川楝子归肝经为使，将诸药引入肝经，进一步增强疏肝行气之功；气虚而血滞，久而成瘀，故配合桃仁、红花以活血化瘀；针对湿热蕴结肝胆，再投以半夏燥湿化痰，泽泻利水渗湿泄热；赤芍、白芍同用，则养血敛阴、破结化瘀之力更著。此方之妙还在于柴胡、木香用量少而精准，枳壳、白术用炒炙。此证之肝郁源于肝体之不足，"柴胡善劫肝阴"，芳香行气之品性偏燥，多用则易伤阴，上述诸药过用则会伤阴耗气，致水不涵木，肝木郁盛。〔龙致贤，王永炎.北京中医药大学 40 周年校庆论文集［M］.北京：学苑出版社，1996，66〕

方和谦：方氏胁痛方

【组成】柴胡10g，黄芩10g，郁金10g，半夏8g，枳实8g，大黄3g，白芍10g，茵陈15g，川楝子10g，大豆卷10g，连翘15g，生姜3片。

【功效】疏肝利胆，泄热通腑。

【主治】急性胆囊炎，属湿热壅结者。症见胁肋胀痛，口苦，纳差，舌红，苔黄腻，脉弦数。

【用法】水煎服，每日1剂。

【经验】方老认为：本方证因少阳病未解，邪从阳明化热而成实所致。治宜疏肝利胆、泄热通腑，自拟方氏胁痛方治疗。本方为小柴胡汤合小承气汤化裁而来，方中柴胡、黄芩和解少阳为主，大黄、枳实泄热通腑为辅，妙用茵陈、大豆卷清热利湿，配以郁金、白芍、川楝子以助清理肝胆之功，半夏、生姜和胃降逆，连翘清解毒热。诸药合用，腑气通，湿热去，胆气畅，故病速痊愈。〔方和谦.中国现代百名中医临床家丛书·方和谦［M］.北京：中国中医药出版社，2008，92-93〕

方和谦：和肝汤

【组成】当归 12g，白芍 9g，白术 9g，柴胡 9g，茯苓 9g，薄荷 3g（后下），生姜 3g，炙甘草 6g，党参 9g，苏梗 9g，香附 9g，大枣 4 枚，茵陈 15g，炒栀子 10g。

【功效】疏肝理气，和胃降逆。

【主治】慢性肝病，属肝气犯胃者。症见胁痛隐隐，腹胀闷，神疲乏力，纳差，口苦黏滞，舌质红，苔根黄腻，脉弦细。

【用法】水煎服，每日 1 剂。

【经验】肝气郁结，升发不及，影响脾胃升降功能，当升不升，当降不降，气机阻滞，湿热内蕴，不通则痛而产生胁痛诸症。治疗以升散疏达为主，注重顾护脾胃之气，方老自拟和肝汤治疗。方中当归、白芍养血柔肝为君药；香附、苏梗不仅降肝气之逆，且能调达上中下三焦；柴胡、薄荷疏肝解郁；党参、茯苓、白术、甘草、大枣、生姜益气健脾和胃，以实脾助肝为辅；茵陈、栀子清利湿热之邪。诸药合用，用阴柔之品涵其本，以辛散之剂遂其性，以甘温健脾杜其渐，和中有补，体用结合，补泻适宜。临床上广泛用于肝脾气血失和的病证。〔李文泉.方和谦用"和肝汤"的临床经验［J］.中医杂志，1992，33（12）：25〕

邓铁涛：慢肝六味饮加减

【组成】柴胡 10g，枳壳 6g，白芍 15g，太子参 24g，茯苓 15g，白术 15g，黄皮树寄生 30g，川萆薢 10g，甘草 5g。

【功效】健脾疏肝。

【主治】慢性肝炎，属脾虚肝郁者。症见恶寒发热，头痛，全身不适，烦躁，右胁肋闷痛持续而明显，舌淡嫩有齿印，苔厚浊，脉弦稍数、两寸稍弱。

【用法】水煎服，每日 1 剂。

【经验】邓老认为：慢性肝炎的病位不单在于肝，更重要的是在脾。因各种因素致脾气亏虚而转变为慢性肝炎者，矛盾的主要方面为脾虚（正虚），此乃慢性肝炎之本，故以健脾补气、扶土抑木为治疗总则。邓老临证常选用自拟慢肝六味饮（组方核心：四君子汤加川萆薢、黄皮树寄生）治疗。本方取"见肝之病，知肝传脾，当先实脾"之义，以四君子汤补脾气运脾阳以"实脾"；黄皮树寄生以疏肝解毒、行气化浊；川萆薢入肝胃二经，升清降浊，除困郁脾土之湿浊；柴胡、枳壳、白芍疏肝行气；甘草和中，调和诸药。本方治疗单纯脾气虚型慢性肝炎颇有疗效，若患者同时有其他兼夹证候出现，则可根据辨证所得，采取适当的兼治法，在本方的基础上加减用药。〔邓铁涛.跟名师学临床系列丛书·邓铁涛［M］.北京：中国医药科技出版社，2010，140〕

邓铁涛：柴胡桂枝干姜汤加减

【组成】醋柴胡 10g，黄芩 6g，法半夏 12g，桂枝 10g，茯苓 30g，生牡蛎 30g（先煎），白术 12g，猪苓 15g，泽兰 15g，泽泻 15g，香附 10g，延胡索 15g，太子参 15g。

【功效】健脾益胃，养肝补肾。

【主治】肝硬化，属胆热脾寒者。症见胁肋胀痛不适，下肢乏力，双下肢胫前浮肿，肝掌，舌体胖嫩，舌边尖布满红点，苔薄白，脉沉弱。

【用法】水煎服，每日 1 剂。

【经验】邓老认为：本方证因胆热脾寒，脾失运化，水湿内停所致。除脾虚肝肾不足外，兼有心肺同病，病情危重。邓老始终以健脾胃为主，脾得健运则四脏俱安，兼以补养肝肾。故以柴胡桂枝干姜汤加减为主方，和解散寒，治寒热错杂之证。其中柴胡、桂枝、黄芩和解散寒，法半夏软坚散结、燥湿，白术、茯苓、太子参燥湿健脾益气，猪苓、泽泻利水渗湿，泽兰利湿消肿，香附温里散寒，延胡索活血行气止痛，生牡蛎潜阳补阴、制酸止痛。诸药合用，寒热同治，标本兼顾，扶正祛邪，故获良效。〔邱仕君.邓铁涛医案与研究［M］.北京：人民卫生出版社，2009，138〕

邓铁涛：疏肝利胆汤

【组成】 柴胡9g，太子参15g，金钱草30g，郁金10g，白芍15g，蒲黄6g，五灵脂6g，甘草3g。

【功效】 疏肝利胆，清热利湿。

【主治】 胆囊炎、胆石症，属肝胆湿热者。症见寒热往来，胁处疼痛无定处，纳差。

【用法】 水煎服，每日1剂。

【经验】 邓老认为：本方证因湿热蕴结肝胆，气机失畅所致，治宜疏肝利胆、清利湿热，自拟疏肝利胆汤治疗。方中柴胡疏肝利胆，太子参补益扶正，金钱草清热利湿，郁金行气活血，白芍养血柔肝，蒲黄、五灵脂活血祛瘀，甘草调和诸药。邓老对于肝胆疏泄失常所致的胆囊炎、胆结石等病症常采用以疏肝利胆健脾为主，佐以活血化瘀、排石祛湿为辅的治法治疗。临床治疗不宜多用苦寒药，否则易损伤脾胃，影响患者体质，特别是慢性炎症时期，过于苦寒攻下则有虚虚之弊。〔邓铁涛.跟名师学临床系列丛书·邓铁涛［M］.北京：中国医药科技出版社，2010，98〕

邓铁涛：逍遥散加减

【组成】太子参 30g，五爪龙、茯苓、丹参、白芍、虎杖各 20g，白术、益母草、茜草根、郁金各 12g，柴胡 6g。

【功效】健脾益气，理气活血。

【主治】慢性乙型肝炎（中度），属脾虚血瘀者。症见胁肋疼痛，舌暗红胖嫩有齿印，苔薄白，脉弦。

【用法】水煎服，每日 1 剂。

【经验】邓老认为：本方证因脾气亏虚，气血不畅，瘀血阻滞所致。治宜健脾益气、理气活血，方用逍遥散加减治疗。方中太子参、茯苓健脾益气，五爪龙、虎杖、益母草清热利水，丹参清热养血，白芍、茜草根养血活血，郁金行气活血，柴胡疏肝行气，白术补血养阴。诸药合用，脾气足，气机畅，血通行，诸症自愈。〔刘小斌，郑洪.国医大师临床经验实录·国医大师邓铁涛［M］.北京：中国医药科技出版社，2011，203〕

朱良春：柴胡桂姜胆草汤

【组成】柴胡、桂枝、干姜各 10g，瓜蒌仁 18g，生牡蛎 30g，龙胆草、生甘草各 6g。

【功效】平调寒热，通降气机。

【主治】慢性胆囊炎，属寒热不调者。症见胁肋胀痛，背部恶寒，或寒热往来，呕恶。

【用法】水煎服，每日 1 剂。

【经验】本方证因慢性胆囊炎久治不愈，迁延日久，中阳不运，湿从寒化，寒湿内阻，土壅木郁，疏泄失司，寒热错杂，胆热胃寒所致。朱老采用平调寒热、通降气机之法，取仲景柴胡桂枝干姜汤之意，自拟柴胡桂姜胆草汤治疗。方中柴胡、牡蛎一升一降、一散一收，柴胡善治往来寒热，牡蛎能除骨节营卫之留热，故二药相伍，外感内伤之热皆可用之，二药合用，更有疏肝利胆、化痰祛瘀、理脾消积、退肿止痛之功，既宣阳气之不达，又展阴气之不舒，潜阳镇阴，疏肝软坚，且有双向调节之妙，此乃仲景柴胡桂枝干姜汤之制方妙意也。干姜、桂枝同用，可振奋胃阳，宣化停饮，又可解散少阳往来之寒。妙用瓜蒌仁易原方瓜蒌根之意，乃因瓜蒌仁疏肝郁、润肝燥、平肝逆、缓肝急之功能擅也。更妙在反佐龙胆草，盖柴胡疏肝，龙胆草泻肝，且除下焦湿热，龙胆草得柴胡清扬之力，合牡蛎潜行之性，可令湿热浊邪外透内泻，上下分消也。生甘草清热解毒、调和诸药。柴胡桂姜胆草汤乃融清胆热、温胃寒于一炉，妙拟平调寒热之法以顺应胆腑喜通降和顺的生理特点，俾寒热平调，升降复位，脾复运化，胃得温煦，此乃仲圣组方用药的阴阳配伍法则也。〔邱志济，朱建平，马璇卿．朱良春治疗慢性胆囊炎的廉验特色选析［J］．辽宁中医杂志，2003，30（8）：606〕

朱良春：青蒿茵陈汤

【组成】青蒿、茵陈各30g，黄芩、陈皮、旋覆花各10g，生甘草6g。

【功效】利胆清热，宣畅气机。

【主治】慢性胆囊炎，属湿阻气滞者。症见胁肋疼痛，口苦，胸闷，舌红，苔白，脉弦或滑数。

【用法】水煎服，每日1剂。

【经验】朱老认为：本方证因湿热中阻，三焦不利，或湿热内蕴，气机阻滞所致。当以利胆清热、宣畅气机为治法，自拟青蒿茵陈汤治疗。此方取仲景茵陈蒿汤、俞根初蒿芩清胆汤及香附旋覆花汤三方之意，妙在重用青蒿并茵陈。青蒿专解湿热，其气芳香，集宣气、化湿、透邪、清热于一身，其擅搜络道郁热之特性，此乃羌活、防风、柴胡、葛根所不具备也，青蒿合黄芩为清胆、祛湿、泄热之法，清胆利湿，透达少阳热邪，和解枢机。黄芩亦入胆经，清少阳胆热，青蒿有化湿之力，黄芩有燥湿之功，俾气机通畅，湿去热解，邪消症除。青蒿重用，虽言味苦、微辛，性寒，但久用无伤阴之弊，且寒而不碍湿；茵陈性味近似青蒿，重用茵陈似有苦寒伤阴之嫌，但有陈皮辛苦温降护胃，且能通三焦而理气，合甘草利胆和胃同致调和之力，茵陈合陈皮能降、能泄、能清、能利，辛开苦降，祛湿泄热，通畅气机。旋覆花降气行水。朱老认为，有黄疸者，倍茵陈量为50g，且要先煎久煎，尤其是大剂量使用，久煎可去除茵陈毒性，久煎取其味厚，专降，不达表专入里，以增祛湿泄热之功。〔邱志济，朱建平，马璇卿.朱良春治疗慢性胆囊炎的廉验特色选析〔J〕.辽宁中医杂志，2003，30（8）：606〕

朱良春：疏清通利排石汤

【组成】柴胡、九香虫各 6g，徐长卿、延胡索、郁金、青蒿各 15g，蒲公英、石见穿各 30g，冬葵子、赤芍、鸡内金各 10g，芒硝 4g（分冲）。

【功效】清肝利胆排石。

【主治】胆石症，属肝气失疏者。症见胁肋疼痛，痛引背部。

【用法】水煎服，每日 1 剂。

【经验】本方证因久病体弱，寒热夹杂，气机升降失常，久而酿砂成石，脉络不通所致。治宜清肝利胆排石，自拟疏清通利排石汤治疗。方中柴胡、郁金疏肝解郁、利胆消石；蒲公英、石见穿、赤芍、青蒿取其清肝利胆、化痰行瘀、透泻郁火、清退低热之用；冬葵子滑利，通窍利浊，排毒抗感染；鸡内金化石；九香虫配柴胡、郁金、延胡索理气止痛，上通下达，使结石易于排出；徐长卿能调整脾胃功能，镇痛抗感染，配合郁金、延胡索，效验甚著；更妙在以芒硝代大黄，更合久病体弱，胃气大虚，或年老患者之治，此即所谓取大柴胡汤之意也。〔邱志济，朱建平，马璇卿.朱良春治疗胆石病的廉验特色选析［J］.辽宁中医杂志，2003，30（7）：515〕

朱良春：甘缓和中汤

【组成】生白芍15g，生甘草、炙甘草各10g，蒲公英30g，九香虫、乌药、芒硝（分冲）各5g，郁金、川楝子、瓜蒌仁各12g。

【功效】甘缓和中。

【主治】胆石症，属胆病及胃者。症见胁肋疼痛，纳差。

【用法】水煎服，每日1剂。

【经验】胆石症合并胆囊炎、胃病，久服苦寒疏利药伤及肝阴，或因胆道手术损伤肝阴，术后仍复发结石者，乃因肝阴不足，肝胆气机受阻而发胁痛。朱老治以甘缓和中之法颇为合拍，仿仲景芍药甘草汤变化，自拟甘缓和中汤治疗。方中生白芍平肝安脾；合大剂量生甘草、炙甘草既甘缓和中、缓急止痛，又敛阴和阳、缓肝补脾；蒲公英甘寒养阴，合生甘草泻火清热解毒；九香虫、乌药、郁金、川楝子理气止痛，上通下达，使气机升降复常，助诸药斡旋，使结石排出；芒硝合瓜蒌仁消石通窍滑利。此方妙在重用甘草。考甘草有升降沉浮之能，可上可下，可外可内，有和有缓，有补有泻，通行十二经。对年老体弱，发作频繁，不耐攻伐之人，尤见脾胃虚寒，土壅木郁之证，应补脾健脾、益气升清以治本。〔邱志济，朱建平，马璇卿.朱良春治疗胆石病的廉验特色选析［J］.辽宁中医杂志，2003，30（7）：516〕

李济仁：祛瘀止痛方

【组成】紫丹参 30g，广郁金 10g，败酱草 20g，怀山药 20g，焦白术 10g，炒枳壳 10g，杭白芍 9g，炒柴胡 6g，粉甘草 6g。

【功效】行气疏肝，活血化瘀。

【主治】胆囊炎，属气血阻滞者。症见胁肋胀痛，便溏，神疲肢软，乏力，纳差，腹胀，舌淡，苔白，脉弦。

【用法】水煎服，每日 1 剂。

【经验】李老认为：本方证因肝郁气滞，血液瘀阻不通所致。治宜疏肝解郁行气、活血化瘀止痛，自拟祛瘀止痛方治疗。方中紫丹参祛瘀止痛；广郁金活血行气；败酱草清热解毒，消痈排脓，祛瘀止痛；怀山药补益脾胃；焦白术健脾益气，燥湿利水；炒枳壳行气宽中，化痰消痞；杭白芍柔肝止痛，平抑肝阳；炒柴胡疏肝解郁；粉甘草调和诸药。诸药合用，共奏活血化瘀、疏肝解郁、理气止痛之功。李老认为：服药应结合人体之动态和药物作用之特点，选择最适宜时间，以充分发挥其功效。治疗肝脏病变，常嘱其睡前服药或药后即卧，宜静忌动。〔李智发.李济仁医案 3 则〔J〕.安徽中医临床杂志，1999，11（5）：332〕

李辅仁：舒肝汤

【组成】党参20g，大枣10g，柴胡10g，炒苍术、炒白术各10g，青皮、陈皮各10g，佛手10g，板蓝根15g，茵陈15g，丹参20g，土茯苓15g，藿香10g，炒神曲10g，生姜2片。

【功效】健脾疏肝，理气止痛。

【主治】迁延性肝炎，属肝脾失调者。症见胁肋胀痛，腹胀，纳呆，舌淡，苔白，脉弦。

【用法】水煎服，每日1剂。

【经验】李老认为：本方证为病久肝脾不足，湿困中州，气郁不展所致。治宜健脾疏肝、理气止痛，故自拟舒肝汤治疗。方中以党参、丹参（二参汤）扶正，活血化瘀；苍术、白术、藿香、柴胡、青皮、陈皮、佛手、炒神曲健脾化湿，疏理气机；茵陈、土茯苓、板蓝根清热解毒，使湿浊分化之，并迅速使肝功能恢复正常；再加大枣养血补血；生姜调和脾胃。诸药合用，肝脾同调，气顺痛止。

〔刘毅，李世华．李辅仁老年病独特治验〔M〕．北京：中国中医药出版社，2012，29〕

李辅仁：养肝汤

【组成】党参20g，枸杞子10g，炒白术10g，当归10g，白芍15g，川楝子10g，生地黄、熟地黄各10g，黄精10g，丹参20g，大枣10g，生姜2片。

【功效】补养肝脾，益肾通络。

【主治】迁延性肝炎，属肝脾失养者。症见胁肋疼痛，咽干口燥，舌红，脉细弱。

【用法】水煎服，每日1剂。

【经验】李老认为：老年素体本虚，运化无力，病难速愈，迁延日久，必伤及肝脾肾三脏。李老自拟养肝汤养肝和血、健脾益肾，以恢复正气，巩固疗效。养肝汤由一贯煎化裁而来，方中党参、丹参、生地黄、当归、枸杞子、川楝子滋阴疏肝；白芍柔肝止痛；炒白术燥湿益气健脾；大枣养血补血；生姜温中；黄精伍熟地黄填精益肾、和血养肝、滋养肝脾，增强体质，促进康复。舒肝汤与养肝汤为老年人慢性肝炎及肝炎恢复期的有效方。〔刘毅，李世华. 李辅仁老年病独特治验［M］. 北京：中国中医药出版社，2012，29〕

李辅仁：利胆排石汤

【组成】金钱草 30g，茵陈 20g，郁金 10g，香附 10g，赤芍、白芍各 10g，木香 5g，柴胡 10g，黄芩 10g，川大黄炭 5g，清半夏 10g，陈皮 10g，鸡内金 10g。

【功效】疏肝利胆，清利湿热。

【主治】慢性胆囊炎、胆石症，属肝胆湿热者。症见胃脘连及右胁疼痛，右肩背痛，腹胀纳呆，呕恶欲吐，口苦，面色暗滞，神疲乏力，大便不通，小便赤黄，舌苔黄白而薄腻，脉弦小数。

【用法】水煎服，每日1剂。

【经验】李老认为：本方证为肝胆失于疏泄，肝胆气滞，湿热蕴结，横逆犯胃，脾胃功能失常所致。治宜疏肝利胆、清利湿热、调和脾胃，方选利胆排石汤治疗。利胆排石汤为二香白郁汤合小柴胡汤而成，方中金钱草、茵陈、黄芩、赤芍等清热利湿；柴胡、郁金、香附、陈皮、木香疏肝理气；白芍柔肝止痛；清半夏燥湿；鸡内金健胃消食；川大黄炭清热利胆，通腑力缓，尤适用于老年人慢性胆囊炎。诸药合用，肝胆气机疏畅，湿热邪气得去，诸症自愈。〔刘毅，李世华.李辅仁治疗老年病经验〔M〕.北京：中国中医药出版社，2004，29〕

吴咸中：茵陈胆道汤

【组成】茵陈、金钱草各 78g，栀子、黄芩、枳壳、木香、大黄、柴胡各 39g。

【功效】清热，利胆，排石。

【主治】肝、胆管结石症，属湿热郁胆者。症见胁肋疼痛。

【用法】水煎服，每日 1 剂。

【经验】胆结石的形成主要是由于长期肝气郁结，进而化湿蕴热，湿热交阻，从而致使胆液蒸熬凝结成石。一般来说，当胆石处于静止状态时，可表现为"有病无证"，但在胆绞痛发作时，就会表现为肝郁气滞。如并发感染，则表现为湿热或毒热。本方中茵陈、栀子清热利湿，柴胡、黄芩疏肝清热，枳壳、木香理气止痛，金钱草清热利湿、排石，大黄通里攻下。诸药合用，可取得清热、利胆、排石之功。因此，茵陈胆道汤非常适合肝、胆管结石症患者使用。〔华学平．名医吴咸中治疗胆石病的两则经验方［J］．求医问药，2012（1）：36〕

吴咸中：胆道排石汤1号方

【组成】柴胡、郁金、枳壳各12g，金钱草、大黄各30g，广木香18g。

【功效】疏肝理气，利胆排石。

【主治】胆石症，属气机阻滞者。症见胁肋疼痛。

【用法】水煎服，每日1剂。

【经验】吴老认为：本方证因肝气失疏，气机阻滞所致。治以疏肝理气为主，自拟胆道排石汤1号方治疗。方中柴胡疏肝理气，金钱草清热利湿，郁金活血止痛，木香、枳壳理气止痛，大黄通里攻下。诸药合用，肝气舒畅，则结石排出。吴老认为，此方非常适合气滞型胆石症患者使用。〔华学平.名医吴咸中治疗胆石病的两则经验方〔J〕.求医问药，2012（1）：36〕

何　任：黄连汤加减

【组成】黄连 5g，炙甘草 6g，桂枝 6g（去皮），党参 9g，大枣 12 枚，姜半夏 9g，干姜 6g。

【功效】和胃降逆，平调寒热。

【主治】胆囊炎，属寒热错杂者。症见右胁及脘部疼痛，胸闷滞，略有灼热感，泛泛欲吐，纳少，便溏，苔腻，脉弦。

【用法】水煎服，每日 1 剂。

【经验】胆囊炎之病证多由胸中有热，胃中有寒，升降失司，寒热错杂，表里失和所致。以六经分证，当在少阳范畴。如急性发作，有畏寒、身热、胁腹疼痛、呕恶、大便欠调者，或慢性发作，或伴有胆石症见胸中有热，胃中有邪气，胁腹痛、欲呕者，当视表里证而和之，即用黄连汤为首选方，能收平调寒热、升降阴阳、和胃降逆之功。方中黄连苦寒泄热以降阳，干姜、桂枝辛温除寒以升阴，党参助正祛邪，姜半夏和胃止呕，甘草、大枣调中止痛。诸药合用，升降阴阳，寒热并投，上下兼治，寒散热消，胃和逆降，其证自愈。

〔何任.何任医学经验集〔M〕.杭州：浙江科学技术出版社，2005，109〕

何 任：一贯煎加减

【组成】北沙参 10g，麦冬 15g，生地黄 20g，当归 10g，枸杞子 10g，川楝子 10g，黄连 3g，瓜蒌仁 20g，石斛 10g。

【功效】解郁疏肝，清热和胃。

【主治】十二指肠溃疡，属肝阴亏虚者。症见胃脘胁肋疼痛，呕恶，吐酸，口苦，消瘦，烦躁，便秘，舌红而干，脉弦数而虚。

【用法】水煎服，每日 1 剂。

【经验】何老认为：本方证多因素有肝气郁结，肝郁化火伤阴；或病久未愈，日久耗伤阴液，致肝阴失养、肝胃失和而发病。故选一贯煎加减疏肝解郁、滋阴柔肝、泄热和胃。方中生地黄、当归、枸杞子滋阴养肝；北沙参、麦冬养阴生津；川楝子疏肝泄热，理气止痛；石斛养胃生津，滋阴除热；黄连清热解毒；瓜蒌仁润肠通便。辨证时需四诊合参，细察个别特殊患者的心情、环境等各方面情况，辨证准确，论证而治，诸症皆除。〔何任.久治难治病案探要［J］.浙江中医学院学报，1999，23（3）：12〕

何　任：左金丸合黄连温胆汤加减

【组成】淡吴茱萸 1.5g，川黄连 0.9g，生麦芽 15g，姜半夏 6g，薏苡仁 12g，陈皮 4.5g，姜竹茹 9g，小茴香 1.2g，青橘叶 9g，干苇茎 6g，海螵蛸 9g（煅杵）。

【功效】健脾补肾，化湿止痛。

【主治】慢性胆囊炎，属脾肾亏虚者。症见胁痛甚剧，并向右肩放射，口苦，便艰，苔腻，脉弦。

【用法】水煎服，每日 1 剂。

【经验】何老认为：对于胆囊炎及胆结石症，伴有胃痛、纳呆、反酸、脉软、苔光者为胆病犯胃，而非肝病及脾，是腑病而非脏病。"六腑以通为用"，但有虚象之候，既不可过于通利，又不得即进补益。治宜温和中焦，以和中立法。以左金丸合黄连温胆汤加减治疗。方中川黄连清肝泻胃，又肝经火郁，纯用苦寒恐凉遏难解，故少佐辛热之吴茱萸，开肝郁，降胃逆；姜半夏燥湿化痰，降逆止呕；姜竹茹清热化痰，除烦止呕；陈皮、小茴香、青橘叶行气除滞；薏苡仁、干苇茎利水渗湿；海螵蛸制酸止痛；生麦芽行气健脾。诸药合用，疗效显著。〔何任.何任临床经验辑要［M］.北京：中国医药科技出版社，1998，449〕

何 任：逍遥散合三阴煎加减

【组成】当归身 9g，白芍 6g，柴胡 3g，陈皮 4.5g，干地黄 12g，党参 9g，茯苓 12g，越鞠丸 12g（包煎），砂仁 3g（杵）。

【功效】疏肝健脾，理气活血。

【主治】胁痛，属肝脾亏虚者。症见右胁作痛，纳食、二便正常，头昏，面色㿠白，略感疲劳。

【用法】水煎服，每日 1 剂。

【经验】本方证由于肝气郁结，肝脾气血亏虚所致。病机虚中夹实，以虚为主。方用逍遥散合三阴煎加减调理肝脾气血。方中当归身补血活血，白芍柔肝止痛，柴胡疏肝理气止痛，陈皮、砂仁理气行滞，干地黄清热，党参益气养阴，茯苓健脾，砂仁、越鞠丸合用亦有疏肝和胃之功。二方合用，标本兼顾，诸症皆除。〔老中医经验整理研究小组.何任医案［M］.杭州：浙江中医学院，1978，154〕

何 任: 当归拈痛汤加减

【组成】广木香 6g，当归尾 9g，延胡索 6g，川楝子 9g，焦神曲 12g，黄芩 6g，山楂肉 9g，枳壳 6g，赤芍、白芍各 9g，青皮、陈皮各 4.5g。

【功效】清热利湿。

【主治】胁痛，属湿热蕴结者。症见右侧胁部时作隐痛，脘部胀滞，苔白黄而腻。

【用法】水煎服，每日 1 剂。

【经验】本方证为湿热蕴结所致肝区疼痛，治宜清热利湿，以当归拈痛汤加减治疗。方中广木香、延胡索、青皮、陈皮、枳壳行气止痛；川楝子清热益阴；焦神曲益胃祛湿；黄芩、赤芍清热；白芍柔肝止痛；又因本证由于湿热蕴结肝胆所致，故在利湿热的同时加当归尾、赤芍、山楂肉等行瘀之品以除滞。诸药合用，清热除湿，行气导滞，收效甚佳。〔老中医经验整理研究小组 . 何任医案［M］. 杭州：浙江中医学院，1978，156〕

何　任：逍遥散合金铃子散加减

【组成】黄连1.5g，姜半夏9g，瓜蒌仁12g，延胡索9g，沉香曲12g，川楝子（金铃子）9g，白芍9g，制香附9g，蒲公英24g，乌药9g，炙甘草9g，乌贼骨12g，大叶金钱草15g，逍遥散15g（包煎）。

【功效】清肝疏胆，理气止痛。

【主治】慢性胆囊炎，属肝胆郁热者。症见胁肋胀痛，神疲少食，泛酸，口苦，舌红，苔黄，脉弦数。

【用法】水煎服，每日1剂。

【经验】何老认为：本证属肝胆热盛，肝郁气滞，治以清肝疏胆理气为主，佐金铃子散蠲痛。方中逍遥散疏肝健脾补血，黄连清热，姜半夏降逆止呕，瓜蒌仁清热化痰，沉香曲、川楝子、制香附行气除湿，蒲公英清热利湿，延胡索、白芍、乌药行气止痛，乌贼骨除湿制酸止痛，大叶金钱草清热除湿，炙甘草调和诸药。方中清热除湿、理气止痛药合用，标本兼顾，收效显著。〔何若苹，徐光星. 何任医案实录［M］. 北京：中国中医药出版社，2012，232〕

何　任：经验方 1

【组成】郁金 10g，川楝子 10g，金钱草 30g，平地木 15g，生大黄 5g，柴胡 10g，小青皮 6g，白芍 15g，生甘草 6g，制香附 10g，蒲公英 30g。

【功效】疏肝理气，缓急止痛。

【主治】胆囊炎，属肝气郁结者。症见胁痛甚剧，口苦，便艰，苔腻，脉弦。

【用法】水煎服，每日 1 剂。

【经验】何老认为：郁怒、谋虑等情志都不能离肝，其他气、血、痰、食亦无不与肝息息相关。肝郁则气滞，气滞则血瘀，木郁化火，火旺生痰，木乘中土，往往生痰生湿。故因肝气郁结、肝胆失其疏泄之胁痛宜从肝辨治，予经验方疏肝理气、缓急止痛。方中郁金、川楝子、香附行气解郁止痛；金钱草、平地木清肝胆之热；柴胡、小青皮疏肝理气止痛；生大黄、蒲公英清热泻火，利湿退黄；白芍柔肝止痛；甘草顾护脾胃，调和诸药。如此，肝气得疏，疼痛自止。
〔何任．何任医学经验集［M］．杭州：浙江科学技术出版社，2005，446〕

何 任：经验方 2

【组成】丹参 12g，平地木 15g，荷包草 12g，淮小麦 30g，生甘草 6g，合欢花 9g，大枣 7 枚，佛手柑 9g，败酱草 9g，沉香曲 12g，绵茵陈 12g。

【功效】疏肝理脾，和中化湿。

【主治】肝炎，属气郁湿滞者。症见烦躁，肝区痛，大便较燥、溲色深黄，略有腰酸，苔腻，脉弦。

【用法】水煎服，每日 1 剂。

【经验】本方证为肝脾气郁湿滞所致，治以疏利为主，处方以疏肝理脾、和中化湿之药取效。方中丹参活血止痛；平地木、败酱草清肝热；荷包草清热利湿；淮小麦养心安神；合欢花疏肝理气；佛手柑、沉香曲行气止痛；绵茵陈清热利湿；甘草、大枣益气和胃，调和诸药。全方配伍得当，标本兼顾，收效甚佳。〔浙江中医学院《何任医案选》整理组．何任医案选［M］．杭州：浙江科学技术出版社，1981，105〕

张 琪: 血府逐瘀汤加减

【组成】桃仁 20g, 红花 15g, 丹参 20g, 当归 20g, 赤芍 20g, 柴胡 15g, 川芎 20g, 桔梗 15g, 枳壳 15g, 厚朴 15g。

【功效】活血化瘀, 理气通络。

【主治】非酒精性脂肪肝, 属气滞血瘀者。症见胸胁满痛, 郁闷不舒, 痛处不移。

【用法】水煎服, 每日 1 剂。

【经验】张老认为: 本方证因肝郁日久, 气滞血瘀, 瘀血阻络所致。常用理气通络法, 但单用疏肝不效, 须加用活血通络药物, 擅用血府逐瘀汤化裁治疗。方中桃仁活血祛瘀, 红花、当归、赤芍、川芎增强其祛瘀之功; 柴胡疏肝理气, 升达清阳; 桔梗开宣肺气, 载药上行入胸中, 合枳壳一升一降, 使气行则血行; 丹参活血祛瘀止痛; 厚朴燥湿, 行气, 消胀。诸药合用, 气畅血不瘀, 瘀去络自通, 故收效显著。张老指出, 对于重度脂肪性肝病, 出现脾大、腹胀满、胁肋胀痛等症, 单用疏肝药难以奏效, 须加用活血通络药治疗, 还常酌加黄连、茵陈、蒲公英、虎杖等清热解毒之品消补兼施。

〔潘洋. 张琪教授治疗非酒精性脂肪性肝病的临证经验 [C] // 第 22 届全国中西医结合消化系统疾病学术会议暨消化疾病诊治进展学习班论文汇编. 苏州: 中国中西医结合学会消化系统疾病专业委员会, 2010: 7〕

张 琪：慢肝复康汤

【组成】柴胡 15～20g，白芍 50g，枳实 15～20g，甘草 15g，白术 15～20g，茯苓 15～20g。

【功效】疏肝理气，健脾止痛。

【主治】慢性肝炎，属肝脾不和者。症见肝区疼痛，腹胀满，纳少，头晕，乏力，双目干涩，手足心热，小便色黄，舌苔白腻，脉弦滑或滑数。

【用法】水煎服，每日1剂。

【经验】本方以白芍为主药，取其柔肝止痛、敛阴养血之功，为治肝脾不和、肝气郁滞之要药，适用于肝脾不和证。柴胡疏肝，枳实理气，协同白芍以平肝气之横逆，合以甘草敛肝阴缓肝急。肝气偏亢横逆犯脾，可出现消化功能紊乱症状，此为部分肝炎患者的常见症状，故用白术、茯苓以健脾。此方对于迁延性或慢性肝炎而见肝区隐痛、肝大、蜘蛛痣及肝掌者，疗效较好。〔王颖航. 慢性肝炎效方四首——张琪肝炎治验〔J〕. 中国社区医师，2007，23（14）：34〕

张　琪：经验方

【组成】当归20g，赤芍15g，生地黄20g，丹参20g，牡丹皮15g，桃仁15g，柴胡15g，甘草10g。

【功效】活血化瘀，理气止痛。

【主治】慢性肝炎、迁延性肝炎，属气血瘀滞者。症见肝区疼痛，心烦易怒，目干，视物不清，面色黧黑，口唇紫，舌紫有瘀斑，脉弦有力。

【用法】水煎服，每日1剂。

【经验】张老认为：本方证因气机不畅、瘀血阻滞所致。瘀血作痛系由气血瘀滞所致，"不通则痛"，其特点是"痛有定处""痛处拒按"，可作为辨证的依据。方中柴胡疏肝理气，升达清阳；桃仁活血祛瘀，然当归、赤芍可增强其祛瘀功能；生地黄凉血清热以除瘀热，合当归又滋阴养血，使祛瘀而不伤正；丹参活血祛瘀止痛；牡丹皮入血分，清热凉血，清退虚热，活血散瘀；甘草调和诸药。诸药合用，共奏活血化瘀、理气止痛之功。本方为活血化瘀之剂，但见典型血瘀证候即可应用，不必悉具，应用本方时当依据舌紫暗、唇青等症状。瘀血肝大，则用真武汤加活血之剂，往往收效满意。〔王颖航.慢性肝炎效方四首——张琪肝炎治验［J］.中国社区医师，2007，23（14）：34〕

张学文：清肝活血饮

【组成】决明子 15g，柴胡 10g，山楂 15g，赤芍 12g，川楝子 10g，鳖甲 15g。

【功效】清肝解郁，活血化瘀。

【主治】脂肪肝，属气郁血阻者。症见胁肋疼痛，烦躁易怒，乏困，舌紫暗，苔黄厚腻，脉弦滑或弦数。

【用法】水煎服，每日 1 剂。

【经验】张老认为：本方证因肝气郁结，郁久化热，气滞血瘀所致。治宜清肝热、解气郁、活瘀血，以清肝活血饮治疗。方中决明子清泻肝火、疏散风热；柴胡解肝郁、疏肝气，二药合而为君，一清肝热，一解肝郁，共奏清肝解郁之效。赤芍既能清肝凉血、清血分郁热，又能活血祛瘀止痛；川楝子疏理肝气，调理脾胃，兼能疏泄肝热；山楂活血化瘀消肿，以上三药共为臣药，既助君药清肝泄热、疏肝理气解郁，又能加强活血祛瘀凉血之力，且有散结止痛之功。鳖甲滋肝阴、潜肝阳、清肝热，为佐药，可增强全方活血破瘀、软坚消积之效。柴胡芳香疏泄，能引药入经。全方君臣佐使，相得益彰，相辅相成，配伍精当，紧紧围绕肝郁、肝热、气滞、瘀结的病机关键，药少力专，直达病所。〔汪晓军.张学文教授清肝活血法辨治脂肪肝经验介绍［J］.新中医，2003，35（2）：13〕

张学文：柴胡三七方

【**组成**】柴胡 10g，陈皮 10g，川芎 10g，香附 12g，枳壳 10g，白芍 10g，三七 3g，炙甘草 5g。

【**功效**】疏肝解郁，理气止痛。

【**主治**】乙型肝炎，属肝胃失和者。症见胁肋胀痛，胃脘胀满不适，嗳气反酸，纳差，大便不调，双目干涩，脉弦细。

【**用法**】水煎服，每日 1 剂。

【**经验**】本方证因肝气郁滞，木旺乘土，胃土失和所致。治宜疏肝理气、解郁止痛，以柴胡三七方治疗。方中柴胡疏肝解郁；香附理气疏肝；川芎行气活血止痛；陈皮、枳壳理气行滞；白芍、甘草养血柔肝，缓急止痛；三七活血理气止痛。诸药合用，共奏疏肝解郁、理气止痛之功。张老认为，大凡乙肝患者，凡属气滞血瘀或肝气犯胃所致胁痛、胃痛者，均可在活血理气药中适量加入三七（3g），其止痛作用明显增强。〔张惠云，张宏科．名老中医张学文教授运用丹参与三七经验撷菁〔J〕．中医药学刊，2005，23（11）：1952〕

张镜人：参苓白术散加味

【组成】莲子肉9g，薏苡仁9g，砂仁6g，桔梗6g，白扁豆12g，白茯苓15g，人参15g，白术15g，山药15g，柴胡6g，炒枳壳6g，杭白菊10g，制延胡索10g，白花蛇舌草30g，甘草9g。

【功效】调肝理气，健脾化湿。

【主治】胁痛，属肝木侮脾者。症见胁痛，纳差，腹胀，面色萎黄，头昏，乏力，下肢酸软，大便溏薄，舌苔黄腻，脉细弦。

【用法】水煎服，每日1剂。

【经验】张老认为：本方证因肝失疏泄，脾失健运所致。治宜调肝理气、健脾化湿。方以参苓白术散为基础补益脾气。柴胡、杭白菊、枳壳、延胡索疏肝理气，白花蛇舌草清肝泄热。〔张亚声，陈怀红，周萍.张镜人用参苓白术散的独到经验［J］.上海中医药杂志，2000，34（11）：10〕

周仲瑛：经验方 1

【组成】柴胡 6g，郁金、白术各 12g，赤芍、太子参（或党参）、香附、茯苓各 10g，丹参、老鹳草、蒲公英各 15g，茵陈 20g。

【功效】疏肝理脾，清热化湿。

【主治】胁痛，属肝脾两伤者。症见胁肋或胀或痛，疲乏无力，便溏，小便黄，舌质暗，苔薄黄腻，脉细弦滑。

【用法】水煎服，每日 1 剂。

【经验】周老认为：本方证因肝脾受损，湿热瘀毒郁结所致。治宜疏肝理脾、清热化湿、祛瘀解毒，自拟经验方治疗。方中柴胡疏肝理气；郁金、香附行气活血，解郁凉血；赤芍清热凉血，散瘀止痛，清肝泻火；丹参活血祛瘀止痛；太子参（或党参）补气生津；茯苓、白术燥湿利水健脾；茵陈清利湿热，利胆退黄；老鹳草、蒲公英苦泄清热，退黄通淋。诸药合用，肝脾同治，湿热皆化，瘀毒得清，故收效颇佳。〔王佳赢，范赞芝，叶放．周仲瑛教授辨治肝炎肝纤维化经验钩玄［J］．陕西中医，2012，33（5）：581〕

周仲瑛：经验方2

【组成】制鳖甲12g，茵陈、墨旱莲、生黄芪各15g，焦白术、炙女贞子、北沙参、茯苓、楮实子、太子参各10g，老鹳草20g。

【功效】滋养肝肾，清热祛湿，化瘀解毒。

【主治】胁痛，属气阴两伤者。症见肝区疼痛或灼热，腰酸肢软，面色暗红，脉细弦。

【用法】水煎服，每日1剂。

【经验】周老认为：本方证因湿热瘀毒郁滞，气阴两伤所致。治宜滋养肝肾、清化湿热瘀毒，自拟经验方治疗。方中制鳖甲滋阴潜阳；茵陈清利湿热，利胆退黄；墨旱莲、炙女贞子、楮实子补益肝肾；焦白术、茯苓健运脾胃，利湿；北沙参养阴清肺，益胃生津；太子参补气生津；生黄芪补中益气升阳；老鹳草清热退黄。诸药合用，肝肾得补，邪气得消，正气得复，诸症自解。〔王佳嬴，范赟芝，叶放．周仲瑛教授辨治肝炎肝纤维化经验钩玄〔J〕．陕西中医，2012，33（5）：581-582〕

周仲瑛：经验方 3

【组成】水牛角、大生地黄各 15g，赤芍、茵陈各 12g，牡丹皮、炙女贞子、墨旱莲各 10g，老鹳草、鸡骨草各 20g。

【功效】清热凉血，解毒化瘀。

【主治】胁痛，属肝肾阴伤者。症见肝区刺痛或胀痛，纳差，脘痞，腹胀，口干口黏，双目红赤，小便色黄，面色暗滞，舌质暗红或有瘀斑，苔腻，脉弦细滑。

【用法】水煎服，每日 1 剂。

【经验】周老认为：本方证因瘀热相搏，湿热未净，肝肾阴伤所致。治宜凉血清热、凉血化瘀，自拟经验方治疗。方中水牛角清热凉血解毒；大生地黄清热凉血，养阴生津；赤芍清热凉血，散瘀止痛，清肝泻火；茵陈、鸡骨草、老鹳草清利湿热，利胆退黄；牡丹皮活血祛瘀止痛；炙女贞子、墨旱莲补益肝肾。诸药合用，热清血平，湿去毒解，可获奇效。〔王佳赢，范赟芝，叶放 . 周仲瑛教授辨治肝炎肝纤维化经验钩玄［J］. 陕西中医，2012，33（5）：581〕

周仲瑛：经验方4

【组成】黄连15g，肉桂3g（后下），炮姜3g，炒枳实20g，瓜蒌20g，法半夏10g，制香附10g，高良姜5g，炒莱菔子15g，苏梗10g，槟榔10g，厚朴5g，醋柴胡5g，炒赤芍10g，炒延胡索10g，莪术9g。

【功效】清热燥湿，温中行气。

【主治】胁痛，属湿阻气滞者。症见胁肋疼痛，胃部怕冷不适，大便干燥，口干口苦，寐差，舌暗红，苔黄腻，脉细滑。

【用法】水煎服，每日1剂。

【经验】周老认为：本方证因肝阳不足，胆失温煦，肝失疏泄，脾土受累，湿阻气滞，寒热互结，胃失和降所致。治宜清热燥湿、温中行气、和胃降逆，以半夏泻心汤、小陷胸汤、香附丸、四逆散、小承气汤等方合用，辛开苦降，寒热并调，疏肝行气散寒，并加莱菔子、苏梗、槟榔、延胡索等行气除胀止痛；莪术、赤芍活血散瘀止痛，诸药组合严谨，调理肝气与温补肝阳同用，疏肝理气、益气助阳，并佐以行气活血之品，肝血流通，肝阳疏布，则脾胃功能正常。周老在清气中用了温通的方法，方中有肉桂、炮姜、高良姜温补肝阳，温则气行血通，通则不痛。此方可用于胆结石术后，疼痛迁延难愈者。〔李英英，贾晓玮，郭立中.周仲瑛教授用温法辨治肝胆疾病2则［J］.长春中医药大学学报，2012，28（2）：231〕

徐景藩：解郁合欢汤加减

【组成】合欢花 10g，广郁金 10g，制香附 10g，牡丹皮 10g，川百合 15g，佛手片 10g，炒橘皮 6g，炒白芍 15g，炒枳壳 10g，炒竹茹 10g，炙甘草 5g，凌霄花 10g，焦神曲 10g。

【功效】疏肝解郁，养心和胃。

【主治】胁痛，属肝郁化热者。症见右胁下隐痛且胀，食欲不振，神疲乏力，头昏，头痛，情志抑郁寡欢，夜寐欠佳，多梦，心烦不宁，口干，舌微红，苔白，脉细弦。

【用法】水煎服，每日 1 剂。每晚以蜂蜜调琥珀粉 1g。

【经验】徐老认为：本方证因肝气郁滞，久则化热，导致心肝气郁，心神不宁，络气失和，不通则痛。其滞或在内脏，或在形体，治法宜以疏肝解郁为主，养其心神，和其胃气。虽有气郁化火趋势，却不宜过苦以损胃气，用微辛之品而不致破气。方选费伯雄解郁合欢汤加减，该方以合欢花为君，列为首位，亦见其构思之精巧。用牡丹皮清肝胆之热，代替山栀。加配川百合养其心神，琥珀粉安定心神。炒白芍、炙甘草、炒竹茹柔肝和阴，缓急止痛。炒橘皮、焦神曲和其脾胃，佛手片、制香附、枳壳行气，用凌霄花之意在于宣达气血之郁，上行下达，与合欢花、郁金相配，增其开郁之效，非为通经而投。全方以疏肝解郁为要，少佐和胃养心之品，标本同治，治本为首。用药之外，劝慰开导，亦颇重要。〔徐景藩.徐景藩脾胃病临证经验集粹［M］.北京：科学出版社，2010，216〕

徐景藩：经验方1

【组成】苏梗 10g，炒枳壳 15g，白芍 30g，香附 10g，佛手片 10g，炙鸡内金 10g，麦芽 30g，王不留行 10g，蛴螂 10g，川牛膝 10g，甘草 5g。

【功效】行气化瘀，散结通利。

【主治】胆囊炎、胆石症，属气血瘀阻者。症见心下及右胁下疼痛，胸脘痞闷胀，饮食减少，舌苔薄白，舌下脉络微有紫瘀，脉细弦。

【用法】水煎服，每日 1 剂。

【经验】本方证因食滞、气滞导致气滞血瘀，疏泄不及，络脉瘀阻，胆腑湿热，蕴久成石而发胁痛。"久痛入络"，故治以行气化瘀、散结通利。行气选用苏梗、枳壳、香附、佛手片，化瘀散结通利选用王不留行、蛴螂、鸡内金，白芍、甘草取其舒缓定痛，牛膝取其达下、行瘀。诸药行气活血，化瘀通络，以达止痛之效。徐老指出，选方用药以辨证为主，参考辨病，细心辨析，对证遣药，方能合乎病机，改善病痛。〔徐景藩.徐景藩脾胃病临证经验集粹［M］.北京：科学出版社，2010，215〕

徐景藩：经验方 2

【组成】苏梗 10g，制香附 10g，枳壳 10g，郁金 10g，鸡内金 10g，金钱草 30g，海金沙 15g，白芍 15g，佛手 10g，炒陈皮 6g，法半夏 10g，茯苓 15g，陈香橼 10g，焦山楂 15g。

【功效】疏肝利胆，理气和胃。

【主治】胆囊结石，属胆胃失和者。症见脘胁隐痛痞胀，嘈杂泛酸，纳呆食少，咽喉不适，形体消瘦，面色萎黄，舌质淡红，苔薄白腻，脉细弦。

【用法】水煎服，每日 1 剂。

【经验】徐老认为：本方证因饮食不节，戕伤中土，胆囊结石，胆腑湿热，气机郁结，胆胃不和，胃气上逆所致。治宜疏肝利胆、理气和胃，自拟经验方治疗。方中以苏梗、制香附、枳壳、白芍、佛手、陈香橼疏肝理气，和胃止痛；郁金、鸡内金、金钱草、海金沙为四金汤，功能清利肝胆排石；配合陈皮、半夏、茯苓和胃健脾化湿，以杜生湿之源，为用药之精要；焦山楂助运消坚。诸药合用，肝胆疏利，胃气和降，结石消除，疼痛自止。〔陆为民，周晓波，周晓虹，等.徐景藩治疗胆胃同病验案分析及辨治特色——徐景藩诊治脾胃病经验之三〔J〕.江苏中医药，2010，42（3）：2〕

徐景藩：柴胡疏肝散合二金汤加减

【组成】炒柴胡 6g，炒枳壳 10g，黄芩 6g，鸡内金 10g，海金沙 15g，金钱草 15g，郁金 10g，制大黄 5g，陈皮 10g，丝瓜络 10g，通草 3g，皂角刺 10g，王不留行 5g，丹参 10g，白芍 15g，炙甘草 5g。

【功效】清利湿热，祛瘀消石。

【主治】慢性胆囊炎、胆石症，属肝胆湿热者。症见胁肋刺痛，腹痛，形盛脂厚，头昏，舌苔薄白，脉细。

【用法】水煎服，每日 1 剂。

【经验】徐老认为：本方证因湿热蕴结肝胆，气滞血瘀所致。治宜清利湿热瘀血等邪气，以柴胡疏肝散合二金汤加减治疗。柴胡疏肝散疏肝理气、活血止痛。二金汤出自《温病条辨》，由鸡内金、海金沙、厚朴、大腹皮、猪苓、通草组成，具有清利肝胆湿热的功效，徐老常用其治疗胆囊炎、胆石症、黄疸等病证。方中鸡内金能消脾胃之积，无论脏腑何处有积，皆能消之，海金沙清热解毒，利水通淋排石，二药相合，有清利湿热、消积排石的作用；金钱草、通草、王不留行、皂角刺、黄芩清利湿热，促进排石；郁金行气活血止痛、利胆退黄；丹参活血化瘀止痛。诸药合用，共奏清利湿热、行气排石之功。徐老认为，疏肝理气药与活血化瘀药配伍，有解痉定痛、消炎利胆的作用，临床胆囊炎、胆石症以肝胆湿热证为最多，常以柴胡汤类合二金汤加减治疗，疗效颇佳。〔叶柏.徐景藩运用古方经验举隅［J］.中医杂志，2007，48（8）：683-684〕

郭子光：通络方加味

【组成】全蝎 12g（水洗，同煎），僵蚕 15g，地龙 15g，当归尾 15g，桃仁 15g，红花 15g，苏木 15g，丹参 15g，延胡索 20g，香附 20g，白芍 40g，甘草 10g，血竭 4g，蜈蚣 2 条。

【功效】通络止痛。

【主治】胆道术后综合征，属络气失和者。症见胁痛缠绵难愈、呈针刺样疼痛，舌正常，脉弦。

【用法】水煎服，每日 1 剂。

【经验】郭老认为：本方证因刀刃损伤，经脉瘀阻，不通则痛，又未及时疏导，以致郁久入络，胁痛缠绵不愈。此时非一般活血化瘀之品所能胜任，当用虫类通透搜剔络脉为主，佐以辛润之品。自拟通络方加味治疗。方中全蝎、蜈蚣、僵蚕、地龙通络止痛；桃仁、红花、丹参、血竭、苏木活血祛瘀；当归尾补血活血；香附疏肝解郁；白芍柔肝止痛；延胡索活血行气止痛；甘草缓急止痛，调和诸药。诸药合用，使气行血活，络通痛止，疗效显著。〔黄学宽.郭子光临床经验集［M］.北京：人民卫生出版社，2009，236〕

郭子光：开郁胆石方

【组成】柴胡20g，茵陈20g，醋鳖甲20g，枳壳15g，郁金15g，乌药15g，三棱15g，法半夏15g，金钱草30g，甘草5g，大黄5g。

【功效】疏肝行气，通下软坚。

【主治】肝内胆管结石，属肝郁脾湿者。症见上腹牵连右胁疼痛，恶油荤饮食，恶心，大便干燥，小便淡黄，舌苔干白而厚粗，脉沉弦。

【用法】水煎服，每日1剂。

【经验】郭老认为：本方证乃气滞、血瘀、湿浊阻滞致肝郁脾湿，郁久化燥所致。治宜疏肝行气、活血除湿、通下腑气、软坚散结，以开郁胆石方治疗。单纯性肝内结石，全由气郁而起，其石在脏，故未热化而湿盛也。方中用柴胡、郁金、乌药、枳壳疏肝行气；茵陈、金钱草除湿活血；鳖甲、三棱、法半夏软坚散结；甘草调和诸药；唯大黄一味，意在通下腑气，即使大便正常亦必用之，腑气通畅有利于肝气疏泄故也。因为并非通下燥屎，所以只用5g，小量即可。全方疏肝除湿以绝病灶之本，软坚散结以祛病因之标，标本同治，疗效卓著。〔刘杨，江泳.中国百年百名中医临床家丛书·郭子光［M］.北京：中国中医药出版社，2011，116〕

路志正：治肝调脾方

【组成】茵陈 12g，车前草 12g，藿香梗 9g，白豆蔻 6g（后下），茯苓 15g，薏苡仁 15g，炒栀子 6g，苍术 9g，橘叶 5g，郁金 9g，山药 15g，焦神曲、焦麦芽、焦山楂各 9g。

【功效】理脾清化，疏肝通络。

【主治】肝炎，属湿热内蕴者。症见右下胁胀痛，胸闷纳呆，厌油腻之物，干渴而不欲饮，双目微黄，面色晦暗不泽，倦怠乏力，肢体酸困，心烦急躁，腹胀多矢气，便溏不爽，溲黄量少，舌质暗红而晦滞，苔黄厚腻，右脉濡数、左脉沉弦数。

【用法】水煎服，每日 1 剂。

【经验】路老认为：本方证为湿热内蕴，阻滞肝胆之络，肝气不舒，脾失健运所致。治宜清热祛湿、疏肝和络，自拟治肝调脾方治疗。药以苍术、焦三仙（焦神曲、焦麦芽、焦山楂）运脾燥湿；茯苓、薏苡仁、车前草淡渗利湿；茵陈清热祛湿；苍术燥湿健脾；栀子清透郁热，热除则湿孤；郁金、橘叶疏肝通络；白豆蔻、藿香梗化湿行气；山药补脾益胃。诸药合用，共奏清热化湿、疏肝通络之效。路老认为，重视脾胃是治疗湿热胁痛的关键。〔杨春波，黄可成，王大仁．现代中医消化病学［M］．福州：福建科学技术出版社，2007，519〕

路志正：健脾养血消结方

【组成】太子参12g，黄芪10g，炒白术12g，山药12g，当归10g，丹参15g，赤芍12g，白芍12g，制鳖甲20g（先煎），醋延胡索10g，醋香附10g，水红花子6g，玫瑰花9g，炙甘草6g。

【功效】养肝柔络，健脾益气。

【主治】肝内多发囊性占位病变（多囊肝），属肝脾两虚者。症见两胁刺痛、右胁不时有挤压痛，腹胀，少腹痛，腹发凉，畏风寒。

【用法】水煎服，每日1剂。

【经验】路老认为：本方证以肝血素亏，脉络失养，脾气不足，健运失常为本，气滞血瘀，痰饮内阻为标，乃本虚标实之候，病程日久，损及肝阴脾阳。治宜养肝柔络、健脾益气，自拟健脾养血消结方治疗。方中太子参、黄芪补气健脾；白术、山药祛湿行气，加强太子参、黄芪之功效；当归、白芍养血柔肝；丹参、赤芍、制鳖甲、醋延胡索、醋香附、水红花子破血逐瘀行气；玫瑰花疏肝和中、化痰散结；甘草调和诸药。诸药合用，标本并治，攻补兼施，使脾气健旺，肝血得生，脉络得滋，诸症自消。路老在治疗过程中极少使用苦寒之品，以防克脾败胃，冀其化源充盛，木得土滋而其体用自安。〔杨春波，黄可成，王大仁.现代中医消化病学［M］.福州：福建科学技术出版社，2007，519〕

路志正：经验方

【组成】虎杖 20g，矮地茶 20g，垂盆草 20g，土茯苓 15g，贯众 10g，紫草 10g，黑料豆 10g，甘草 3g，二妙丸 12g（包煎）。

【功效】疏肝解毒，清热利湿。

【主治】乙型肝炎，属湿热蕴结者。症见肝区时隐痛，恶心呕吐，纳谷不香，疲乏无力，口干，大便日行二次但不溏，舌苔薄黄腻，舌尖暗红，脉弦滑。

【用法】水煎服，每日 1 剂。

【经验】本方证属湿热毒邪瘀结肝经，木不能疏土所致，故采用化肝解毒之法，复其疏泄，自拟治胁痛方治疗。药用虎杖、矮地茶、垂盆草、土茯苓、贯众、紫草、黑料豆、甘草、二妙丸等一派清利湿热解毒、化瘀疏肝之品，共达祛邪务尽之目的。然无论虚实，皆以气滞为先，故临床运用路氏本方，宜参酌气分药治之。

〔当代中医药发展研究中心．当代中医名家医案按精华〔M〕．济南：济南出版社，2008，331-332〕

路志正：藿朴夏苓汤加减

【**组成**】藿香梗 9g，茯苓 15g，苍术 9g，山药 15g，白豆蔻 9g（后下），薏苡仁 15g，茵陈 12g，车前草 12g，橘叶 15g，郁金 9g，炒山栀 6g。

【**功效**】疏肝运脾，化浊祛湿。

【**主治**】急性肝炎，属肝郁脾虚者。症见右胁胀痛，腹胀，便溏，食欲不振，倦怠乏力，溲量少色黄，烦躁易怒，夜寐不安，舌质暗红，苔薄腻微黄，脉濡数。

【**用法**】水煎服，每日 1 剂。

【**经验**】路老认为：本方证因肝郁脾虚，湿热内蕴所致。治宜疏肝运脾、清热化湿，以藿朴夏苓汤加减治疗。方中藿香梗、苍术、白豆蔻芳香化浊，燥湿醒脾；茵陈、车前草、茯苓、薏苡仁、山药甘淡渗湿，顾护脾阴；郁金、山栀、橘叶疏肝解郁，清胆经郁热，而无劫肝阴之弊。全方未过用苦寒之品、香燥之味，而湿热得清，肝气得疏，中州得运，升降复常，诸症消失。路老认为，但凡湿热蕴结型肝炎，不可仅见火热一面而投以清热除湿、凉血解毒之法，却忽视脏腑气机的升降出入和阴阳平衡。临证时须抓住主症，扣住枢机，辨证论治，特别在用量上狠下工夫，才能运用自如，恰到好处。〔路志正. 路志正医林集腋［M］. 北京：人民卫生出版社，1990，45〕

颜正华：旋覆花汤加减

【组成】旋覆花 10g（包煎），代赭石 30g（先煎），柴胡 10g，黄芩 10g，清半夏 10g，茯苓 30g，枳壳 10g，郁金 12g，炒川楝子 12g（打），延胡索 10g，煅瓦楞子 30g（先煎），川金钱草 30g。

【功效】清利肝胆，和胃降逆。

【主治】胁痛，属肝胆湿热者。症见右胁隐痛，胃胀痛，烧心泛酸，进食则食物上泛，不吐，口干口苦，大便偏干，尿黄，脉弦滑。

【用法】水煎服，每日 1 剂。

【经验】颜老认为：本方证因肝胆湿热，胃失和降所致。治以清利肝胆、和胃降逆，方用旋覆花汤加减治疗。方中旋覆花行气消滞；代赭石重镇降逆，和胃止呕；柴胡疏肝理气；黄芩清热；半夏和胃止呕；茯苓利水渗湿；枳壳、郁金、川楝子、延胡索行气止痛；煅瓦楞子制酸止痛；金钱草清热利湿。对于胆结石见胃炎、十二指肠球部溃疡而脘胁作痛者，颜老始终以清利肝胆湿热、和胃降逆为法，使诸症缓解。〔郑虎占.颜正华临证论治［M］.哈尔滨：黑龙江科学技术出版社，2000，115〕

颜正华：小柴胡汤加减

【组成】柴胡 10g，清半夏 10g，黄芩 10g，郁金 12g，炒枳壳 6g，旋覆花 10g（包煎），赤芍 12g，丹参 15g，板蓝根 30g，蒲公英 15g，生甘草 5g。

【功效】疏肝和胃，清热除湿。

【主治】胁痛，属肝胃失和者。症见肝区隐痛，咽干，嗳气，大便时干时稀，倦怠乏力，尿不黄。

【用法】水煎服，每日 1 剂。

【经验】颜老认为：本方证是因肝郁气滞，湿热内蕴所致。脾肝生克，肝病常及脾。脾主运化水湿，湿邪又常困脾。治肝必须调脾，除湿亦常健脾。故治疗重在疏肝和胃降逆，药用柴胡、郁金、炒枳壳、旋覆花等；兼以清热除湿，药用清半夏、黄芩、赤芍、板蓝根、蒲公英等。肝郁气滞必兼血瘀，故加丹参活血化瘀。诸药合用，肝脾同治，气血共调，及时蠲除肝区疼痛之症。〔常章富.颜正华验案精选［M］.北京：学苑出版社，2007，101〕

颜正华：经验方 1

【组成】柴胡 10g，清半夏 10g，黄芩 10g，郁金 12g，枳壳 10g，香附 10g，赤芍 12g，旋覆花 10g（包煎），金银花 10g，连翘 10g，青皮、陈皮各 6g，佛手 6g。

【功效】疏肝理气，和胃降逆。

【主治】胆囊炎，属肝胆失疏者。症见右胁下隐痛拒按，食后胃脘不舒，双下肢酸软无力，背部酸沉，便干，舌暗，苔微黄腻，脉弦。

【用法】水煎服，每日 1 剂。

【经验】两胁为气机升降之道路，气由左而升，自右而降，胁肋疼痛是气机升降受阻之故。肝胆二经布胁肋，故治胁痛当疏肝利胆为主，自拟经验方治疗。气机下降障碍，下行受阻则逆于上，逆于上则犯于肺，故治疗既应疏利肝胆，亦应清养肺金，金气行则下制肝木，木气平则气畅达而胁痛可止，是故以金银花、连翘等清肃肺金，柴胡、枳壳、郁金等疏畅肝木。诸药相伍，肝肺同治，寓意良深，疗效显著。〔郑虎占 . 颜正华临证论治 [M]. 哈尔滨：黑龙江科学技术出版社，2000，117〕

颜正华：经验方 2

【**组成**】柴胡 10g，香附 10g，郁金 12g，枳壳 10g，土茯苓 30g，生薏苡仁 30g，甘草 6g，板蓝根 30g，茵陈 30g，青皮、陈皮各 6g，生白术 12g，丹参 30g，怀牛膝 15g，蒲公英 15g。

【**功效**】疏肝行气化瘀，清利湿毒，益肾健脾。

【**主治**】乙型肝炎，属湿毒瘀滞兼脾肾不足者。症见两胁胀痛，腹胀，腰酸背痛，倦怠乏力，大便稀，小便黄，舌暗红，苔黄腻，脉弦细。

【**用法**】水煎服，每日 1 剂。

【**经验**】颜老认为：本方证因病久，既有湿毒、气滞、瘀血等实象，又有脾肾亏虚等虚象，属虚实夹杂之证。故治以疏肝行气化瘀、清利湿毒为主，辅以健脾益肾，自拟经验方治疗。方中柴胡、香附、郁金、枳壳、青皮、陈皮疏肝理气，土茯苓、生薏苡仁、板蓝根、茵陈、蒲公英清热解毒祛湿，丹参活血祛瘀，生白术健脾，怀牛膝益肾。诸药合用，肝脾肾同治，气血同调，扶正祛邪，攻补兼施，而获显效。〔郑虎占.颜正华临证论治［M］.哈尔滨：黑龙江科学技术出版社，2000，120〕

颜德馨：犀泽汤

【组成】广犀角 3g（锉末吞服），泽兰 15g，四川金钱草 30g，土茯苓 30g，平地木 30g，败酱草 15g。

【功效】清热利湿，活血祛瘀。

【主治】乙型肝炎，属湿热瘀阻者。症见胁肋疼痛，面色晦黄，巩膜浑浊，神萎乏力，烦躁易怒，口苦，脘腹胀满，小便黄赤，舌红有紫斑，苔黄白而腻，脉弦数或濡数。

【经验】颜老认为：本方证因湿热胶结肝脾，瘀血内阻脉络所致。治宜清热利湿、活血祛瘀，自拟犀泽汤，随症加减，取得较满意疗效。方中以广犀角、泽兰入血以清热解毒，活血化瘀；土茯苓、金钱草、平地木以疏肝清热，利尿化湿；败酱草凉血活血。诸药配伍，共奏清热毒、消瘀血、利湿浊之功效。颜老治疗中最喜用广犀角、苍术二味。广犀角不仅善清热凉血，且解毒力大功宏，对肝病的 SGPT（血清谷丙转氨酶）长期不降及 HBsAg（乙肝表面抗原）转阴多有殊效；苍术能解郁、燥湿、辟恶，多用于肝病湿浊胶结难化者，颇获殊效。〔颜新．颜德馨治疗乙型肝炎的经验［J］．黑龙江中医药，1985（2）：3〕

颜德馨：经验方

【组成】柴胡6g，黄芩9g，郁金9g，枳壳9g，赤芍9g，金钱草30g，牡丹皮12g，黄连6g，半夏6g，陈皮9g，生麦芽15g（后下）。

【功效】活血化瘀，行气利胁。

【主治】胆囊炎，属湿热气血壅滞者。症见胁痛，大便干结，恶心呕吐，舌红，苔黄腻，脉弦滑数。

【用法】水煎服，每日1剂。

【经验】颜老认为：本方证因肝气郁结，气血阻滞，痰湿内生，胁肋不利所致。治宜行气活血化瘀、清热利胁止痛，自拟利胁方治疗。方中首选柴胡、枳壳、陈皮3味药，柴胡体质轻清，气味俱薄，芳香升散，能疏肝郁、行滞气、散结滞、清肝火、利胸胁；枳壳行气消胀、祛瘀除湿、降逆利胆；陈皮和中消胀、祛湿化痰，疏土达木，从而助肝胆条达通利。诸药合用，疏肝利胆，畅通腑气；清泻胃肠，釜底抽薪；活血化瘀，通经利胆；辛开苦降，和胃降逆，临床获效较佳。〔高尚社．国医大师颜德馨教授辨治慢性胆囊炎验案赏析［J］．中国中医药现代远程教育，2012，10（5）：8］

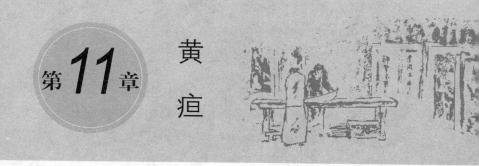

第11章　黄疸

黄疸是以目黄、身黄、小便黄为特征的病证，尤以目睛黄染为重要特征。根据黄疸色泽及发病过程分为阳黄与阴黄。本病多由湿邪困遏脾胃，壅塞肝胆，疏泄失常，胆汁泛溢所致。治疗当以化湿邪、利小便为法。阳黄：热重于湿证，治以清热化湿、解毒散结；湿重于热证，治以利湿化浊运脾，佐以清热；湿热并重证，治以利湿化浊、清热退黄；肝胆郁热证，治以清肝利胆、化湿退黄。阴黄：寒湿阻遏证，治以健脾和胃、温化寒湿；脾虚湿滞证，治以健脾养血、利湿退黄。急黄：疫毒炽盛证，治以清热解毒、凉血开窍。凡现代医学中的肝细胞性黄疸、阻塞性黄疸、溶血性黄疸，以及急慢性肝炎、肝硬化、急慢性胆囊炎、胆结石等疾病出现以黄疸为主要临床症状时，均可参照本章内容辨证论治。

本章收录了方和谦、邓铁涛、朱良春、李玉奇、李济仁、李振华、吴咸中、何任、张学文、周仲瑛、颜正华、颜德馨等国医大师治疗本病的验方25首。方和谦善用和解法调理肝胆脾胃以退黄；邓铁涛在辨证论治的基础上喜用金钱草、田基黄、黄皮树寄生、土茵

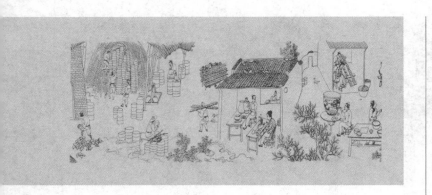

陈等清利湿热药治黄疸；朱良春另辟蹊径，创退黄专药刘寄奴、豨莶草，灵活运用于各种黄疸；李玉奇治黄疸主张实脾当以清利湿热为主，不可一味以芪、参、术等甘壅之品补脾气；李济仁治黄疸擅以灵茵退黄方加味治疗；李振华擅用温药祛湿利黄；吴咸中重用茵陈、大黄以增强利胆作用；何任对于黄疸久不愈者治以补脾泻肝法；张学文善用苦参清热燥湿治湿热实证之黄疸；周仲瑛重视湿热毒瘀与肝胆的关系，临床注重祛邪扶正治黄疸；颜正华治黄疸始终将清利湿热和疏肝化瘀放首位；颜德馨治黄疸突出化瘀，临床重用活血祛瘀药。

方和谦：和肝汤

【组成】当归 12g，白芍 12g，党参 9g，北柴胡 9g，茯苓 9g，生姜 3g，香附 9g，炒白术 9g，苏梗 9g，大枣 4 枚，薄荷 3g（后下），炙甘草 6g，北沙参 10g，茵陈 6g，郁金 6g，砂仁 3g（后下），连翘 10g，生黄芪 12g，焦神曲 6g。

【功效】和肝健脾，调理气血。

【主治】黄疸。症见面色晦暗，巩膜黄染，疲乏无力，下肢浮肿，伴低热，口苦，睡眠差，舌质红、苔薄白，脉弦数。

【用法】水煎服，每日 1 剂。

【经验】湿热邪毒侵犯肝脏，肝失疏泄而口苦，湿热熏蒸而有低热，胆汁不循常道外溢而致黄疸。方老以和肝汤调和肝脾、益气培中，主疏肝利胆、清热利湿之善后。方中当归、白芍、党参、大枣益气补血活血；柴胡、郁金、香附、苏梗疏肝利胆；薄荷、茵陈、连翘清热利湿，解毒利胆退黄；黄芪益气；茯苓、炒白术燥湿健脾；北沙参、大枣、炙甘草、焦神曲益胃养阴。整个治疗过程体现了方老善用和解法，调和肝胆、顾护脾胃之原则。〔李文泉，权红，高剑虹，等.方和谦创"和肝汤"的组方原则和临床应用［J］.上海中医药杂志，2008，42（2）：1-3〕

方和谦：灭黄汤

【组成】茵陈15g，郁金10g，黄柏10g，土茯苓15g，泽泻10g，车前子10g（包煎），连翘15g，枳壳6g，赤小豆15g，焦山楂、焦神曲、焦麦芽各10g。

【功效】疏肝利胆，清热利湿。

【主治】梗阻性黄疸、肝内结石，属肝胆湿热者。症见周身皮肤与球结膜黄染，食欲差，乏力，腹胀满，小便黄，大便色浅，舌苔白腻，脉弦缓平。

【用法】水煎服，每日1剂。

【经验】方老认为：本方证因肝胆疏泄不利，影响脾胃运化，水湿不运，湿热内蕴，胆汁排泄不畅，溢于肌肤而发为黄疸。方老运用和解法治疗，自拟灭黄汤清热利湿，调和肝胆，以祛湿热之邪。方中茵陈、车前子、赤小豆清热祛湿通淋；郁金行气解郁；黄柏、连翘清利湿热；土茯苓、泽泻、枳壳、焦三仙（焦山楂、焦神曲、焦麦芽）燥湿健脾益气，兼顾护脾胃。诸药合用，肝胆疏利，湿热自除，黄疸消退。〔方和谦.中国现代百名中医临床家丛书·方和谦[M].北京：中国中医药出版社，2008，86-88〕

邓铁涛：经验方 1

【组成】金钱草 30g，黄皮树寄生 30g，田基黄 24g，土茵陈 24g，麦芽 24g，郁金 9g，茯苓 15g，白术 15g，甘草 6g。

【功效】清利湿热。

【主治】活动性肝炎合并肝胆道感染，属湿郁化热者。症见皮肤中度黄染、面色黄而晦暗无光，满月脸，唇红，舌暗，苔白厚中心微黄，脉滑缓。

【用法】水煎服，每日 1 剂。

【经验】本方证为湿郁化热所致，故治以清利湿热为主，自拟经验方治疗。方中金钱草、田基黄、黄皮树寄生、土茵陈等利湿化热效果甚佳，为邓老所喜用。另加郁金行气导滞，茯苓、白术行气燥湿健脾，麦芽、甘草顾护胃气。邓老认为，对于急重症肝炎引发的黄疸，虽然需大剂量清热解毒药才能解决，但不能忽视辨证论治，临证中注意扶正，即健脾胃，祛邪而不伤正。〔邓铁涛. 国医大师邓铁涛〔M〕.北京：中国医药科技出版社，2010，207〕

邓铁涛：经验方 2

【组成】郁金 12g，五灵脂 12g，白芍 12g，柴胡 9g，枳壳 9g，桃仁 6g，蒲黄 6g，当归尾 6g，绵茵陈 24g。

【功效】疏肝利胆，清热活血。

【主治】胆石症，属阳黄者。症见腹部时痛，巩膜黄，小便深黄，腹泻，两颧赤色，鼻梁色微青，唇红，舌质深红，苔白，脉滑任按。

【用法】水煎服，每日 1 剂。

【经验】本方证属肝胆湿热之证，治以疏肝利胆、清热活血，自拟经验方治疗。方中柴胡、郁金、枳壳行气疏肝，茵陈清热利湿，蒲黄、五灵脂、桃仁、当归尾活血止痛，白芍养血柔肝止痛。诸药合用，疏肝利胆，清热活血，使肝气得疏，热邪得除，其症自愈。

〔邓铁涛.跟名师学临床系列丛书·邓铁涛［M］.北京：中国医药科技出版社，2010，70〕

邓铁涛：健脾退黄方

【组成】茯苓 15g，山药 15g，墨旱莲 15g，女贞子 9g，川草薢 9g，甘草 4.5g。

【功效】疏肝利胆，清热活血。

【主治】黄疸型肝炎，属肝脾失和者。症见面色黄而欠光亮，消瘦，皮肤痒甚，胃纳差，大便条状、色略黑不黄亦不白，舌嫩，苔润，脉弦不任重按。

【用法】水煎服，每日 1 剂。

【经验】邓老认为：本方证为肝胆疏泄失职，气机不畅，脾失健运所致。治宜健脾养肝退黄，以健脾退黄方治疗。以山药、茯苓补益脾气，以滋生血之源益肝；辅草薢以利湿，合墨旱莲、女贞子以滋肝肾；甘草调和诸药。此方药味虽少，但配伍寓有深意，疗效较好。〔邱仕君．邓铁涛用药心得十讲［M］．北京：中国医药科技出版社，2012，43〕

朱良春：刘莶逍遥五苓汤

【**组成**】刘寄奴、豨莶草各15g，白术、茵陈、茯苓、郁金、泽兰、泽泻各15g，柴胡、白芍、制香附各10g。

【**功效**】疏肝解郁，和营通络。

【**主治**】黄疸久稽，属肝胆瘀阻者。症见目黄、身黄、尿黄，纳呆，乏力，腹胀。

【**用法**】水煎服，每日1剂。

【**经验**】因肝郁脾湿久结不解，肝胆失于正常疏泄，致黄疸久治不退，临床屡见不鲜。黄疸久稽，多为肝胆瘀阻，其证属实，宜在疏肝解郁的同时佐以和营通络。朱老治疗此型肝性瘀黄均不忘正虚之本。所拟刘莶逍遥五苓汤乃《金匮要略》茵陈五苓散合局方逍遥散加减。茵陈五苓散有统主黄疸病之说，朱老妙用刘寄奴、豨莶草，一温一寒，寒温相佐，其配伍可寒可热，可气可血，可平肝化瘀，可解毒活血，可消癥散结、退黄降酶，更有统主肝性黄疸之功。方中茵陈、泽兰、泽泻，疏利三焦往下输，柴胡疏利三焦往外驱，套入逍遥散之意，和血解郁，疏达肝气。肝之病，必先实脾，故用茯苓、白术以醒脾实脾。久病黄疸必血瘀，故用柴胡、白芍、香附、郁金解郁和血，以扶肝体，俾木郁达之，以遂其生生之气。主治脾湿气滞黄疸久稽，有和表、通里、祛湿、利水、除热、扶脾、逐邪、祛瘀、退黄面面兼顾之功。〔邱志济，朱建平.朱良春治疗难治性黄疸用药经验和特色［J］.辽宁中医杂志，2001，28（3）：137〕

朱良春: 苓苓四逆白术汤

【组成】茯苓12g, 生附子1枚(去皮, 破8片), 干姜4.5g, 刘寄奴15g, 豨莶草15g, 炙甘草6g, 白术12g。

【功效】温化寒湿, 疏肝运脾。

【主治】慢性迁延性肝炎或早期肝硬化, 属水瘀互结者。皮肤暗黄晦滞, 神疲, 纳呆, 胁痛, 腹胀、便溏, 舌淡, 苔白腻, 脉沉细迟。

【用法】水煎服, 每日1剂。

【经验】朱老认为: 临床有症见目肤色黄, 甚或鲜明如"阳黄", 但症见脘腹胀满、食欲不振、大便稀溏、舌淡、苔白腻、脉沉细迟等太阴证, 细辨之乃与阳黄证出现的发热口渴、大便秘结、尿黄如茶、舌苔黄腻、脉弦滑等阳明证有水火寒热之不同, 应予鉴别。朱老治疗此型拟温化寒湿、疏肝运脾、祛瘀利胆之法。方用仲景茯苓四逆汤去人参加白术, 以助化气行水, 并加用退黄专药刘寄奴、豨莶草, 临床使用屡收方简效宏之奇。刘寄奴退黄消肝肿, 并能降低转氨酶。此药瘀水同消, 配伍用之, 可防肝硬化之变。〔邱志济, 朱建平.朱良春治疗难治性黄疸用药经验和特色[J].辽宁中医杂志, 2001, 28(3): 136-137〕

朱良春：复肝汤

【组成】柴胡 6g，郁金 10g，茯苓 12g，炒白术 10g，当归、炒白芍各 10g，生黄芪 30g，党参 12g，石见穿 15g，糯稻根 30g，炙甘草、陈皮各 6g。

【功效】疏肝健脾，化瘀散结。

【主治】早期肝硬化，属肝郁脾虚者。症见面色晦暗，胁痛，脘腹胀满，便溏，舌质紫，苔白腻，脉弦细。

【用法】水煎服，每日 1 剂。

【经验】朱老认为：本方证因肝气郁滞，肝旺乘脾，脾气亏虚所致。治宜疏肝健脾、化瘀通络、消癥散结，自拟复肝汤治疗。方中柴胡、郁金为对，一清少阳微火，疏达肝气，升举脾胃清气，二以顺降逆气，散郁祛滞，清气化痰，治胁胀痛；茯苓、白术为对，有醒脾实脾、除湿益燥之功；当归、白芍为对，意在养血补肝；甘草、陈皮为对，一和中解毒，二行气降逆，且解补药之壅；石见穿、糯稻根为对，石见穿有纠正白蛋白、球蛋白比例倒置之殊功，糯稻根有益胃生津、退虚热、止盗汗、调和脏腑阴阳之用；党参、黄芪为对，乃取甘温之品，实脾益胃以升清阳，早期肝硬化患者多中气不足，以党参、黄芪补其中气，朱老每重用黄芪实脾治脾，乃治其本。以上 6 对药寓逍遥散首解肝郁，异功散平调脾胃，当归补血汤补肝气、养肝血。朱老治疗早期肝硬化重在治脾胃，升清阳，配合自拟复肝胶丸养正消癥，多收殊效。〔邱志济，朱建平，马璇卿．朱良春治疗肝硬化"对药"特色 [J]．辽宁中医杂志，2000，27（11）：492-493〕

朱良春：清肝散

【组成】绵茵陈 15g，生山栀 9g，龙胆草 4.5g，粉丹皮 9g，广郁金 3g，生枳实 3g，生大黄 3g，败酱草 12g，忍冬花 12g，甘草 5g。

【功效】清热解毒，利湿退黄。

【主治】传染性肝炎急性期，属肝胆湿热者。症见目黄、身黄、尿黄。

【用法】水煎服，每日 1 剂。

【经验】朱老认为：对于湿热蕴结之阳黄者应治以清热利湿解毒，以清肝散治疗。方中茵陈清热利湿退黄；山栀泻三焦之火；龙胆草清热燥湿，泻肝；粉丹皮清热凉血；广郁金疏肝理气；生枳实行气导滞；生大黄清利湿热，泻火解毒；败酱草清热解毒利湿；忍冬花清热解毒，清利湿热。诸药合用，共奏清热解毒、利湿退黄之功。清肝散适用于传染性肝炎急性期，效果甚好。〔朱良春.中医对"传染性肝炎"的防治［J］.江苏中医，1960，5（3）：5-6〕

李玉奇：利肝实脾饮

【**组成**】柴胡 25g，姜黄 15g，郁金 15g，牡丹皮 15g，虎杖 30g，龙胆草 20g，山栀 15g，黄连 15g，卷柏 20g，板蓝根 20g，大青叶 20g，青葙子 15g，谷精草 15g，滑石 20g，茯苓 20g，茵陈 50g。

【**功效**】清利湿热，健运脾气。

【**主治**】急性黄疸型肝炎，属肝脾失调者。症见倦怠，食欲减退，舌红绛，苔白，脉弦细。

【**用法**】水煎服，每日 1 剂。

【**经验**】黄疸之病，本于肝脾，故黄疸论治时，应时时不离肝脾。平常所谓实脾，世人常以芪、参、术、草等甘壅之品补益脾气，殊不知黄疸初期气血不利，甘壅实脾反碍气机。李老主张实脾当以清利湿热为主，使气机得畅而肝脾自调。方中柴胡、姜黄、郁金、牡丹皮打前锋带兵出战；茵陈、虎杖、龙胆草为精兵轻骑直入敌军后方，擒贼擒王；山栀、黄连、卷柏、茯苓、滑石等清利湿热，健运脾气，宛如派兵远交近攻，稳住脾土；板蓝根、大青叶则是趁火打劫，痛打落水狗；青葙子、谷精草作为佐使，引路入肝，所谓兵无向导不达贼境，药无引使不通病所是也。〔张会永.临证如迎战 组方如布阵 用药如遣兵——解读中医泰斗李玉奇教授肝病临床经验〔J〕.中华中医药学刊，2007，25（3）：445〕

李济仁：灵茵退黄方加味

【组成】威灵仙 15~30g，茵陈 30~60g，大黄 9g（后下），龙胆草 9g。

【功效】清热解毒凉血。

【主治】黄疸，属阳黄者。症见目黄、身黄、尿黄。

【用法】水煎服，每日 1 剂。

【经验】阳黄病因皆由湿从热化，熏蒸于肝胆，致胆汁不循常道，熏染肌肤而发病。故治疗大法以清热利湿为主，投药再据湿、热之轻重而化裁。李老治黄疸擅以灵茵退黄方（经验方）加味治疗。全方以威灵仙、茵陈为主药，二味用量比例为 1：2。方中威灵仙性味辛咸温，有毒，性猛急，走而不守，能宣通十二经络，走窜消克，通络止痛。茵陈性味辛苦凉，善利胆、利尿、退黄，二药相配，寒温并用，消利合济。佐以大黄苦寒攻逐之品，泄热毒、破积滞、行瘀血。配龙胆草苦寒泻肝火，清湿热。4 味合用，共奏利胆退黄、解毒分消之功。本方睡前服用为佳，取"人卧血归于肝"之理，以利药物的吸收利用，还应注意休息和隔离。〔李有伟，李艳. 李济仁诊治急黄的经验［J］. 北京中医杂志，1993，43（5）：3〕

李济仁：茵陈胃苓汤加减

【组成】绵茵陈60g，苍术、白术各12g，青皮、陈皮各12g，猪苓、茯苓各12g，厚朴12g，栀子、黄柏、滑石（后下）、生大黄（后下）、香白芷、黄芪各9g。

【功效】清热燥湿，利胆退黄。

【主治】黄疸，属阳黄者。症见目黄、身黄、尿黄；腹痛，纳呆，便结，舌质红，苔黄腻，脉洪大。

【用法】水煎服，每日1剂。

【经验】李老认为：本方证因湿热壅塞胆道，郁而发黄，积而成脓，凝而结石。拟茵陈胃苓汤化裁，清热燥湿，利胆退黄，前后分消，排脓消肿。以茵陈、栀子、猪苓、茯苓、滑石、大黄清热利湿，退黄排石；苍术、白术、厚朴、黄柏、青皮、陈皮燥湿之浊以除胀止痛；黄芪益气固正，托毒排脓；白芷除湿辟秽以活血排脓。黄芪与白芷同用，对各种痈证具有较好的排脓作用。〔李济仁.中药治愈再次胆道术后化脓性胆总管炎［J］.湖北中医杂志，1981，3（5）：17〕

李振华：茵陈五苓散加味

【组成】茵陈 15g，白术 10g，茯苓 15g，泽泻 12g，桂枝 6g，香附 10g，郁金 10g，厚朴 10g，砂仁 6g，广木香 6g，焦山楂、焦神曲、焦麦芽各 15g，青皮 10g，甘草 3g。

【功效】健脾和胃，化湿清热，理气退黄。

【主治】慢性乙型肝炎（活动期），属脾虚湿蕴者。症见目黄、身黄、尿黄，腹胀，胸脘满闷，乏力，纳呆，舌体胖大，舌质红、边有齿痕，苔黄腻，脉弦滑。

【用法】水煎服，每日 1 剂。

【经验】本方证因中焦虚弱，运化失司，湿热留滞，胆液被阻所致。李老遵"祛湿当以温药和之"及"治湿当重健脾"的原则，以茵陈五苓散加味治疗。药取白术健脾益气，使水湿不致停聚；桂枝辛温助阳，助膀胱气化；又因黄疸的消失与小便的通利与否密切相关，小便利则湿邪得以下泻而黄自退，"诸病黄家，但利其小便"，故以茯苓、泽泻淡渗利湿，通利小便；茵陈、郁金清肝利胆，退黄；香附、青皮、厚朴、广木香疏理气机，使气行则湿行；砂仁、焦三仙（焦山楂、焦神曲、焦麦芽）温通行滞，化湿和胃；甘草调和诸药。诸药为伍，共为健脾温中、祛湿清热、利胆退黄之剂。经治疗后诸症消失，肝功检查各项指标正常而痊愈，为防复发，终以健脾和胃、疏肝理气之剂以资巩固。〔郭淑云，李郑生.李振华治疗湿热证临床经验［J］.辽宁中医杂志，2011，38（9）：1748］

吴咸中：利胆灵

【组成】茵陈 30g，丹参 20g，大黄 10g，甘草 10g。

【功效】清热，利湿，退黄。

【主治】梗阻性黄疸，属肝胆湿热者。症见全身皮肤、巩膜、小便黄染。

【用法】水煎服，每日 1 剂。

【经验】对于湿热型梗阻性黄疸，治宜清热利湿退黄，吴老自拟利胆灵治疗。利胆灵从茵陈蒿汤化裁而来，茵陈蒿汤是治疗湿热黄疸常用方。茵陈清热利湿退黄疸；大黄泄热通便，使湿热从大便而下。大黄与茵陈配伍可增加胆汁流量，但大黄、茵陈分别与栀子合用时，则表现为抑制胆汁流量的效应，故去掉栀子。加入活血化瘀的丹参，改善血液循环，有助改善肝脏功能及可望提高利胆效应；甘草健脾益气。4 药的比例是 3∶2∶1∶1，本方茵陈与大黄的用量均较茵陈蒿汤为大，其目的主要是为了增强该方的利胆作用。〔崔乃强，吴咸中，郑显理．利胆灵对梗阻性黄疸患者的消黄保肝作用［J］.中西医结合杂志，1989，9（3）：138〕

何　任：五味异功散合当归龙荟丸

【组成】党参 9g，陈皮 4.5g，茯苓 12g，当归 6g，炙甘草 4.5g，大枣 3 枚，白芍 4.5g，炒白术 12g，当归龙荟丸 3g。

【功效】补脾清肝。

【主治】黄疸型肝炎，属虚黄者。症见目睛发黄、皮肤色黄如橘，心情急躁易怒，脘腹胀满，大便溏泻，小便色黄或棕色，低热，精神疲惫，舌胖质绛，苔白，脉弦。

【用法】水煎服，每日 1 剂。当归龙荟丸分 2 次吞服。

【经验】何老认为：本方证为木郁不伸，肝胆失泄，伏蕴化热，乘脾犯胃，健运失序，湿与热结，熏蒸所致。黄疸虽分多种，总须先辨阴阳。黄疸久治不愈者，虽目睛皮肤色黄如橘，但因迁延日久，以虚黄治之。审其脉症，肝热虽旺，脾气已虚。按"疸久不愈则补脾"说，以五味异功散补脾土，当归龙荟丸泻肝火。方中党参、茯苓、白术益气健脾，陈皮畅气机、促运化，当归、大枣、白芍益气养血柔肝。诸药合用，扶正祛邪，使脾健肝清。〔何任.何任医学经验集［M］.杭州：浙江科学技术出版社，2005，447〕

何　任：茵陈蒿汤合栀子柏皮汤加减

【组成】绵茵陈 24g，生山栀 9g，黄柏 6g，蒲公英 15g，板蓝根 12g，茯苓 12g，马蹄金 6g，净滑石 9g，大枣 15g，炙甘草 6g，大叶金钱草 12g。

【功效】清热化湿。

【主治】急性黄疸型肝炎，属湿热壅盛者。症见发黄，纳呆，溲黄，身热，苔薄，脉弦。

【用法】水煎服，每日 1 剂。

【经验】本方证因湿热蕴结肝胆所致。对于湿热黄疸，何老采用茵陈蒿汤合栀子柏皮汤加减治疗，这 2 方都为张仲景治湿热发黄的有效方剂。加入大叶金钱草、马蹄金、蒲公英、板蓝根等药，清化湿热之力更强；甘草、大枣顾护脾胃；茯苓健脾益气。〔浙江中医学院《何任医案选》整理组.何任医案选〔M〕.杭州：浙江科学技术出版社，1981，64〕

何 任：一贯煎加减

【**组成**】当归9g，糯稻根15g，制香附9g，白芍9g，平地木15g，川楝子9g，丹参12g，生山栀9g，茵陈15g，上党参9g，沉香曲9g。

【**功效**】清热利湿，行气活血。

【**主治**】黄疸型肝炎，属气郁阴伤者。症见发黄，胁痛，舌红少津，脉弦。

【**用法**】水煎服，每日1剂。

【**经验**】何老认为：本方证为湿热郁蒸肝胆，肝气郁结，横犯脾胃，日久化热伤阴所致。治宜清热利湿、行气活血，以一贯煎加减治疗。故方用当归、白芍、丹参养血活血；沉香曲、香附、川楝子疏肝理气止痛；党参和中；山栀、茵陈清热利湿退黄；平地木利尿渗湿，能治湿热黄疸；糯稻根有止汗之功，用以治传染性肝炎。诸药合用，共奏清热利湿、疏肝理气、养血活血之功。〔何若苹，徐光星.何任医案实录［M］.北京：中国中医药出版社，2012，135〕

何　任：甘露消毒丹加减

【组成】藿香 6g，川朴 4.5g，绵茵陈 30g，滑石 9g，黄芩 9g，石菖蒲 6g，木通 4.5g，连翘 12g，川贝母 4.5g，射干 4.5g，白豆蔻 2.4g，生栀子 9g，神犀丹 1 粒另化服。

【功效】清热解毒化湿。

【主治】急性黄疸肝萎缩，属阳黄者。症见周身色黄如橘，嗜睡，神智时清时昏，身热，小便棕色而少，苔厚腻。

【用法】水煎服，每日 1 剂。

【经验】何老认为：本方证为湿热蕴遏所致，发病急骤，症情险恶，为阳黄之重症，治宜清热解毒化湿，故以甘露消毒丹清热化湿，神犀丹清热解毒、宣窍通灵。另加藿香芳香化湿，川朴行气导滞，石菖蒲化湿开胃，木通清热通淋，白豆蔻化湿行气，再加生栀子清热之力更强。如此，则湿热得除，正气自复，诸症皆消。〔老中医经验整理研究小组.何任医案［M］.杭州：浙江中医学院，1978，91〕

何 任: 经验方 1

【组成】绵茵陈 30g,炒枳实 6g,荷包草 15g,平地木 15g,麻仁 6g,干石斛 9g,焦山栀 9g,生何首乌 9g,炒白芍 9g,北沙参 9g,川楝子 9g,全瓜蒌 12g,天冬、麦冬各 12g。

【功效】清热滋阴。

【主治】急性黄疸型肝炎,属热炽阴伤者。症见巩膜发黄,胁痛,头胀,寐差,纳呆,口干,小便色红,大便闭结,脉弦。

【用法】水煎服,每日 1 剂。

【经验】急性黄疸型肝炎多属湿热为患,一般治以清火邪、利小便,所谓"治湿不利小便,非其治也"。本方证乃平素阴分不足,湿热蕴结于肝胆,疏泄失常所致,治宜清热与滋养并进,自拟经验方治疗。方中绵茵陈、荷包草、平地木、焦山栀清热利湿,炒枳实行气健脾,麻仁、干石斛、北沙参、天冬、麦冬、生何首乌益气养阴补中,炒白芍、川楝子、全瓜蒌行气养血。对肝肾之阴较虚者,因其肝阳易亢动,所以在施治中既要清热利湿,又要滋养肝阴,不使阴液耗伤。〔何任.何任临床经验辑要〔M〕.北京:中国医药科技出版社,1998,442〕

何　任：经验方 2

【**组成**】丹参 12g，败酱草 12g，佛手柑 9g，当归 9g，绵茵陈 30g，平地木 15g，郁金 6g，垂盆草 12g，糯稻根 15g，甘草 6g，白芍 9g，板蓝根 12g。

【**功效**】清热化湿解毒。

【**主治**】急性黄疸型肝炎，属湿热蕴结者。症见目睛黄，脘胀，溲黄而少，苔厚，脉微弦。

【**用法**】水煎服，每日 1 剂。

【**经验**】何老认为：本方证为湿热蕴结于里，肝郁气滞，胆汁排泄失常所致。治宜清热解毒利湿为主，自拟经验方治疗。故用丹参、当归活血和血，肝主藏血，治肝必须活血；白芍养阴柔肝；郁金疏肝解郁；佛手柑和胃理气；茵陈利湿热以退黄；败酱草、垂盆草、板蓝根均有清热解毒之功；平地木利尿渗湿，能治湿热黄疸；糯稻根除止汗作用外，可用治传染性肝炎。何老认为，对于慢性肝炎转氨酶升高，亦因体虚毒邪内伏，舌苔黄厚，消化道症状明显同样可用清热解毒药。如舌体胖，呈齿形者，即使转氨酶偏高，苦寒清热之药不宜用，当用养阴调肝健脾，如当归、白芍、丹参、枸杞子、党参、白术、墨旱莲、女贞子之类。〔老中医经验整理研究小组.何任医案［M］.杭州：浙江中医学院，1978，89〕

张学文：经验方

【组成】茵陈 18g，栀子 9g，大黄 6g，苦参 10g。

【功效】清热泻火，燥湿退黄。

【主治】急性黄疸型肝炎，属肝胆湿热者。症见全身皮肤、巩膜、小便黄染。

【用法】水煎服，每日 1 剂。

【经验】对于湿热型急性黄疸型肝炎，张老常用苦参 10g 配入茵陈蒿汤中，或再加虎杖、蚤休、郁金、赤芍、白芍、丹参等，临床效果满意。苦参苦寒清热泻火、利尿燥湿，治疗湿热阳黄，使湿热从小便排出而退黄；茵陈蒿汤清热利湿，前后分消，使湿热从二便而出，湿热除则黄疸除。张老认为，苦参是一味甚苦寒之药，具清热燥湿功效，但临床应用以湿热实证为主要适应证。苦参味苦气浊，与黄连功效虽大同小异，取其"苦以燥脾""小苦以健脾"之意，既能降泄湿热，又可使湿热从小便排出而退黄。正虚久病、脾胃虚弱者须慎用。〔邵文彬，朱丽红 . 张学文教授应用苦参经验介绍［J］. 新中医，2005，37（11）：19〕

周仲瑛：经验方1

【组成】茵陈、垂盆草各30g，金钱草25g，鸡骨草20g，猪苓、茯苓、白茅根各15g，泽兰、泽泻各12g，炙鸡内金、黑山栀各10g，熟大黄6g。

【功效】清热祛湿，化瘀解毒。

【主治】慢性肝炎，属湿热毒瘀蕴结者。症见目黄、身黄、尿黄，纳差，恶心，脘腹胀满，身热困倦，大便或干或黏滞不爽，舌苔黄薄或厚腻，脉弦滑。

【用法】水煎服，每日1剂。

【经验】对于因湿热、毒瘀互结于肝胆所致之证，周老治以祛邪为主，自拟经验方治疗。方中茵陈、垂盆草清热解毒利湿，利胆退黄；金钱草、鸡骨草除湿退黄，利尿通淋；猪苓、茯苓、白茅根、泽兰、泽泻利水渗湿，健脾；炙鸡内金消食健胃，助消化；黑山栀清热解毒，凉血泻火；熟大黄泄热通肠，凉血解毒，逐瘀通经。诸药合用，共奏清热祛湿、凉血化瘀解毒之功。〔王佳赢，范赟芝，叶放.周仲瑛教授辨治肝炎肝纤维化经验钩玄［J］.陕西中医，2012，33（5）：581〕

周仲瑛：经验方 2

【组成】藿香、佩兰各 10g，茵陈 20g，炒苍术 10g，厚朴 6g，法半夏 10g，陈皮 10g，竹茹 10g，炒黄芩 10g，白蔻仁 3g（后下），白茅根 20g，赤芍 15g，鸡骨草 15g，田基黄 15g，车前草 15g，炒神曲 10g。

【功效】理气化湿，清热解毒。

【主治】慢性重型病毒性肝炎，属湿热毒瘀者。症见目黄、身黄、尿黄，大便溏薄，腹部胀满，舌淡紫，苔薄腻，脉濡或弦滑。

【用法】水煎服，每日 1 剂。

【经验】周老认为：慢性肝炎久病，肝脾两伤，湿遏热郁，热毒内郁，入络化瘀。故治疗重在理气健脾、化湿泻浊，兼顾清热解毒、祛瘀退黄，佐以祛瘀通络。方中藿香、佩兰、苍术等祛湿，茵陈、黄芩、白茅根等清除湿热，厚朴、陈皮、赤芍、田基黄等调理气血。本方证表现为湿重于热，故以祛湿为主，通过芳化、苦燥、淡渗及上下表里分消，湿化则热孤，同时兼以清热，佐以祛瘀，主次分明，故疗效显著。〔郭立中，周学平.周仲瑛从湿热论治疑难病举隅〔J〕.实用中医内科杂志，2008，22（11）：11〕

颜正华：经验方

【组成】茵陈 30g，炒山栀 10g，炒黄柏 6g，全瓜蒌 30g，郁金 10g，炒枳壳 6g，丹参 12g，牛膝 12g，生牡蛎 30g（打碎，先煎），茯苓 20g，炒谷芽 12g，夜交藤 30g。

【功效】清利湿热，疏肝化瘀。

【主治】胆系感染或肿瘤，属湿热瘀滞者。症见皮肤及巩膜黄染，口苦口干，纳少，寐差，大便秘结，小便色黄，舌质红，苔薄黄，脉弦滑。

【用法】水煎服，每日 1 剂。

【经验】颜老认为：本方证因长期情志不舒致使肝气瘀滞，湿热内蕴，治疗时不能单事清利，应配以疏肝化瘀，才能使黄疸尽快消退。故治疗时始终将清利湿热和疏肝化瘀放在首位，并兼以和中安神，自拟经验方治疗。主以茵陈、山栀、黄柏、郁金、丹参、牛膝、生牡蛎等清利湿热，疏肝化瘀散结；兼以枳壳、瓜蒌理气散结，润肠通便；佐以炒谷芽、茯苓、夜交藤和中安神。本方尤适于年事高，体虚衰，用药不宜峻猛攻伐者。〔常章富.颜正华验案精选［M］.北京：学苑出版社，2007，106〕

颜德馨：血府逐瘀汤合茵陈蒿汤加减

【组成】柴胡9g，枳壳9g，桃仁9g，红花9g，赤芍15g，苍术15g，白术15g，川芎9g，茵陈30g，栀子9g，滑石15g，土茯苓30g，生薏苡仁30g，水牛角30g，生蒲黄15g，水蛭3g。

【功效】清热利湿，活血化瘀。

【主治】黄疸合颤证（酒精性脑病），属湿热瘀血蕴滞者。症见肢体震颤，目黄、身黄、尿黄，面色黧黑，舌紫暗有裂纹，苔白厚，脉弦滑。

【用法】水煎服，每日1剂。

【经验】颜老认为：因酒毒泛溢，痰瘀交阻，引动内风而发颤证；湿热熏蒸、瘀血内结，脾色外现发为黄疸。治宜清热化瘀，方选血府逐瘀汤合茵陈蒿汤化裁治疗。加水牛角入血分而凉血解毒；生薏苡仁一药，据颜老经验有良好的祛酒毒、化湿热作用；重用苍术、白术运脾燥湿，且防苦寒之品损伤胃气。茵陈作为主药使用，对肌肤发黄属于湿热蕴结者确有疗效，但对于寒凝阳衰者却要慎用。颜老认为，治黄疸不能只视茵陈一味为要药，当以辨证施治为依据。
〔窦丹波，余小萍，张婷婷，等.颜德馨查房病例选录［N］.中国中医药报，2006-12-14（005）：2〕

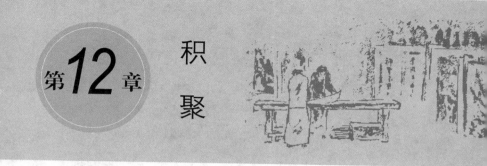

第12章　积聚

　　积聚是以腹内结块，或痛或胀为特征的病证。积属有形，结块固定不移，痛有定处，病在血分，属脏病；聚属无形，包块聚散无常，痛无定处，病在气分，属腑病，二者常并称。本病多由寒邪、湿热、痰浊、食滞、七情内伤等引起肝脾受损，脏腑失调，气滞、瘀血、痰浊蕴结腹内所致。聚证治疗当以疏肝理气消聚为法，积证治疗当以活血化瘀散结为法。聚证：肝气郁结证治以疏肝解郁，行气散结；食滞痰阻证治以理气化痰，导滞散结。积证：气滞血阻证治以理气消积，活血散瘀；瘀血内结证治以祛瘀软坚，佐以扶正健脾；正虚瘀结证治以补益气血，活血化瘀。凡现代医学中的肝脾肿大、肠结核、腹腔肿瘤等多属于积，胃肠功能紊乱或不完全性肠梗阻等所致包块多属于聚，均可参照本章内容辨证论治。

　　本章收录了邓铁涛、李振华、李辅仁、何任、张琪、张学文等国医大师治疗本病的验方12首。邓铁涛对于多脏腑虚损之肝硬化，始终以健脾胃为主，创软肝煎治疗；李振华认为肝硬化早期宜调和肝脾；李辅仁自创祛脂疏肝汤，健脾化痰治脂肪肝；何任治湿热蕴

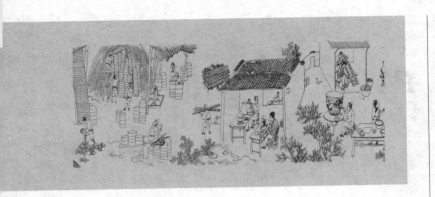

　　结之肝脾肿大的重点在于疏化与清利，对血吸虫病肝脾肿大重在疏肝理气、活血软坚；张琪常以柔肝软坚与清热解毒合用，自创软肝化癥煎治疗，屡用屡效；张学文指出，治脾胃两虚之积聚时要注意活血化瘀、止血养阴。

邓铁涛：软肝煎加减

【组成】太子参 30g，茯苓 15g，白术 15g，鳖甲 30g（先煎），土鳖虫 6g（打），川草薢 12g，菟丝子 10g，怀山药 24g，楮实子 10g，何首乌 12g，苏子 10g，白芥子 10g，甘草 3g，茯苓皮 24g。

【功效】健脾养肝补肾。

【主治】早期肝硬化，属脾肝肾亏虚者。症见形瘦骨立，面目黧黑，唇暗，腹胀足肿，时咳，心悸，气短而喘，口干，舌嫩苔少，中有裂纹，脉细数涩。

【用法】水煎服，每日 1 剂。

【经验】邓老认为：本方证因脾虚、肝肾不足所致，病久损及心肺同病。对于此种病情危重之证，邓老始终以健脾胃为主，脾得健运则四脏俱安，故以软肝煎为主方，加苏子、白芥子降气除痰而治心肺病之喘悸，鳖甲、土鳖虫软坚化结、活血养阴，鳖甲、菟丝子、怀山药、楮实子、何首乌等补养肝肾，太子参、茯苓、白术、茯苓皮、甘草健脾益气，川草薢祛湿通淋。以软肝煎为主方，辨证加减，始终不弃健脾之宗旨，健脾益气之剂是最好的护肝药。〔邱仕君．邓铁涛医案与研究［M］．北京：人民卫生出版社，2009，135〕

李振华：健脾豁痰汤

【组成】白术 10g，茯苓 20g，泽泻 18g，玉米须 30g，桂枝 6g，旱半夏 10g，厚朴 10g，砂仁 8g，广木香 6g，山楂 15g，鸡内金 10g，橘红 10g，郁金 10g，节菖蒲 10g，桃仁 10g，丹参 15g，莪术 15g，甘草 3g。

【功效】健运脾胃，豁痰行气。

【主治】非酒精性脂肪肝，属痰湿气滞者。症见胁肋胀闷不适，乏力，嗳气，纳呆，面白，神疲，便溏，舌淡稍暗、边有齿印，苔白腻，脉细弦。

【用法】水煎服，每日 1 剂。

【经验】本方证因脾胃失纳运，痰湿气滞于内所致。治宜健运脾胃，李老自拟健脾豁痰汤治疗。方中白术、茯苓、泽泻、玉米须健脾利湿；桂枝振奋脾阳，并助膀胱之气化以通阳利湿；旱半夏、橘红、厚朴、砂仁、广木香理气燥湿，祛痰导滞；山楂、鸡内金消肉积，化瘀滞；节菖蒲、郁金豁痰行气；桃仁、丹参、莪术活血化瘀行气。诸药合用，共奏健运脾胃、豁痰行气之功。〔李合国.国医大师李振华教授从脾论治非酒精性脂肪肝经验［J］.中医研究，2011，24（7）：63〕

李振华：逍遥散加减

【组成】当归、白术、香附、郁金、青皮、乌药、炮穿山甲、泽泻各 10g，白芍、茯苓各 15g，柴胡 5g，砂仁 8g，鳖甲 20g，薏苡仁 30g，焦山楂、焦神曲、焦麦芽各 12g，甘草 3g。

【功效】健脾疏肝，理气化瘀。

【主治】肝硬化早期，属脾虚肝郁者。症见胁下积块，胁肋胀痛，形体消瘦，面色晦暗，神倦乏力，纳差，嗳气，腹胀，便溏，舌淡暗胖大、边有齿痕，苔白稍腻，脉弦细。

【用法】水煎服，每日 1 剂。

【经验】李老认为：本方证因肝郁气滞，木旺乘土，脾失健运，痰湿积滞，湿阻气滞所致。治宜肝脾同治，以逍遥散加减治疗。方以当归、白芍养血柔肝，白术、茯苓、甘草培补脾土，柴胡、香附、郁金、青皮、乌药疏肝理气解郁，砂仁理中和胃，穿山甲、鳖甲活血化瘀散结，薏苡仁、泽泻健脾利湿，焦三仙（焦山楂、焦神曲、焦麦芽）和胃消食。同时配服鳖甲煎丸活血化瘀、软坚消癥。诸药合用，达健脾疏肝、理气化瘀之功。〔杨国红，李郑生，郭淑云，等.李振华教授治疗肝病临证经验撷菁［J］.新中医，2010，42（2）：104〕

李辅仁：祛脂疏肝汤

【组成】青皮、陈皮各 10g，郁金 10g，丹参 20g，陈佛手 10g，泽泻 20g，茯苓皮 15g，生何首乌 15g，清半夏 10g，猪苓 20g，枸杞子 10g，草决明 15g，生山楂 15g。

【功效】健脾理气，化痰通络。

【主治】脂肪肝，属痰湿阻络者。症见胸胁作胀，眩晕，胸闷，自觉身体沉重，大便量少干燥，舌质暗红，苔腻，脉弦细滑。

【用法】水煎服，每日 1 剂。

【经验】李老认为：本方证因肝炎迁延不愈，致脾湿不运，气滞不畅，痰湿阻络，久之体渐胖，体重增加，反全身无力，懒于活动，从而导致胁痛诸症。治宜健脾理气、化痰通络，临证治疗每用自拟祛脂疏肝汤治疗。方中青皮、陈皮、半夏、茯苓皮、泽泻、猪苓燥湿健脾；郁金、丹参、佛手疏达气机，利湿通调水道；枸杞子、生何首乌、生山楂、草决明有护肝降脂作用。〔刘毅，李世华．李辅仁治疗老年病经验［M］．北京：中国中医药出版社，2004，31〕

何 任：异功散合逍遥散加减

【组成】绵茵陈 9g，党参 4.5g，郁金 9g，大豆卷 12g，新会皮 4.5g，延胡索 6g，炒薏苡仁 12g，广木香 4.5g，鸡内金 9g，苍术 6g，白术 6g，逍遥散 15g（包煎）。

【功效】健脾祛湿，疏肝解郁。

【主治】肝大，属肝脾不和者。症见肝区作痛，胃脘不舒，舌苔薄白，脉弦。

【用法】水煎服，每日 1 剂。

【经验】何老认为：本方证为肝气郁滞，脾湿蕴结化热所致。治宜健脾疏肝，方以异功散合逍遥散加减治疗。药用木香、延胡索、郁金行气活血止痛，新会皮理气燥湿调中，党参益气扶正，鸡内金消除积滞，茵陈、白术、苍术、薏苡仁、大豆卷健脾运湿，逍遥散疏肝养血、健脾和中。诸药合用，肝脾同治，虚实兼顾，疗效较佳。

〔何若苹，徐光星. 何任医案实录［M］. 北京：中国中医药出版社，2012，139〕

何　任：一贯煎加减

【组成】米炒北沙参 9g，生地黄 12g，何首乌 12g，生鳖甲 12g，麦冬 9g，川楝子 9g，酒炒当归 6g，枸杞子 9g，生白芍 9g，生麦芽 30g，牡蛎 24g，红花 1.5g。

【功效】和中理脾。

【主治】肝大，属正气亏虚者。症见肝区胀痛，午后精神疲乏，睡眠纳食情况稳定。

【用法】水煎服，每日 1 剂。

【经验】本方为肝大伴疼痛病后邪气已除，正气亏虚的调理方，方用一贯煎加养阴药，和中理脾，滋阴养血。方中北沙参益气养血，红花活血，麦芽疏肝，生地黄清热，何首乌、当归养血活血，生鳖甲、牡蛎、麦冬、川楝子、枸杞子、生白芍敛阴兼养阴。治法静中有动，使根深蒂固的肝大不向肝硬化转变而逐渐痊愈，用药层次分明，有消有补，是取效的关键。〔浙江中医学院《何任医案选》整理组.何任医案选［M］.杭州：浙江科学技术出版社，1981，69〕

何 任：经验方 1

【组成】大豆卷 12g，薏苡仁 12g，焦神曲 9g，车前子 9g，佩兰 6g，净滑石 12g，砂仁 2.4g，鸡内金 6g，枳壳 4.5g，苍术 6g，白术 6g，炙甘草 4.5g。

【功效】清热利湿。

【主治】肝脾肿大，属湿热蕴结者。症见肝脾肿大，腹胀，纳呆，小便混浊，大便正常，睡眠欠安，苔腻，脉滞。

【用法】水煎服，每日 1 剂。

【经验】肝脾肿大属于癥瘕积聚之类，病程长，疗效慢，辨证施治相当复杂。本方证是湿热蕴结肝脾，故治疗重点在疏化与清利。方中大豆卷、薏苡仁淡渗利水，焦神曲、鸡内金消食和胃，佩兰芳香化湿，车前子、滑石、苍术清热利湿，砂仁、枳壳、白术健脾益气，甘草调和诸药。本方对湿热蕴结于肝脾而肿大者能收到顿挫的效果。〔老中医经验整理研究小组.何任医案［M］.杭州：浙江中医学院，1978，94〕

何　任：经验方2

【组成】苍术9g，炒枳实6g，党参12g，川朴6g，白术9g，鳖甲12g，茯苓12g，当归9g，白豆蔻3g，广木香4.5g，小青皮4.5g。

【功效】疏肝理气，活血软坚。

【主治】血吸虫病肝脾肿大，属气滞血瘀者。症见肝脾肿大，腹胀，纳呆，苔薄白。

【用法】水煎服，每日1剂。

【经验】何老认为：本方证因气滞血瘀，肝失疏泄，脾失健运所致。治宜疏气滞、健脾运，采用疏肝理气、活血软坚法治疗。方中苍术、白术、白豆蔻燥湿健脾；炒枳实、川朴、茯苓、广木香、小青皮行气健脾；当归养血；茯苓渗湿利水，健脾和胃。服用一段时间后，症状可得改善，肿大的肝脾亦可缩小。〔老中医经验整理研究小组.何任医案［M］.杭州：浙江中医学院，1978，94〕

张 琪：经验方1

【组成】人参 15～20g，黄芪 30g，当归 25g，白芍 30g，白术 20g，茯苓 20g，枳实 15g，郁金 15g，丹参 15g，山楂 15g，甘草 15g。

【功效】益气补血，疏肝理脾。

【主治】肝大，属气血亏虚者。症见乏力倦怠，呼吸气短，腰酸腿软，眩晕耳鸣，脘腹胀满，胁痛，便溏，舌苔白润或腻，脉弦细无力。

【用法】水煎服，每日1剂。

【经验】张老认为：本方证因肝脾不和，气血不足所致。治宜益气补血、疏肝理脾，寓消于补之中。本方黄芪、人参大补肝经生升之气。黄芪性升，对于肝弱而不升之病情最为适宜，故以黄芪为主药，助以人参，加强其补气升清之作用。气弱则血不足，故辅以当归、白芍养肝之体以助肝之用，肝气弱不疏，则气自留结，故用枳实、郁金、丹参等疏其壅滞，人参、黄芪与枳实、郁金同用，"补而不滞邪，通而不伤正"，同时重用人参、黄芪辅以当归、白芍，又具有"阳生阴长"之妙，更增强益气补血之功。白术、茯苓健脾。本方治疗病程长、体质虚弱、肝大的慢性肝炎患者，疗效较佳。〔王颖航.慢性肝炎效方4首——张琪肝炎治验〔J〕.中国社区医师，2007，23（14）：34〕

张 琪：经验方2

【组成】醋鳖甲40g，白芍40g，当归25g，郁金15g，红参15g（或党参50g），牡丹皮15g，青蒿20g，生地黄30g，丹参20g。

【功效】益气补血，育阴软坚。

【主治】慢性肝炎、肝硬化、脾功能亢进，属阴血亏虚者。症见头晕疲倦，手足心热，肝脾肿大。

【用法】水煎服，每日1剂。

【经验】张老认为：本方证因气血不足，阴液亏虚所致。治宜益气补血、育阴软坚，自拟经验方治疗。方中以鳖甲为主药，滋阴潜阳、散结消癥，为治脾肿大之主药；辅以红参补气；生地黄、青蒿清热；当归、白芍与鳖甲、郁金、丹参、牡丹皮合用，则"补而不滞，消而勿伤"，此消补兼施乃治癥积之大法。本证若兼出血，如吐血、便血等，则于方中加入小蓟、藕节、地榆、血见愁、仙鹤草等止血之品。如气虚体弱，可加黄芪25～40g，人参15g。〔王颖航.慢性肝炎效方4首——张琪肝炎治验［J］.中国社区医师，2007，23（14）：34〕

张 琪: 软肝化癥煎

【组成】柴胡 20g, 白芍 20g, 黄芪 30g, 青皮 15g, 虎杖 20g, 郁金 10g, 茯苓 20g, 人参 15g, 山茱萸 15g, 枸杞子 15g, 制鳖甲 30g, 蒲公英 30g, 五味子 15g, 白术 15g, 茵陈 30g, 黄连 10g。

【功效】柔肝软坚, 清热解毒。

【主治】肝炎后肝硬化, 属邪郁阴伤者。症见肝脾肿大, 手足心热, 腹胀纳少, 小便色黄, 舌质红, 苔白厚, 脉沉弦数。

【用法】水煎服, 每日 1 剂。

【经验】对于肝胆血瘀、湿邪困脾、郁而化热伤阴导致的以脾大为主的肝炎后肝硬化, 常以柔肝软坚与清热解毒合用, 自拟软肝化癥煎治疗, 屡用屡验。本方取法鳖甲煎丸之意, 原方用于治疗久疟、疟母。疟母为久疟积于胁下结成痞块, 张老认为实则为脾肿大, 鳖甲既有软坚散结之功, 又有滋阴清热之力, 脾大型肝硬化大多出现五心烦热、舌红、脉细数等阴虚证候, 故以鳖甲为首选, 辅以青皮、郁金、虎杖、柴胡疏肝理气、活血化瘀。人参、黄芪益气, 白术、茯苓健脾, 白芍养阴, 山茱萸、枸杞子、五味子补肾。全方配伍, 消补兼施, 以期达到 "补而勿壅, 消而勿伤" 的效果。除此以外, 肝硬化临床往往还伴有邪热内蕴证候, 如口苦咽干、五心烦热、尿色黄赤、巩膜黄染等, 故加入蒲公英、茵陈等清热解毒之品。〔孙元莹, 王暴魁, 姜德友.张琪教授专方治肝炎后肝硬化经验 [N]. 中国中医药报, 2006-2-23 (006): 1〕

张学文：经验方

【组成】生地黄15g，熟地黄15g，制何首乌30g，鸡血藤45g，当归22g，怀牛膝12g，三七3g（研、冲），鹿角霜12g，肉苁蓉22g，白芍12g，焦山栀15g，阿胶10g（烊化），麦冬15g。

【功效】补益脾肾，养阴止血。

【主治】肝脾肿大（毛细胞白血病），属脾肾两虚者。症见头晕，面色无华，唇色淡，皮肤发黄，舌苔薄腻稍黄，脉弦细数。

【用法】水煎服，每日1剂。

【经验】张老认为：本方证因脾气亏虚，损及肾气，脾肾两虚所致。治宜脾肾同调，自拟经验方治疗。方中生地黄与熟地黄配伍，一性寒，一性温，寒温并投，补血凉血止血，滋阴生津退热，补肾填精益髓；制何首乌养血滋阴；鸡血藤补血，活血，通络；当归补血，活血，止痛；怀牛膝活血，补肝肾；鹿角霜温补肾阳，收敛止血；肉苁蓉温肾助阳，补益精血；阿胶补血止血滋阴；白芍酸敛肝阴，养血柔肝，缓急止痛；麦冬养阴生津；焦山栀凉血止血；三七止血散瘀，消肿定痛。诸药合用，共奏补益脾肾、养阴止血之功。兼有瘀血症状，则可稍佐化瘀止血益阴之品，可加巴戟天10g，狗脊10g，炙黄芪30g，五味子10g，党参15g，炙甘草10g，杜仲炭10g。

〔王景洪. 张学文医案2则［J］. 中医杂志，1994，35（1）：19〕

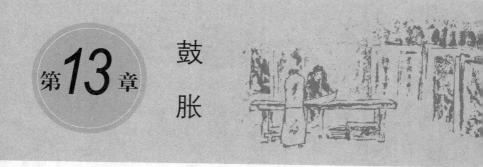

第13章 鼓胀

鼓胀是以腹部胀大如鼓，皮色苍黄，甚则腹皮青筋暴露，四肢不肿或微肿为特征的病证。本病多由酒食、情志、虫毒、久病等引起肝脾肾受损，气血水停积腹中所致。早期治疗当以祛邪为主，中晚期宜攻补兼施，中期以利水消胀为主，晚期应重视并发症的治疗。气滞湿阻证治以疏肝理气，运脾利湿；水湿困脾证治以温中健脾，行气利水；水热蕴结证治以清热利湿，攻下逐水；瘀结水停证治以活血化瘀，行气利水；阳虚水盛证治以温补脾肾，化气利水；阴虚水停证治以滋肾柔肝，养阴利水。凡现代医学中的病毒性肝炎、血吸虫病、腹部恶性肿瘤及其他系统疾病等多种原因导致的腹水，均可参照本章内容辨证论治。

本章收录了王绵之、方和谦、邓铁涛、朱良春、李玉奇、李振华、李辅仁、何任、张琪、张学文、周仲瑛、徐景藩、颜德馨等国医大师治疗本病的验方32首。王绵之主张难病久病从中治，以健脾扶本为主，善用鳖甲标本兼治；方和谦治鼓胀重视培中固本，主张实脾以治肝，不用软坚散结、活血破瘀、峻下逐水之品，亦不用苦

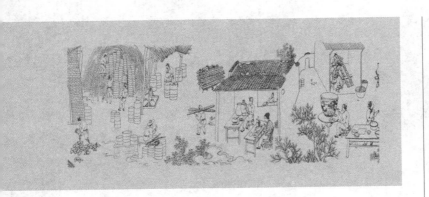

寒之味；邓铁涛主张以肝脾肾同调为主，软坚化瘀为辅治鼓胀；朱良春治肝硬化腹水在辨证论治基础上喜用庵闾子、楮实子，活血祛瘀养阴，增强利水消胀之效；李玉奇对肝脾肿大的治疗归为"软坚"二字，以软坚代攻伐；李振华治鼓胀以肝脾失调、湿阻血瘀为基本病机论治；李辅仁认为应以扶本为治疗关键，扶正祛邪，不可峻攻伤其正，也不可蛮补留寇；何任治鼓胀重视气血水同治；张琪首创藻朴合剂行气逐水，益气扶正；张学文善于重用丹参行血中气滞，祛瘀行水消肿；周仲瑛治鼓胀用药主张中病即止，顾护脾胃，滋阴防吐；徐景藩用清金抑木法治阴虚鼓胀，通过滋养阴液达利水消胀的目的；颜德馨喜用苍术运脾祛湿，善用沉香粉与琥珀粉、小茴香与泽泻两组对药治疗鼓胀。

王绵之：茵陈五苓散合桃红四物汤加减

【组成】炒白术 12g，茯苓 18g，猪苓 9g，广木香 3g，大腹皮 12g，怀牛膝 10g，车前子 12g（包煎），茵陈 15g，丹参 25g，红花 9g，桃仁 9g，泽泻 6g，鳖甲 18g（先煎），炒白芍 12g，生姜 5 片。

【功效】健脾，化瘀，利水。

【主治】鼓胀，属瘀结水留者。症见神色晦暗，气短声怯，身体困重，腹大脐突，青筋暴露，胁下有癥块，触之硬肿至脐部，头发稀黄枯燥、脱落明显，颜面消瘦苍白，目睛稍黄，腋下肿块溃破流脓水，身燥热而测体温不显，尿少且排出不畅，关节疼痛，舌嫩苔薄中脱，脉弦滑。

【用法】水煎服，每日 1 剂。

【经验】鼓胀一症，每因肝失条达，失于疏泄，肝病传脾，脾失健运，脾虚及肾，水湿停聚，属于难治症之一。"难病久病从中治"，脾胃是后天之本、气血生化之源、全身气机升降之枢纽，脾虚是本病的关键，脾主运化，脾运正常，则水谷化为精微以养全身。立方以健脾扶本为主，方用炒白术、茯苓健脾益气；炒白芍养血健脾；丹参一味，功同四物，配桃仁、红花活血化瘀，有桃红四物之意。广木香健脾行气，生姜温中散饮，有防长期服药伤胃之功，猪苓、泽泻、茵陈、车前子、大腹皮、怀牛膝利水渗湿而消肿，治病之标。鳖甲一味，既能软坚散结，又能滋阴补肾，以防利水耗伤真阴之弊，治标不忘本，治本不忘标，标本兼顾。〔景录先．名医经验录［M］．北京：中国医药科技出版社，1996，63〕

方和谦：和肝汤加减

【组成】党参9g，当归12g，白芍9g，柴胡9g，香附9g，苏梗9g，大枣4枚，薄荷3g（后下），炙甘草6g，郁金6g，陈皮10g，焦神曲6g，炒谷芽15g。

【功效】健脾和中，益气养血。

【主治】肝硬化，属肝脾不和、气虚血瘀者。症见面色晦暗，胸腹胀满，肝区疼痛，烦躁易怒，舌苔白腻，脉缓。

【用法】水煎服，每日1剂。

【经验】方老治疗肝硬化从不用软坚散结、活血破瘀或峻下逐水之品，亦不用苦寒之物。方老认为，对于消化道症状突出，并有器质性病变者，可因活血药的过量使用而引起消化道大出血，引发病情变化，因而只能是"保护性治疗，带病延年"，采用和肝健脾、益气养血之法，扶助正气，调养胃气，使患者从"后天补养生发之气"，使肝气得生，脾土得运，病情转安。方中当归、白芍柔肝养血；党参健脾；柴胡、香附、陈皮等调气；大枣健脾益气养血；薄荷疏肝；炙甘草调和诸药。〔张维娜.方和谦和解法治疗肝纤维化的经验［J］.北京中医，2004，23（3）:143-145〕

邓铁涛：经验方

【组成】太子参 12g，茯苓 9g，白术 12g，何首乌 15g，菟丝子 12g，丹参 12g，楮实子 9g，谷芽 24g，芜荑 9g，雷丸 12g，甘草 5g。

【功效】健脾胃，化水湿。

【主治】血吸虫病肝硬化腹水，属脾虚失运者。症见面色苍白无华，纳呆，腹大如鼓，静脉怒张，肝区疼痛夜甚，四肢消瘦，足背微肿，唇淡，神疲乏力，舌嫩，苔白厚，脉细弱。

【用法】水煎服，每日 1 剂。

【经验】邓老认为：本方证为脾虚不运，水湿停留所致，病情危重，虚象较重，不宜攻逐，治疗以健脾为主，兼养肝驱虫。方用太子参、茯苓、白术、何首乌、丹参、谷芽、甘草等健脾养肝活血之品，另加芜荑、雷丸驱虫，菟丝子、楮实子补肾清肝。全方先补后攻，扶正为先，祛邪为后，疗效肯定。〔邓铁涛．跟名师学临床系列丛书·邓铁涛［M］．北京：中国医药科技出版社，2010，53〕

邓铁涛：软肝煎加减

【组成】太子参 30g，白术 15g，茯苓 15g，川草薢 10g，楮实子 12g，菟丝子 12g，鳖甲 3～9g（先煎），䗪虫 3g（研末冲服），丹参 18g，甘草 6g。

【功效】健脾养肝补肾。

【主治】早期肝硬化，属肝脾亏虚者。症见面色淡白，疲乏无力，食欲不振，胁部不适，头晕，睡眠不佳，舌红，苔少，脉细弱。

【用法】水煎服，每日 1 剂。

【经验】邓老认为：本方证因肝脾亏虚所致，病久损及肾。治宜肝脾肾同治，以软肝煎加减治疗。本方取"见肝之病，知肝传脾，当先实脾"之义，以健脾养肝肾为主，软坚化瘀为辅。早期肝硬化，病久伤及肝肾，故以楮实子、菟丝子、鳖甲以养肝肾，病已及血分，故用䗪虫、丹参以祛瘀活血；太子参、白术、茯苓健脾益气；川草薢利湿泻浊；甘草调和诸药。此方辨证加减耐心久服，一则以阻慢其硬化进程，再则冀其软化。不可见症状改善或肝功能正常即停药，必须继续服药半年至 1 年以巩固疗效。另外，坚持太极拳之类的柔软运动，注意心理治疗、饮食营养及节制房事是十分重要的。〔邓铁涛.跟名师学临床系列丛书·邓铁涛［M］.北京：中国医药科技出版社，2010，51〕

朱良春：甘露消毒丹加减

【组成】滑石 12g，黄芩 10g，茵陈 15g，藿香 8g，连翘 10g，石菖蒲 6g，薄荷 2g，木通 6g，射干 10g，川贝母 10g，郁金 15g，楮实子 15g，庵闾子 10g，白蔻仁 2g。另以琥珀末、沉香末、蟋蟀研末装胶囊，日吞 3～5g。

【功效】滋阴清热，利湿化水。

【主治】肝硬化腹水，属阴虚湿热者。症见腹部胀大，尿少，纳呆，便黏溏，面色晦黄，目黄，口干，形体消瘦，舌质红绛、边有瘀斑，苔厚腻稍黄，脉细弦。

【用法】水煎服，每日 1 剂。

【经验】朱老认为：本方证因湿热毒瘀留滞，耗气伤阴所致。治宜滋阴清热、利湿化水，以甘露消毒丹加减治疗。方中滑石、木通、茵陈利湿解毒；庵闾子出自《神农本草经》，味辛苦，性温，活血行水散瘀，主治气血瘀滞所致诸症；楮实子益气利水；薄荷、藿香、石菖蒲、白蔻仁、射干均芳香通利，拨动气机，调整升降，疏里宣外；黄芩清热；川贝母开郁下气，豁痰养阴，且有清气益气开上窍以通下窍之妙；连翘轻清透热散结。川贝母可解郁毒，连翘气芳而性清凉，故凡在气分之郁热皆能用之，又味兼苦辛，故又能解留滞之邪毒；加郁金疏泄肝胆，降气降火，气火降则痰血亦各循其所安之处而归原。此方微苦而不大苦，清利而不燥利，举重若轻，妙婉清灵。朱老合用庵闾子、楮实子用治阴虚湿热交阻之肝硬化腹水颇为合拍。〔邱志济，朱建平，马璇卿 . 朱良春治疗肝硬化腹水临床经验和用药特色［J］. 辽宁中医杂志，2001，28（8）：468〕

朱良春：经验方1

【组成】庵闾子20g，生黄芪30g，当归10g，制附片6g，干姜2g，茯苓15g，生白术30g，淫羊藿10g，丹参15g。另用益母草100g，泽兰叶30g，煎汤代水煎药。

【功效】温补脾肾，益气化瘀。

【主治】肝硬化腹水，属脾肾阳虚者。症见腹部胀大，面色㿠白，神疲怕冷，纳呆脘痞，下肢浮肿，大便溏，尿少，舌淡，苔白，脉沉细。

【用法】水煎服，每日1剂。

【经验】朱老认为：肝硬化一旦出现腹水，则提示病入晚期，乃脏气大虚之后果，其病位虽在肝，而治疗应重脾肾，总以养正消积为大法。此证脾肾阳虚为显，朱老用当归、制附片、干姜、淫羊藿温煦脾肾之阳，重用黄芪补肝脾之气，白术、茯苓健脾，并以大剂量益母草、丹参、泽兰叶、庵闾子化瘀行水，腹水消退更速。腹水消退后，以复肝丸善后，疗效稳定，且较巩固。盖温补肾阳，有补火生土之意，故温肾即所以补脾，但必须注重温补药之用量，尤其是干姜、附子之量，必须慎用，故温补药疗效全在审时度势，灵活运用也。朱老对肝硬化腹水，常用庵闾子15g，楮实子30g，1日1剂，久服效良，二药合用，养阴化瘀，利水而不伤阴，凡阴虚水停，很为合辙。〔邱志济，朱建平，马璇卿.朱良春治疗肝硬化腹水临床经验和用药特色［J］.辽宁中医杂志，2001，28（8）：468〕

朱良春：经验方 2

【组成】庵闾子 15g，楮实子 30g，生黄芪 20g，茯苓 10g，泽兰 15g，木防己 12g，泽泻 15g，赤小豆 30g，白花蛇舌草 30g。

【功效】扶正祛邪，消瘀行水。

【主治】肝硬化腹水，属阴伤水结者。症见腹部胀满，面色晦滞，胁痛脘痞，纳差，便溏，尿少，双下肢浮肿，精神委顿，苔白腻，脉弦细。

【用法】水煎服，每日 1 剂。

【经验】本方证因肝脾久损，气阴两伤，血液瘀积，水湿停聚所致。病属本虚标实，实为水湿内停，虚为气阴两虚，但以阴虚为主。治宜治病求本，育阴利水。故朱老在方中首先选用庵闾子、楮实子、泽泻 3 味药物为方中君药。庵闾子活血行瘀，化浊宣窍，清热利水；楮实子养阴清肝，又能利水气；泽泻善泻伏水，宣通湿热，能泻相火、保其阴、渗湿热、利小便、消水肿。3 味合用，养阴兼有化瘀之功，利水而无伤阴之弊。使瘀去络通，水除阴复，诸症自消。〔高尚社.国医大师朱良春教授辨治肝硬化腹水验案赏析［J］.中国中医药现代远程教育，2013，11（23）：7-9〕

李玉奇：柔肝软坚散

【组成】墨旱莲20g，柴胡20g，土茯苓20g，琥珀10g，生蒲黄10g，牡蛎40g，龟甲25g，鳖甲25g，瞿麦20g，青皮10g，当归25g，桃仁15g，茅根20g，丝瓜络15g，漏芦15g，黄芪15g。

【功效】益气柔肝，软坚化瘀。

【主治】单腹胀之肝脾肿大，属气血失调者。症见腹胀如鼓，胸胁胀满，呕逆欲吐，午后低热，形体消瘦，乏力体倦，舌质淡，苔灰如云叠，脉弦实有力。

【用法】水煎服，每日1剂。

【经验】单腹胀之肝脾肿大，辨证为积聚内停，古方常用三棱、莪术攻伐之品，却犯虚虚实实之戒。对肝脾肿大，李老毕生经验可归为"软坚"二字，以软坚代替攻伐。肝硬化出现肝脾肿大，正气已虚，抗邪无力，故治以软坚为法，咸以软坚，以柔肝软坚散结治疗。方中墨旱莲、当归、柴胡、黄芪补虚，柔肝益气；琥珀、生蒲黄、桃仁等调理气血，更以土茯苓、瞿麦、青皮疏导气机；龟甲、鳖甲、牡蛎、丝瓜络、漏芦等软肝散结。现代医学对脾肿大，尤其是出现脾功能亢进时，往往采取切脾保肝以期达到目的，然而割除脾脏之后，脾气大伤，元气大亏，脾脏缺如，更无力运化。〔张会永. 临证如迎战 组方如布阵 用药如遣兵——解读中医泰斗李玉奇教授肝病临床经验〔J〕. 中华中医药学刊，2007，25（3）：446〕

李玉奇：养肝育阴煎

【组成】土茯苓20g，猪苓20g，泽泻20g，当归25g，文蛤40g，浮萍15g，全蝎5g，阿胶50g，冬瓜仁20g，白术20g，大腹皮20g，桑白皮40g，白芍20g，生姜皮20g，石斛20g，槐花40g，白茅根25g，女贞子20g。以黑豆50g煮水煎药。

【功效】养肝柔肝，利水育阴。

【主治】肝硬化腹水，属气水亏损者。症见腹水，急剧消瘦，面容憔悴无华，少气无力，呼吸短促，小便短涩甚则癃闭。

【用法】水煎服，每日1剂。

【经验】李老认为：本方证因气化失司，肝血瘀滞，血水互结，气阴耗损所致。治宜养肝柔肝、利水育阴，以养肝育阴煎治疗。方中猪苓、泽泻、阿胶取法猪苓汤，利水育阴；当归、白芍、女贞子、石斛等柔肝养肝；文蛤效法仲景之文蛤散，利水而补阴之不足；槐花清肝降压，降门脉高压；白茅根凉血止血，防出血于未然；浮萍化气行水；生姜皮温化膀胱之气以洁净腑。治水要则乃化湿二字，以化湿代替利水。化湿二字，暗含气化之理：阴霾之气弥漫三焦，即是气机不得畅达，邪无出路，聚而为水，此时调畅气机，佐以渗湿之药，决渎通畅，而水湿自除。〔张会永.临证如迎战 组方如布阵 用药如遣兵——解读中医泰斗李玉奇教授肝病临床经验［J］.中华中医药学刊，2007，25（3）：446〕

李玉奇：柔肝饮子

【组成】黄芪40g，海藻30g（水洗），牡蛎40g，鳖甲40g，昆布20g（水洗），知母25g，茯苓20g，泽泻20g，白术20g，苦参20g，槐花40g，薏苡仁20g，王瓜皮50g，当归25g，胡黄连15g，王不留行20g，红小豆50g（煮汁滤出红小豆，用其汁代水煎药）。

【功效】养阴益气柔肝。

【主治】肝硬化中晚期，属气阴亏虚者。症见腹水严重，脾肿大，体虚乏力。

【用法】水煎服，每日1剂。

【经验】李老认为：本方证病程长久，正虚邪实，虚实夹杂，治宜攻补兼施，以柔肝饮子治疗。方中含黄芪鳖甲汤和当归补血汤。以黄芪为君药是针对虚极而生瘀，气亏血必滞，补虚助气破瘀。臣以海藻，咸苦而寒，咸能散结，苦能除热，可通十二经水道而利尿，可解黄芪之甘温，平抑其温阳之气而益阴，佐牡蛎化痰软坚、清热除湿；施以鳖甲补阴而祛瘀；知母益肺气以通调水道，下输膀胱，行水而不伤阴液；王瓜皮治皮水而不伤正气；王不留行通经活络以治肝；苦参、槐花养阴清热、止血凉血。诸药合用，益阴柔肝，清热散结，健脾利水，使肝脾之精气得以复苏。中晚期肝硬化，多伴腹水和脾肿大。若治疗及时而得当，可延长生存期，但无治愈希望。服用此汤药可配合炙水蛭粉（每次服1g，日2次。累积用量不得超过200g，白开水冲服）。〔徐子亮，刘华珍. 国医大师李玉奇先生诊治肝硬化腹水（鼓胀）经验［C］//中华中医药学会第15届内科肝胆病学术会议暨国家中医药管理局专科专病协作组（肝病组、传染病组）会议论文汇编. 济南：中华中医药学会内科肝胆病专业委员会，2012：453〕

李玉奇：柔肝醒脾汤加减

【组成】 黄芪 50g，昆布 25g（水洗），海藻 25g（水洗），知母 25g，土茯苓 20g，桃仁 15g，鳖甲 25g，当归 40g，生地黄 20g，墨旱莲 20g，黄柏 10g，王瓜皮 40g，茯苓 20g，常山 10g，槟榔 20g，党参 20g，苍术 20g，鸡内金 15g，柴胡 10g。

【功效】 疏肝利胆，清热利湿。

【主治】 肝硬化腹水，属肝胆失疏者。症见腹水，脾肿大，尿频而短，食少纳呆，大便溏，午后低热，身体瘦弱，舌质淡，苔灰白而厚腻，脉弦实有力。

【用法】 水煎服，每日 1 剂。

【经验】 李老认为：本方证因肝胆气机失畅，湿热壅盛所致。治宜疏肝利胆、清热利湿，以柔肝醒脾汤加减治疗。方中黄芪补气升阳，利尿消肿；昆布、海藻消痰软坚，利水消肿；知母滋阴退虚热；鳖甲滋阴退热除蒸，软坚散结；土茯苓解毒除湿；桃仁活血祛瘀；当归补血活血止痛；生地黄清热凉血，养阴生津；墨旱莲补肾利阴；黄柏清热燥湿，退虚热；王瓜皮清热利湿；茯苓利水渗湿健脾；常山清热利湿；槟榔行气利水；党参补脾气，补血，生津；苍术燥湿健脾；鸡内金消食健胃；柴胡疏肝解郁退热。诸药合用，肝胆气机正常，湿热清除，瘀化肿消。〔徐子亮，刘华珍．国医大师李玉奇先生诊治肝硬化腹水（鼓胀）经验〔C〕// 中华中医药学会第 15 届内科肝胆病学术会议暨国家中医药管理局专科专病协作组（肝病组、传染病组）会议论文汇编．济南：中华中医药学会内科肝胆病专业委员会，2012：454〕

李振华：逍遥散加减

【组成】当归 9g，白芍 15g，白术 9g，茯苓 24g，柴胡 6g，香附 9g，砂仁 6g，川朴 9g，干姜 9g，桂枝 6g，丹参 24g，莪术 9g，穿山甲 9g，泽泻 15g，三七粉 3g。

【功效】养血健脾，活血化瘀。

【主治】肝硬化腹水，属脾虚血瘀者。症见腹部胀满，四肢乏力，面色㿠白，语声低弱，舌体肥大，舌质淡，苔白腻，脉弦滑。

【用法】水煎服，每日 1 剂。

【经验】李老认为：本方证因脾气亏虚，运化无力，气血瘀滞所致。治宜养血健脾、活血化瘀，以逍遥散加减治疗。方中柴胡疏肝解郁，使肝气条达；白芍养血柔肝；当归养血活血；白术、茯苓健脾益气；香附、川朴疏肝理气健脾；砂仁健脾益气；泽泻利水渗湿健脾；干姜、桂枝温中散寒，回阳通脉；丹参活血散瘀通络；莪术破血行气，消积止痛；穿山甲舒畅经络，透达关窍，开血凝，散血聚，消肿排脓；三七粉止血散瘀，消肿定痛。诸药合用，肝脾调，气血畅，水自利。〔王海军，李郑生，万新兰. 李振华教授治疗鼓胀的经验［J］. 中医学报，2013，28（187）：1810〕

李振华：经验方

【组成】当归、大腹皮各12g，白术10g，茯苓20g，柴胡6g，香附、郁金、青皮、牡丹皮、延胡索、炮穿山甲各9g。

【功效】调理肝脾，利湿化瘀。

【主治】鼓胀，属肝脾失调者。症见腹部胀满，肤色苍黄，下肢浮肿，精神不振，言语低微。

【用法】水煎服，每日1剂。

【经验】李老认为：本方证多因慢性肝炎，脾胃受损，湿浊停聚，进一步阻滞气机。肝气不舒，一方面可致血瘀，血瘀亦可加重气滞；另一方面克犯脾土，而脾愈虚则水湿阻滞气机使气滞更甚，彼此恶性循环。脾阳虚久，不能游溢精气于肾，致肾阳虚，终至水液不能施泄，小便不利。气滞、血瘀、水饮裹于腹中，诸症蜂起。因此，证以肝脾失调为主要病机，治疗重在调肝脾。方中当归、柴胡、香附、郁金、青皮等疏肝健脾，散瘀利水；白术、茯苓等健脾利水，化气行湿；穿山甲软坚活血化瘀。诸药合用，共奏调理肝脾、利湿化瘀之功。当腹水消失、主症缓解而以脾肿大为主时，加用鳖甲煎丸，每次60丸（小水丸），每天3次，口服以行气活血，祛瘀利水，则消瘀化积之功倍增，符合"肝脾失调，湿阻血瘀"这一病机。本病为慢性病，因而在治疗时宜守方多服。〔杨国红，李郑生，郭淑云，等.李振华教授治疗肝病临证经验撷菁［J］.新中医，2010，42（2）：102〕

李振华：胃苓汤

【组成】白术 10g，茯苓 15g，猪苓 12g，泽泻 12g，桂枝 6g，厚朴 10g，砂仁 6g，广木香 6g，干姜 10g，郁金 10g，青皮 10g，甘草 3g。

【功效】温中健脾，行气利水。

【主治】鼓胀，属湿盛困脾者。症见腹部胀满，食少便溏，四肢沉重，困倦无力，下肢浮肿，肌肉消瘦，喜热恶寒，舌质淡胖，苔白腻，脉弦缓。

【用法】水煎服，每日 1 剂。

【经验】本方证由湿盛困脾所致。李老治以胃苓汤温中健脾、行气利水。方中白术、茯苓、猪苓、泽泻利水渗湿健脾；厚朴、广木香、郁金、青皮等疏肝解郁，理气导滞；桂枝、干姜温中散寒，温经通脉；甘草调和诸药。诸药合用，使中温脾健，气化水利，获效颇佳。〔黄清，李郑生，李振华. 李振华教授温中健脾法临床应用撷拾［C］//中华中医药学会第 22 届全国脾胃病学术交流会暨 2010 年脾胃病诊疗新进展学习班论文汇编. 井冈山：中华中医药学会脾胃病分会，2010：786〕

李辅仁：经验方

【组成】生黄芪20g，炒白术15g，茵陈30g，猪苓30g，泽泻20g，茯苓皮20g，大腹皮10g，黑丑面、白丑面各3g(分冲)，青皮、陈皮各10g，鳖甲15g，车前子30g（包煎），郁金10g，桂枝4g。

【功效】益气健脾，疏肝理气。

【主治】肝硬化腹水，属肝郁脾虚者。症见腹胀，腹部静脉曲张，面目浮肿，下肢浮肿作胀，小便少，大便溏，面色萎黄，巩膜轻度黄染，皮肤蜘蛛痣，舌质暗红、边有齿痕，苔薄白，脉沉弦细无力。

【用法】水煎服，每日1剂。

【经验】李老认为：本方证为肝脾两虚，脾受木伐，失于健运，气滞血瘀，水湿阻遏所致。治疗法则以扶本为主，益气健脾，疏肝理气，祛瘀逐水，以茵陈五苓散为基本方加减治疗。方中黄芪、茵陈、茯苓皮、猪苓、泽泻、车前子、桂枝清热利水；黑丑、白丑通利三焦，逐水通泻力强；鳖甲、青皮、陈皮软坚理气；炒白术、大腹皮健脾益气；郁金活血化瘀，扶正祛邪。李老认为，肝硬化腹水属危重症，医者要掌握辨证及治疗步骤，根据疾病的转机，分清治疗层次，不可一味峻攻伤其正，也不可蛮补留寇，应以扶本为治疗关键，扶正祛邪，方可挽救沉疴痼疾。〔刘毅，李世华．李辅仁治疗老年病经验［M］．北京：中国中医药出版社，2004，33〕

何 任: 经验方 1

【组成】茵陈 12g, 白芍 9g, 党参 12g, 枸杞子 9g, 黄芩 6g, 茯苓 12g, 甘草 6g, 鳖甲 9g, 马鞭草 12g。

【功效】疏肝健脾。

【主治】血吸虫病肝脾肿大腹水, 属肝脾郁滞者。症见头眩, 纳一般, 疲乏无力, 舌质光红, 苔厚, 脉微弦。

【用法】水煎服, 每日 1 剂。

【经验】因血吸虫病引起的肝硬化, 早期以气滞、血瘀为主, 相当于"积聚", 病位在肝脾而偏于肝; 腹水期以水湿停滞为主, 相当于"水鼓", 病位在肝脾而偏于脾, 后期多伤及肾。对于肝脾郁滞较甚、虚实夹杂者, 以益肝阴、健脾胃为主。方中以茵陈、黄芩、白芍清疏肝经, 枸杞子养肝, 党参、茯苓、甘草扶脾, 鳖甲消积软坚, 马鞭草利水湿。就病机论治法, 虚实兼顾, 有所取效, 但本病病程长、病情较重, 几付汤剂疗效不显, 必须治疗几个月才可获效显著。
〔老中医经验整理研究小组. 何任医案〔M〕. 杭州: 浙江中医学院, 1978, 95〕

何 任：经验方2

【组成】柴胡10g，赤芍15g，白芍15g，蒲公英30g，金钱草30g，绵茵陈30g，海金沙20g，川楝子10g，炙鸡内金10g，焦神曲10g，郁金10g，玉米须40g，楮实子30g，大腹皮10g，冬瓜皮30g，藿香梗10g，泽兰10g，砂仁6g，大蒜头30g。

【功效】疏肝胆，清湿热。

【主治】肝硬化腹水，属邪毒化热者。症见腹部胀大如鼓，尿少，舌红，苔黄，脉弦。

【用法】水煎服，每日1剂。

【经验】何老认为：本方证由于病毒、湿热、情志、酒食等损伤肝脾肾，气血津液运行不畅，水湿、痰饮、瘀血阻滞脉道而发鼓胀。何老治疗主张清热利湿法、温阳行水法、健脾利湿法等，自拟经验方治疗。方中金钱草、海金沙、绵茵陈等清热利湿，保护肝功能；赤芍、蒲公英清热；白芍养血柔肝止痛；川楝子、郁金行气活血；楮实子补肾清肝；炙鸡内金、焦神曲等安脾胃。水停之根在气滞血瘀，单治水而水未必能去，治水必当行气活血，故予大腹皮、藿香梗、泽兰、玉米须、冬瓜皮走血分祛水；柴胡、砂仁、大蒜头行气分泻水。治水而气血兼顾，腹水自消。后期调治予半夏厚朴汤结合养肝护肝药。〔何若苹，徐光星，顾锡冬.何任疑难重症验案选析〔M〕.北京：中国中医药出版社，2012，181〕

何 任: 经验方 3

【组成】大腹皮 12g, 沉香曲 10g, 炙鸡内金 10g, 厚朴 15g, 猪苓 15g, 枳实 10g, 小青皮 6g, 楮实子 15g, 苍术 10g, 砂仁 6g, 十枣散 3g。

【功效】健运渗利。

【主治】肝硬化腹水, 属气水互结者。症见脘腹胀满, 面色暗, 尿少, 便艰, 舌红, 苔黄腻, 脉沉弦。

【用法】水煎服, 每日 1 剂。

【经验】鼓胀初起多实, 日久多虚; 然邪未去而正已衰者, 多以正虚邪实为常见。且有由久患肝炎、肝硬化所致者, 宜在行气、消水、清瘀积治法中, 视其肝、脾、肾脏损伤之情况分别辨治, 可通腑疏肝。经验方中大腹皮、沉香曲、厚朴、枳实、小青皮、苍术、砂仁行气健脾, 鸡内金消食和胃, 猪苓渗湿利水, 楮实子补肾清肝。再视情加用十枣散 (体壮者 3g 左右, 体弱者 0.6~1.5g, 装入胶囊。每日 1 次, 或隔日 1 次。煎大枣汤 1 次送服, 大便畅下即可)。亦可与扶正药人参、茯苓、木香、白术同用。行气逐水并益气健脾, 攻补兼施, 每获良效。〔何任. 何任医学经验集〔M〕. 杭州: 浙江科学技术出版社, 2005, 419〕

何　任：经验方4

【组成】藿香 6g，川朴 4.5g，绵茵陈 12g，川楝子 9g，木通 4.5g，滑石 12g，白豆蔻 3g，黄芩 6g，党参 9g，扁豆花 9g，陈皮 4.5g。

【功效】淡渗疏化。

【主治】肝硬化腹水，属气郁水停者。症见脘腹胀满，小便少。

【用法】水煎服，每日1剂。

【经验】何老认为：对于病程已久，病情较深重，体虚病实者，已非疏肝理气、逐水消胀药所能奏效。治宜淡渗疏化，自拟经验方治疗。方中扁豆花、木通、白豆蔻淡渗疏化、利水消胀、渗湿除满，佐党参、陈皮舒展气机，力图斡旋；川楝子、川朴行气疏肝；藿香、绵茵陈清热利湿；黄芩、滑石清热养阴。此病利在早治，否则收效甚微。〔何若苹，徐光星．何任医案实录［M］．北京：中国中医药出版社，2012，143〕

张 琪：中满分消丸加减

【组成】黄芩 15g，黄连 10g，砂仁 10g，枳实 15g，厚朴 15g，半夏 15g，陈皮 15g，知母 15g，泽泻 15g，干姜 10g，姜黄 15g，党参 15g，白术 15g，茯苓 15g，猪苓 15g，甘草 15g。

【功效】清化湿热，健脾和胃，行气利水。

【主治】肝硬化腹水，属湿热蕴结者。症见腹部胀满拒按，恶心不欲食，口干口苦，尿少色黄，大便溏而黏秽，五心烦热，头晕，舌质红，苔黄腻，脉滑数。

【用法】水煎服，每日 1 剂。

【经验】因脾属土，土主形体，位在中央，故中满者多是湿热所致。张老认为，此乃木不疏土，脾失健运，湿热之邪蕴蓄，水湿不化，水气不得下行，渐致水液内停而成腹水。"中满者，泻之于内"，张老常以中满分消丸为基础方化裁，以清化湿热、健脾和胃、行气利水。方中黄芩、黄连清热燥湿，泻火解毒；砂仁化湿开胃，温脾止泻；枳实、厚朴燥湿行气消胀；半夏、陈皮燥湿化痰，理气和中；知母质润，可滋养胃阴，降虚火；干姜温中散寒；姜黄破血行气；党参补中益气，生津；白术、茯苓、猪苓、泽泻燥湿健脾，利水渗湿；甘草调和诸药。诸药合用，共奏清化湿热、健脾和胃、行气利水之功。〔潘洋，王炎杰.张琪治疗肝硬化腹水经验［J］.中医杂志，2011，52（5）：380〕

张　琪：加味茯苓导水汤加减

【组成】白术 25g，茯苓 30g，猪苓 20g，泽泻 20g，木香 10g，木瓜 15g，槟榔 20g，砂仁 10g，紫苏子 15g，陈皮 15g，枳壳 15g，党参 20g，甘草 10g。

【功效】健脾行气利水。

【主治】肝硬化腹水，属脾虚气滞者。症见面色萎黄，纳差，腹部胀满，便溏，尿少或小便不利，手足不温，舌质淡，苔白腻，脉弦细。

【用法】水煎服，每日 1 剂。

【经验】张老认为：此证型多出现在肝硬化腹水初起，腹水量多不大，此时湿热之象尚未显现，而脾虚失运，气机阻滞，致使水停中州，腹部胀大。此时不可拘泥清化湿热之法而徒伤脾胃，致使脾胃更虚，加重病情。临证多用加味茯苓导水汤加减，以健脾行气利水。方中白术、茯苓、猪苓、泽泻燥湿健脾，利水渗湿；木香健脾行气消食，疏利肝胆；木瓜除湿和胃；槟榔消积，行气，利水；砂仁化湿开胃，温脾止泻；紫苏子降气消痰，润肠；陈皮理气健脾，燥湿化痰；枳壳破气消积，化痰散痞；党参补中益气，生津；甘草调和诸药。诸药合用，共奏健脾行气利水之功。张老指出，不可墨守成规，治疗中应详审病情，明寒热，辨虚实，切中病机，果敢用药，屡获佳效。〔潘洋，王炎杰．张琪治疗肝硬化腹水经验［J］．中医杂志，2011，52（5）：380〕

张　琪：藻朴合剂

【组成】海藻 35g，牵牛子 15g，木香 15g，厚朴 30g，生姜 25g，槟榔 20g，白术 20g，人参 15g，茯苓 30g。

【功效】行气逐水，益气扶正。

【主治】肝硬化腹水，属正虚水盛者。症见腹部膨大，口干心烦，身体消瘦，面色黧黑，小便少，大便不爽，舌质紫，苔白，脉弦缓或弦细。

【用法】水煎服，每日 1 剂。

【经验】一般来说，水邪盛当祛之，但肝硬化腹水患者正气日耗，气血不足，一味攻下则正气不支。因此，张老认为此时虽然腹水量大，腹胀甚，但切不可急于攻下，须掌握消补兼施之法，正邪兼顾方能取效，遂以攻补兼施之法立方，自拟藻朴合剂以收行气逐水、益气扶正之效。方中海藻软坚散结；牵牛子泻下逐水；木香、厚朴燥湿行气健脾；生姜温胃散寒，和中降逆；槟榔消积，行气，利水；白术、茯苓燥湿健脾，利水渗湿；人参补脾益气，生津。诸药合用，扶正祛邪，攻补兼施，疗效显著。〔潘洋，王炎杰.张琪治疗肝硬化腹水经验［J］.中医杂志，2011，52（5）：380〕

张 琪：舟车丸加减

【组成】醋制甘遂 5g，醋制大戟 5g，醋制芫花 5g，大黄 10～15g，牵牛子 20g。

【功效】峻下逐水。

【主治】肝硬化腹水，属标本俱实者。症见腹胀坚满，下肢浮肿，胸闷，气喘，心悸，口干苦，小便量少，大便不通，脉沉数有力。

【用法】水煎服，每日 1 剂。

【经验】张老认为：大量腹水，胀满严重者，一般健脾利水之剂毫无效果，然而峻剂攻下容易损伤正气，即使腹水消退，腹胀减轻，但略停药则腹水又聚集，腹胀如故。张老认为，只要正气尚能耐受攻伐，尚未出现形脱、便血、昏迷等，辨证尚有可攻之际，应把握时机，采用峻下逐水之法以除其标实，临床常用舟车丸加减。方中以甘遂、大戟、芫花攻逐脘腹之水，临床应用 3 药时，先以醋制后再入药，以减少对胃肠道的刺激。以大黄、牵牛子荡涤胃肠实热，泻下攻积，用量多少根据患者体质强弱及蓄水轻重程度而定。张老运用大黄一般用量为 15g，最多曾用到 50g，但要注意，中病即止，适时减量。用药之后排出大量水样便，随后小便通利增多，此时再用茯苓导水汤之类健脾行气，尿量逐渐增加，腹水也随之逐渐消除。对于肝硬化重症腹水，中西医多方治疗无效者，可用大黄、甘遂等峻烈迅猛之药，配以枳实、厚朴、三棱、莪术、槟榔、牵牛子之类，效果满意。〔潘洋，王炎杰．张琪治疗肝硬化腹水经验［J］．中医杂志，2011，52（5）：381〕

张 琪：中满分消丸合茵陈蒿汤加减

【组成】生大黄 15g，茵陈 50g，生栀子 15g，枳实 15g，厚朴 15g，半夏 25g，泽泻 15g，陈皮 15g，黄连 15g，黄芩 15g，砂仁 10g，知母 15g，姜黄 15g，猪苓 15g，茯苓 15g，白术 20g，甘草 10g。

【功效】疏肝解郁，清热利湿。

【主治】肝炎后肝硬化，属气血瘀滞者。症见脘腹胀满，大便不爽，小便量少，面色黧黑，巩膜黄染，口唇干燥，身体羸瘦，舌质红，苔白厚而干，脉沉弦滑。

【用法】水煎服，每日 1 剂。

【经验】张老认为：本方证由肝胆血瘀，无力运化，湿邪困脾，郁而化热，水湿与邪热交结导致。治宜疏肝解郁、清热利湿，以中满分消丸合茵陈蒿汤加减治疗。方中生大黄荡涤胃肠实热，泻下攻积；茵陈清热利湿退黄；生栀子清热解毒，泻三焦之火；枳实、厚朴燥湿，行气，消胀；半夏、陈皮燥湿化痰，理气和中；泽泻、猪苓、茯苓、白术利水渗湿，健脾；黄连、黄芩清热燥湿，泻火解毒；砂仁化湿开胃，温脾止泻；知母质润，可滋养胃阴，降虚火；姜黄破血行气；甘草调和诸药。诸药合用，肝郁得解，气机畅通，邪去水利。〔孙元莹，王暴魁，姜德友.张琪教授峻剂逐水治疗肝炎后肝硬化〔N〕.中国中医药报，2006-02-22（006）：1〕

张学文：经验方

【组成】丹参30g，柴胡10g，当归12g，鳖甲10g，牡蛎10g，鸡内金10g，大腹皮15g，茯苓皮15g，三棱9g，莪术9g。

【功效】利水除湿，化瘀消胀。

【主治】鼓胀，属水湿瘀阻者。症见腹胀如鼓，尿少。

【用法】水煎服，每日1剂。

【经验】张老认为：本方证多因酒食不洁、情志所伤、虫毒感染或他病致肝、脾、肾三脏受损，气滞、血瘀、水饮互结腹中而为病。所用方中丹参入血分，善行血中气滞，祛瘀行水，活络消肿；柴胡疏肝解郁；当归补血活血；鳖甲软坚散结，退虚热；牡蛎软坚散结；鸡内金消食健脾；大腹皮、茯苓皮利水渗湿，消肿健脾；三棱、莪术破血行气，消积止痛。诸药共用，利水除湿，化瘀消胀，水到渠成。〔解建国.张学文教授妙用丹参经验介绍［J］.新中医,1996（8）：2〕

周仲瑛：经验方

【组成】黑丑 15g，煨甘遂、大戟、广木香各 5g，沉香 1.6g，槟榔 12g，炒莱菔子 10g，马鞭草、陈葫芦瓢各 30g，半枝莲 15g，车前子 12g（包煎）。

【功效】清热化湿，理气逐水。

【主治】血吸虫病肝硬化腹水，属湿热蕴结者。症见腹大胀痛，尿少，大便干结，舌质紫、尖红有裂，苔根腻，脉细滑。

【用法】水煎服，每日 1 剂。

【经验】周老认为：本方证因湿热蕴结、气机壅滞所致。虚实并见，但气暂未虚、饮食尚可，以邪实为主，故当治气、治水为主，可以攻逐为先，自拟经验方治疗。方中黑丑、甘遂、大戟峻下逐水；木香、沉香、槟榔、炒莱菔子行气导滞，气行则水行，行气以利水；马鞭草、陈葫芦瓢、半枝莲、车前子等以利水消肿为主，兼有清热解毒、活血散瘀之功，邪去则正安。鼓胀逐水法的应用在于把握时机，中病即可，不可滥用。〔叶放.周仲瑛教授鼓胀临证医案心法［C］//第 17 次全国中西医结合肝病学术会议论文汇编.泰安：中国中西医结合学会肝病专业委员会，2008：351〕

周仲瑛：小青龙汤

【组成】麻黄9g，芍药9g，细辛3g，干姜6g，桂枝9g，半夏9g，五味子6g，甘草6g。

【功效】解表散寒，温肺化饮。

【主治】鼓胀，属外寒内饮者。症见腹部膨胀，青筋暴露，咳喘，咳吐多量白色泡沫痰液，苔白，脉弦。

【用法】水煎服，每日1剂。

【经验】本方证因寒饮伏肺，肺气不宣，通调失司，乃取小青龙汤原方，温肺化饮，开上启下，意图通过开肺以利尿，化饮以消水。方中麻黄、桂枝宣肺解表、温阳化饮、利水消肿，干姜、细辛温肺化饮，半夏燥湿化痰，五味子敛肺止咳，芍药柔肝养血，甘草调和诸药。药后腹水随咳喘咳痰的改善而日渐消退。一般而言，鼓胀多属喻氏所谓"胀病亦不外水裹、气结、血瘀"，采取治气、治血、治水，或补脾、益肾治疗，然有时并未能见效，周老抓住鼓胀伴有喘咳这一特点，改从痰饮论治，以令肺气宣和，则水湿之邪或散之于体表，或下达于膀胱，或出之于大肠，迅速取得良好效果，属于"提壶揭盖"法的灵活应用。〔叶放.周仲瑛教授鼓胀临证医案心法［C］//第17次全国中西医结合肝病学术会议论文汇编.泰安：中国中西医结合学会肝病专业委员会，2008：352〕

周仲瑛：参苓白术散加减

【组成】太子参 10g，生白术 12g，茯苓 15g，黑料豆 10g，路路通 10g，泽兰、泽泻各 15g，冬瓜仁、冬瓜皮各 15g，生薏苡仁 15g，怀山药 12g，大腹皮 10g，炙鸡内金 10g，炒谷芽、炒麦芽各 10g。

【功效】健脾渗湿，活血软坚。

【主治】肝硬化，属肝郁脾虚者。症见肝区疼痛，腹胀有气，大便偏烂，面色晦暗，尿黄，舌质暗红，苔黄，脉小弦滑。

【用法】水煎服，每日 1 剂。

【经验】周老认为：本方证因肝气郁结，脾气亏虚，湿热瘀滞所致。采用健脾渗湿、活血软坚之法，从脾治本为主，运用参苓白术散加减治疗。周老认为病属气胀为主，故治疗采取治脾为中心。方中太子参、白术、茯苓、怀山药、鸡内金、炒谷芽、炒麦芽等益气健脾，黑料豆、路路通、泽兰、泽泻、冬瓜仁、冬瓜皮、生薏苡仁、大腹皮等行气渗湿利水。整个用药过程颇为平和，取得良好效果。重在健脾者，盖因"诸湿肿满，皆属于脾"，故也。〔叶放.周仲瑛教授鼓胀临证医案心法［C］// 第 17 次全国中西医结合肝病学术会议论文汇编.泰安：中国中西医结合学会肝病专业委员会，2008：353〕

周仲瑛：一贯煎合四君子汤合二至丸加味

【组成】制鳖甲 12g（先煎），北沙参 10g，大麦冬 10g，枸杞子 10g，大生地黄 12g，丹参 12g，茵陈 12g，老鹳草 15g，炙女贞子 10g，墨旱莲 10g，太子参 10g，焦白术 10g，茯苓 10g，制香附 10g，广郁金 10g，青皮、陈皮各 6g，白茅根 15g，楮实子 10g，炙鸡内金 10g，炙甘草 3g。

【功效】滋阴清热，凉血化瘀。

【主治】肝硬化、脾肿大，属肝肾阴虚者。症见胁肋胀痛，腹胀不和，口稍干，尿黄，舌质暗红，苔薄黄腻，脉小弦滑。

【用法】水煎服，每日 1 剂。

【经验】周老认为：本方证因肝肾阴虚，湿热瘀阻所致。采用滋养肝肾为主，健脾理气、清利湿热、软坚诸法并用。方宗一贯煎、四君子汤、二至丸加味。取鳖甲、沙参、麦冬、枸杞子、女贞子、墨旱莲、生地黄、楮实子等以滋阴软坚；茵陈、白茅根、老鹳草清热利湿；丹参、郁金等凉血化瘀；太子参、白术、茯苓、甘草、青皮、陈皮、香附等能健脾益气，疏畅气机。周老治疗顽固性腹水有以下几个心得：一是利水药多易伤阴，应时时顾及滋阴；二是应顾护胃气，调理脾胃，可增强疗效；三是逐水剂只宜暂用，中病即止，药物剂量不可过大，攻逐时间不可过久，以免损伤脾胃，引起昏迷、出血之变；四是严密观察服药后反应，一旦发现有严重呕吐、腹痛、腹泻者，即应停药；五是有明确禁忌证者，如鼓胀日久，正虚体弱，或发热，黄疸日渐加深，或有消化道溃疡，曾并发消化道出血，或见出血倾向者，均不宜使用；六是清利湿热、温化寒湿、清化瘀热、软坚化瘀、理气开宣郁闭等皆为鼓胀祛邪法的范围，应合理选用。

〔叶放.周仲瑛教授鼓胀临证医案心法〔C〕// 第17次全国中西医结合肝病学术会议论文汇编.泰安：中国中西医结合学会肝病专业委员会，2008：353〕

徐景藩：经验方

【组成】北沙参 12g，麦冬 15g，川百合 15g，川石斛 10g，桑白皮 15g，白茅根 30g，楮实子 10g，料豆衣 15g，鸡内金 10g，路路通 10g，泽兰 15g，泽泻 15g，玉米须 30g。

【功效】清金抑木，养阴祛邪。

【主治】鼓胀，属肝肾阴虚者。症见面色萎黄，目不黄，形瘦腹大，腹部按之有波动感，舌质红而干，苔薄白呈花剥状，脉细弦微数。

【用法】水煎服，每日 1 剂。

【经验】徐老认为：本方证因肝脾两虚，肝因邪毒所伤，肝病传脾，脾气渐虚，导致阴络内损，正气受伐而发鼓胀。证属阴虚，一方面为阴津不足，另一方面为水湿潴于腹腔。若误以为只需健脾分利而过用甘温补气，则阴虚愈甚而水无从下，故仿丹溪清金抑木一法，养肺之阴，清肃金气，投以北沙参、麦冬、川百合、桑白皮、川石斛、楮实子养肝肾之阴而不滋腻，料豆衣养阴而行于皮里膜外，借路路通以宣通隧道，鸡内金消胀助运，泽兰、路路通行水通络。再加白茅根、玉米须、泽泻甘淡渗利，利水而不伤阴。全方养真水而祛邪水，甘凉而不碍脾气，分利而不伤阴，得获良效。〔徐景藩.徐景藩脾胃病临证经验集萃［M］.北京：科学出版社，2010，217〕

颜德馨：附桂八味汤

【**组成**】淡附片 7g，熟地黄 30g，山茱萸 15g，茯苓 20g，川桂枝 7g，山药 15g，牡丹皮 7g，泽泻 10g。

【**功效**】温补肾阳，化气行水。

【**主治**】重症肝硬化腹水，属肾阳亏虚者。症见腹部膨隆，舌光少苔，脉虚。

【**用法**】水煎服，每日 1 剂。

【**经验**】气化者，命阴之真火，火衰则不能蒸动肾之关门而水聚，以附桂八味汤固本清源，以桂枝、附片蒸动其关，积水始下。颜老认为，治水治胀，其要在于通阳而已。方中附片温补肾阳，熟地黄滋阴补肾，山茱萸、山药补肝脾而益精血，诸药相配，补肾填精，温肾助阳，阴中求阳，且可使补阳药温而不燥，使补阴药滋而不腻。泽泻、茯苓利水渗湿泻浊，配桂枝又善温化寒饮；牡丹皮活血化瘀，合桂枝可调血分之滞，此 3 药寓泻于补，既可祛邪，又防滋阴药之腻滞。诸药合用，共奏温补肾阳、化气行水之功。还可用外敷法，取麝香少许，蝼蛄数只，青葱 2 支，共捣敷脐。麝香通行十二经，芳香走窜之力极强，蝼蛄利水，青葱通阳，治肿满喘促，此法用之多验。〔颜德馨，陈舜儒. 重症肝硬化腹水的治验［J］. 广东医学（祖国医学版），1964（5）：6〕

颜德馨：经验方

【组成】北沙参 12g，麦冬 9g，当归 9g，枸杞子 9g，葶苈子 12g（包煎），川楝子 9g，小茴香 2.4g，泽泻 30g，猪苓 15g，茯苓 15g，十枣丸 3g（吞），生鳖甲 30g（先煎），生地黄 12g，丹参 15g，制大黄 6g。

【功效】滋养肝肾，化瘀利水。

【主治】鼓胀，属肝肾阴虚者。症见腹部膨隆，形体消瘦，少气懒言，齿衄时作，口干多饮，五心烦热，腹胀，小便少，大便稍艰，舌红，苔剥见裂痕，脉沉细。

【用法】水煎服，每日 1 剂。

【经验】颜老认为：本方证因肝阴不足，损及肾阴，肝肾两虚所致。治宜滋养肝肾、化瘀利水，自拟经验方治疗。方中北沙参、麦冬、鳖甲、生地黄养阴；当归、枸杞子养血；葶苈子利水消肿；川楝子、小茴香理气；泽泻、猪苓、茯苓、十枣丸利水；丹参、大黄活血化瘀，荡除瘀血。颜老擅以小茴香、泽泻合用，小茴香温中，辛香发散，通阳化气，与利气渗湿之泽泻相伍则加强利水之效。小茴香量宜小，泽泻量宜大。〔魏铁力. 颜德馨治疗鼓胀经验［J］. 实用中医药杂志，1992（4）：4〕